Evidenzbasierte Therapie in der Rheumatologie

UNI-MED Verlag AG
Bremen - London - Boston

Müller-Ladner, Ulf:
Evidenzbasierte Therapie in der Rheumatologie/Ulf Müller-Ladner.-
2. Auflage - Bremen: UNI-MED, 2007
(UNI-MED SCIENCE)
ISBN 978-3-89599-290-2

© 2005, 2007   by UNI-MED Verlag AG, D-28323 Bremen,
               International Medical Publishers (London, Boston)
               Internet: www.uni-med.de, e-mail: info@uni-med.de

Printed in Europe

UNI-MED. Die beste Medizin.

In der Reihe UNI-MED SCIENCE werden aktuelle Forschungsergebnisse zur Diagnostik und Therapie wichtiger Erkrankungen "state of the art" dargestellt. Die Publikationen zeichnen sich durch höchste wissenschaftliche Kompetenz und anspruchsvolle Präsentation aus. Die Autoren sind Meinungsbildner auf ihren Fachgebieten.

Vorwort und Danksagung

Sehr geehrte Kolleginnen und Kollegen,
Liebe Leser,

entsprechend der Intention der ersten Auflage dieses Buches haben es sich die Autoren zur Aufgabe gemacht, Ihnen die "Schlüsselstudien" zur Behandlung entzündlich-rheumatischer Gelenkerkrankungen und deren Bedeutung für die Akut- und Langzeittherapie unter Evidenz-basierten Kriterien aufzuarbeiten und im Detail zu erläutern. Wie in zahlreichen Abschnitten zu sehen ist, unterliegt die Medikamenten-entwicklung und -anwendung in der Rheumatologie weiterhin einer enormen Dynamik, und die Zulassung mehrerer neuer Biologika hat die Differentialtherapie der rheumatischen Erkrankungen vielseitiger und anspruchsvoller werden lassen.

Wir hoffen, dass auch die 2. Auflage Ihren Vorstellungen entspricht und Ihre Arbeit in der täglichen Praxis unterstützt. Ihre Anregungen und Kommentare zur Verbesserung dieses Buches nehmen wir weiterhin gerne auf.

Für die Autoren

Bad Nauheim/Gießen, im August 2007   *Ulf Müller-Ladner*

Danksagung
*Dieses Buch ist meinen Mentoren
Renate und Steffen Gay, Zürich, und
Jürgen Schölmerich, Regensburg,
für ihre Förderung und Unterstützung gewidmet.*

Autoren

Herausgeber

Prof. Dr. Ulf Müller-Ladner
Lehrstuhl für Innere Medizin mit Schwerpunkt Rheumatologie
Justus-Liebig-Universität Gießen
Abteilung für Rheumatologie und Klinische Immunologie
Kerckhoff-Klinik GmbH
Benekestr. 2-8
61231 Bad Nauheim
Email: rheumatologie@kerckhoff-klinik.de

Autoren

Prof. Dr. Martin Aringer
Medizinische Klinik und Poliklinik III
Universitätsklinikum Carl Gustav Carus
Technische Universität Dresden
Fetscherstr. 74
01307 Dresden
Email: martin.aringer@uniklinikum-dresden.de

Kap. 4.

Dr. Norbert Blank
Medizinische Klinik und Poliklinik V
Sektion Rheumatologie
Universität Heidelberg
Im Neuenheimer Feld 410
69120 Heidelberg
Email: norbert.blank@med.uni-heidelberg.de

Kap. 2.

Prof. Dr. Jürgen Braun
Rheumazentrum Ruhrgebiet
St. Josefs-Krankenhaus
Landgrafenstr. 15
Postfach 200453
44652 Herne
Email: braun@rheumazentrum-ruhrgebiet.de

Kap. 5.

Dr. Adrian Ciurea
Universitätsspital Zürich
Rheumaklinik und Institut für Physikalische Medizin
Gloriastr. 25
CH-8091 Zürich
Email: adrian.ciurea@usz.ch

Kap. 3.

Priv.-Doz. Dr. Oliver Distler
Universitätsspital Zürich
Rheumaklinik und Institut für Physikalische Medizin
Gloriastr. 25
CH-8091 Zürich
Email: oliver.distler@usz.ch

Kap. 3.

ao.Univ.-Prof. Dr. Wolfgang Emminger
Kinderrheumaambulanz der Universitätsklinik für Kinder- und Jugendheilkunde
Medizinische Universität Wien
Allgemeines Krankenhaus der Stadt Wien
Währinger Gürtel 18-20
A-1090 Wien
Email: wolfgang.emminger@meduniwien.ac.at

Kap. 4.

Prof. Dr. Gernot Keyßer
Martin-Luther-Universität Halle-Wittenberg
Universitätsklinik und Poliklinik für Innere Medizin I
Schwerpunkt Rheumatologie/klinische Immunologie
Internistische Intensivmedizin
Ernst-Grube-Str. 40
06097 Halle
Email: gernot.keyszer@medizin.uni-halle.de

Kap. 1.

Priv.-Doz. Dr. Diego Kyburz
Universitätsspital Zürich
Rheumaklinik und Institut für Physikalische Medizin
Gloriastr. 25
CH-8091 Zürich
Email: diego.kyburz@usz.ch

Kap. 3.

Prof. Dr. Uwe Lange
Abteilung für Rheumatologie und Klinische Immunologie
Kerckhoff-Klinik GmbH
Benekestr. 2-8
61231 Bad Nauheim
Email: u.lange@kerckhoff-klinik.de
Kap. 7.

Prof. Dr. Hanns-Martin Lorenz
Medizinische Klinik und Poliklinik V
Sektion Rheumatologie
Universität Heidelberg
Im Neuenheimer Feld 410
69120 Heidelberg
Email: hannes.lorenz@med.uni-heidelberg.de
Kap. 2.

Dr. Regina Max
Medizinische Klinik und Poliklinik V
Sektion Rheumatologie
Universität Heidelberg
Im Neuenheimer Feld 410
69120 Heidelberg
Email: regina.max@med.uni-heidelberg.de
Kap. 2.

Priv.-Doz. Dr. Andrea Rubbert
Med. Klinik I der Universität zu Köln
Joseph-Stelzmann-Str. 9
50924 Köln
Email: andrea.rubbert@med.uni-koeln.de
Kap. 6.

Inhaltsverzeichnis

Evaluation und Evidenz in der Rheumatologie

1. Evaluation und Evidenz in der Rheumatologie

1.1. Evidenzbasierte Medizin

Trotz verbesserter Behandlungsmöglichkeiten chronisch-entzündlicher Erkrankungen wie der rheumatoiden Arthritis, der multiplen Sklerose oder der entzündlichen Darmerkrankungen ist die Mehrheit dieser Leiden auch heute nicht heilbar. Ihre Therapie wird durch immer neue Medikamente ergänzt, von denen nicht jedes einen echten Fortschritt darstellt. Unterschiede in der Wirksamkeit und Verträglichkeit neuer Präparate sind oft schwer zu erkennen. Diese Situation zwingt den Arzt in Entscheidungsprozesse zwischen immer zahlreicheren Therapieoptionen. Der Ruf nach Objektivität in der Medizin ist daher in den letzten Jahren lauter geworden und hat der "evidenzbasierten Medizin (EBM)" (deren Ursprünge im 19. Jahrhundert liegen) starken Auftrieb gegeben.

> "Evidenzbasierte Medizin ist der gewissenhafte, ausdrückliche und vernünftige Gebrauch der gegenwärtig besten, externen, wissenschaftlichen Evidenz für Entscheidungen in der medizinischen Versorgung individueller Patienten" [1].

Für die Beurteilung des Stellenwerts einer Therapie hat sich eine Hierarchie der medizinischen Evidenz durchgesetzt (☞ **Tab. 1.1**).

> Wesentliches Element dieser Hierarchie ist die klinische Studie. Damit ist nicht ausschließlich die randomisierte multizentrische Doppelblindstudie gemeint.

Gerade die Erfahrungen in der Rheumatologie haben die Validität von alltagsnah gestalteten Langzeitbeobachtungen betont. Der EBM-Begriff schließt auch, falls derartige Studien nicht vorliegen, die auf Erfahrung gegründete Expertenmeinung ein (☞ **Tab. 1.1**).

Basierend auf dem Evidenzbegriff haben sich die sog. *Grades of Recommendation* etabliert (☞ **Tab. 1.2**).

Evidenz-Grad	Validitätskriterien
Ia	Wenigstens ein systematischer Review (**SR**, Metaanalyse) auf der Basis übereinstimmender methodisch hochwertiger randomisierter, kontrollierter Studien (RCTs)
Ib	Wenigstens ein ausreichend großer, methodisch hochwertiger RCT mit engem Konfidenzintervall
IIa	Wenigstens ein SR zu übereinstimmenden Kohortenstudien
IIb	Wenigstens eine Kohortenstudie oder ein RCT niedriger Qualität (z.B. mit weniger als 80 % nachbeobachteter Patienten)
IIc	Langzeitbeobachtungen, Feldstudien
IIIa	SR mit übereinstimmenden Case-Control-Studien
IIIb	Einzelne Case-Control-Studie
IV	Fallbeschreibungen; Case-Control- und Kohortenstudien minderer Qualität
V	Übereinstimmende Expertenmeinungen, Plausibilität aus pathophysiologischen Erwägungen

Tab. 1.1: Hierarchie der Evidenz für Therapie- und Präventionsstudien (Quelle: Oxford Centre for Evidence Based Medicine, http://www.cebm.net/levels_of_evidence.asp).

Grades of Recommendation	
A	Übereinstimmende Studien der Stufe 1
B	Übereinstimmende Studien der Stufe 2 oder 3 oder Extrapolation von Studien der Stufe 1
C	Studien der Stufe 4 oder Extrapolation von Studien der Stufe 2 oder 3
D	Evidenz der Stufe 5 oder uneindeutige oder widersprüchliche Studien jeglicher Stufe

Tab. 1.2: "*Grades of Recommendation*"- Basierend auf den Evidenzstufen von Tab. 1.1 (Quelle: Oxford Centre for Evidence Based Medicine, http://www.cebm.net/levels_of_evidence.asp).

Diese Empfehlungen für eine Therapie anhand des aktuellen Wissensstandes werden zunehmend für die Erstellung von therapeutischen Leitlinien genutzt. Maßgeblich an der Erarbeitung dieser Empfehlungen ist die *Cochrane Collaboration* beteiligt. Diese Einrichtung ist ein internationales Netzwerk von Individuen und Institutionen, die sich zur Aufgabe gemacht haben, systematische Übersichtsarbeiten zu Therapievergleichen auf der Basis randomisierter Studien zu erstellen, aktuell zu halten und zu verbreiten (www.cochrane.de).

> Die EBM ersetzt nicht das Eingehen auf die individuellen Probleme einzelner Kranker. Dennoch werden Ärzte, welche die EBM konsequent berücksichtigen, langfristig die effektivsten Verfahren anwenden und die Lebensqualität ihrer Patienten verbessern können.

1.2. Strategien zur Erfolgsbeurteilung von klinischen Studien

Ziel einer klinischen Studie ist es, die Überlegenheit ("*superiority trial*") oder Gleichwertigkeit ("*non-inferiority trial*") eines Behandlungsverfahrens im Vergleich zu einem bekannten oder etablierten Verfahren zu demonstrieren. Um dieses Ziel zu erreichen, kann man zwischen mehreren Strategien wählen [2]:

■ Multiple Outcome-Parameter

Outcome-Kriterien (Endpunkt-Kriterien) im eigentlichen Sinne sind Parameter, welche die unmittelbaren Konsequenzen der Erkrankung für den Patienten widerspiegeln. Die Kunst der Studienplanung besteht in der Wahl von Kriterien, die Aktivität, Schwere und Folgeerscheinungen der Erkrankung abbilden können, aber auch die Gegebenheiten der getesteten Substanz und der untersuchten Studienpopulation berücksichtigen. So erfordert

- die klinische Erprobung eines NSAR andere Parameter als die Testung eines Basistherapeutikums,
- die Untersuchung von Kindern andere Kriterien als die von Erwachsenen.

Die Wahl mehrerer unterschiedlicher Outcome-Parameter stellt das häufigste Herangehen bei der Planung klinischer Studien dar. Dieser mehrdimensionale Ansatz erfordert vor Studienbeginn die Auswahl eines primären Outcome-Parameters. Dies ist notwendig, um die Ergebnisse korrekt interpretieren zu können, falls verschiedene Outcome-Parameter sich unter der Therapie uneinheitlich verändern.

■ Signal-Strategie

Diese Art des Studiendesigns beruht auf der Erfassung eines klar definierten Therapieziels; z.B. das Ansprechen eines besonders herausragenden Symptoms wie der Morgensteifigkeit. Durch die Komplexität rheumatologischer Erkrankungen sind derartige Studienabläufe jedoch die Ausnahme.

■ Summenscore-Methode

Summenscores werden durch statistische Methoden aus Messgrößen konstruiert, die klinisch relevante Endpunkte abbilden. Dabei gibt es eindimensionale Scores, die nur ein bestimmtes Merkmal repräsentieren. Ein gutes Beispiel dafür sind Röntgenscores wie der Sharp- oder der Ratingen-Score, welche die Progression der rheumatoiden Arthritis erfassen. Summenscores können jedoch auch mehrere Dimensionen einschließen, wie Schmerzstärke, BSG und Zahl geschwollener Gelenke.

> Der in der Rheumatologie am häufigsten verwendete mehrdimensionale Summenscore ist der *Disease Activity Score* (DAS).

Durch derartige Scores entsteht ein einzelner Wert für eine Kombination mehrerer Parameter. Ein weiterer Vorteil ist die Verbesserung der statistischen Effizienz, da Vergleiche zwischen multiplen Parametern eine Anpassung des Signifikanzniveaus und damit eine größere Stichprobenzahl erfordern als Studien, die mit einem Summenscore arbeiten.

Allerdings ist der Gehalt an praxisrelevanten Informationen bei der Verwendung von Summenscores nicht besser – gelegentlich sogar schlechter – als bei der Anwendung multipler Parameter. Obendrein können in diesen Scores Abweichungen einzelner Parameter eine überproportionale Besserung des Gesamtbildes vortäuschen, die dem tatsächlichen Therapieerfolg nicht entspricht. So kann ein Anstieg der Blutsenkungsgeschwindigkeit von 2 auf 8 mm pro Stunde den DAS28 deutlich erhöhen, ohne dass ein relevanter Anstieg der Krankheitsaktivität vorliegt [3].

■ Response-Kriterien

Bei diesem Ansatz wird die Verbesserung einer definierten Gruppe von Erfolgskriterien für jeden einzelnen Patienten zu einer Größe zusammengefasst. Im Gegensatz zum Summenscore werden hier keine absoluten Werte gebildet, sondern prozentuale Verbesserungen pro Patient erfasst. Im Vergleich zur Summenscore-Methode wird mit den Response-Kriterien deutlicher, welche Patienten sich klinisch verbessert haben und welche nicht. Bestes Beispiel für diese Strategie ist die Entwicklung der ACR-Kriterien, auf die weiter unten noch eingegangen wird.

1.3. Evaluationsinstrumente und Response-Kriterien für die Rheumatoide Arthritis

Die stürmische Entwicklung in der Basistherapie der RA wäre ohne validierte Instrumente zur Beurteilung des Therapieerfolges unmöglich gewesen. Therapiestudien der sechziger und siebziger Jahre verwendeten eine schwer überschaubare Vielfalt von Parametern der Entzündungsaktivität und der Gelenkfunktion. Einige von ihnen wirken heute fast kurios, wie die *"shirt button time"*, die *"shoe tying time"* oder der Messung des Umfangs einzelner PIP-Gelenke. Andere Messgrößen wie der in der ehemaligen DDR angewendete Bewegungsfunktionstest nach Keitel [4], haben sich v.a. aufgrund ihrer Zeitaufwendigkeit nicht durchsetzen können.

Die Vielzahl der Outcome-Parameter behinderte die Vergleichbarkeit klinischer Studien. Der Standardisierung dieser Kriterien widmet sich seit 1992 die internationale OMERACT-*Conference* (*Outcome Measures of Rheumatoid Arthritis Clinical Trials*, www.omeract.org), in Europa zusätzlich die *European League Against Rheumatism* (EULAR). Als Ergebnis dieser Bemühungen entstanden weltweit anerkannte Instrumente für Therapiestudien rheumatischer Erkrankungen.

■ ACR-Response-Kriterien

Die 1995 vom *American College of Rheumatology* verabschiedete "Vorläufige Definition einer Besserung bei rheumatoider Arthritis" [5] ist in der Form der sog. ACR-Kriterien mittlerweile Standard in Therapiestudien. Diese Definition ist das Ergebnis der OMERACT-*Conference*, die aus der Vielzahl rheumatologischer Outcome-Parameter zunächst das sog. ACR-*Core Set* ("Kernbestand") von relevanten Outcome-Parametern zusammengestellt hatte [6]. Durch Expertenbefragung und statistische Methoden wurden aus diesem Set die ACR-Kriterien selektiert. Nach ihnen wird das Ansprechen auf eine Therapie als 20 %ige Verbesserung in einer Reihe von Parametern definiert (☞ Tab. 1.3).

Mindestens 20 %ige Verbesserung in	
Zahl geschwollener Gelenke	Von 28 beurteilten Gelenken. Unterteilung in
Zahl schmerzhafter Gelenke	• "Geschwollen/nicht geschwollen" • "Schmerzhaft/Nicht schmerzhaft"
sowie 20 %ige Verbesserung in drei der u.g. Parameter	
Globale Einschätzung durch den Patienten	Erfassung durch horizontale visuelle Analogskala
Globale Einschätzung durch den Arzt	
Visuelle Analogskala für Schmerz	
Messinstrument für Gelenkfunktion	Verwendung validierter Parameter wie HAQ, AIMS o.a.
Ein Akute-Phase-Parameter	BSG oder CRP-Spiegel

Tab. 1.3: ACR-Kriterien für das Ansprechen auf eine Therapie in klinischen Studien [5].

Es ist mehrfach kritisiert worden, dass bereits eine 20 %ige Verbesserung dieser Kriterien einen Patienten als "ACR-Responder" kennzeichnet und zahlreiche Medikamente nur aufgrund des Erreichens einer ACR20-Response zugelassen wurden: Die klinische Relevanz einer derartigen Verbesserung sei zweifelhaft. Allerdings scheint dieses Konstrukt aus Sicht des Statistikers Vorteile zu bieten, weil es sicherer zwischen Plazebo-Response und aktiver Behandlung unterscheidet als stringentere Kriterien [7]. In den modernen klinischen Studien werden jedoch in der Regel auch die Patienten mit einem 50- oder 70 %igen Ansprechen gemäß der ACR-Kriterien ausgewiesen (ACR50 bzw. ACR70), weil dies einer in praxi deutlich sichtbaren Verbesserung der Krankheitsaktivität entspricht.

In Analogie zum ACR-Instrument existieren für die juvenile idiopathische Arthritis eigene Response-Kriterien. Diese sehen eine mindestens 30 %ige Verbesserung in drei von sechs Variablen als Therapieerfolg an:

- Globale Einschätzung jeweils durch Arzt und Patient (bzw. Eltern)
- Zahl aktiv entzündeter Gelenke
- Gelenkfunktion
- Zahl der Gelenke mit Bewegungseinschränkungen und
- Blutsenkungsgeschwindigkeit [8].

■ Disease Activity Score (DAS)

Der in Europa entwickelte DAS ist ein mehrdimensionaler Summationsscore (☞ oben) [9]. Ursprünglich basierte dieser Score auf dem Ritchie-Index (RAI), einem semiquantitativen Index für insgesamt 53 schmerzhafte Gelenke. Der DAS errechnet sich aus folgender Formel [3]:

$$DAS = 0{,}54\sqrt{RAI} + 0{,}065\sqrt{SJC} + 0{,}33\,[\ln(BSG)] + 0{,}007\,(Patient\ Global)$$

Dabei bedeuten

- SJC: Zahl geschwollener Gelenke (*swollen joint count*) von 44 Gelenken
- BSG: Blutsenkungsgeschwindigkeit und
- Patient Global: Globale Einschätzung der Krankheitsaktivität durch den Patienten

Der DAS erlaubt die Definition eines klinisch relevanten Therapieansprechens. Dieses wird definiert als die Abnahme des DAS um mehr als 1,2 auf einen Wert, der unter 2,4 liegt. Als Therapieversagen wird eine Abnahme des DAS um höchstens 0,6 bzw. die Abnahme um höchstens 1,2 auf einen Wert größer als 3,7 betrachtet [10].

Mittlerweile gibt es mehrere Modifikationen des DAS mit einer reduzierten Anzahl zu beurteilender Gelenke sowie des CRP statt der Blutsenkungsgeschwindigkeit. Eine heute verbreitet verwendete Version ist der DAS28, der sich auf 28 Gelenke bezieht und wie folgt errechnet wird [11]:

$$DAS28 = 0{,}56\sqrt{TJC} + 0{,}28\sqrt{SJC} + 0{,}70\,[\ln(BSG)] + 0{,}014\,(Patient\ Global)$$

Dabei bedeuten

- TJC: Zahl geschwollener Gelenke (*tender joint count*)
- andere Abkürzungen entsprechen der o.g. DAS-Formel

DAS und DAS28 lassen sich näherungsweise ineinander umrechnen (zit. in [12]):

$$DAS28 = 0{,}938 + 1{,}072(DAS)$$

Die vergleichbare Qualität der ACR-Kriterien und des DAS28 für klinische Studien wird durch statistische Analysen nahegelegt [13]. Auch im Praxisalltag ist die Bestimmung des DAS28 mittlerweile üblich. Patienten mit permanent erhöhten DAS-Werten entwickeln mit höherer Wahrscheinlichkeit neue Erosionen als Patienten mit gut kontrollierter Erkrankung [12]. Allerdings erfasst der DAS28 nicht die Zehengelenke. Dies vereinfacht zwar die Erhebung des Gelenkstatus in klinischen Studien, für die Praxis ist dieser Aspekt jedoch nachteilig [3].

■ Kriterien für Remission

Für die Erfassung der Remission der RA stehen zwei Messinstrumente zur Verfügung:

- Nach ACR-Vorgaben ist Remission als Vorhandensein von 5 von 6 Kriterien definiert:
  - Morgensteifigkeit unter 15 Minuten
  - keine Tagesmüdigkeit ("Fatigue")
  - kein Gelenkschmerz in der Anamnese
  - kein schmerzhaftes oder geschwollenes Gelenk bei der körperlichen Untersuchung
  - BSG im Normbereich [14].

- Bei Verwendung des DAS spricht man von einer Remission
  - wenn ein Wert von weniger als 1,6 erreicht wird [15]
  - bei Verwendung des DAS28 liegen die Werte bei unter 2,32, wobei noch diskutiert wird, ob der DAS28 wirklich eine Remission der RA adäquat widerspiegeln kann [16].

■ Parameter für die Röntgenprogression

Die radiologische Progression ist heutzutage das "härteste" Kriterium für den Erfolg einer Basistherapie. Röntgenbilder reflektieren die langfristigen und irreversiblen Veränderungen an den Gelenken, sind in der Aufnahmetechnik gut standardisierbar und kostengünstig. Allerdings können frontal getroffene Erosionen durch Überlagerung mit gesundem Knochen verdeckt werden. Veränderungen des Knorpels werden nur indirekt – durch Gelenkspaltverschmälerung – erfasst [17].

International gebräuchlich sind der Sharp-Score und der Larsen-Score mit ihren jeweiligen Modifikationen (☞ unten). Beide haben spezifische Vor- und Nachteile [17]. Trotz weitgehender Standardisierung weisen beide eine deutliche Untersucherabhängigkeit auf [18].

> Alle radiologischen Scores haben ihre Anwendung bisher nur in klinischen Studien gefunden. Die Anwendung in der Praxis ist aufgrund des hohen Zeitbedarfs für ihre Erhebung sicher die Ausnahme.

▶ Sharp-Score

Der Sharp-Score beurteilte ursprünglich nur erosive Veränderungen des Handskeletts unter zwei Gesichtspunkten:

- Gelenkspaltverschmälerung und
- die Zahl der Erosionen [19].

Der maximale Erosionsscore beträgt 5 Punkte pro Gelenk, die maximale Punktzahl bei 34 bewerteten Gelenken 170 Punkte. Der maximale Score für Gelenkspaltverschmälerung ist 144, da hier nur 4 Punkte pro Gelenk vergeben und 36 Gelenke beurteilt werden.

Wichtige Modifikationen und Erweiterungen des Sharp-Scores sind

- der Sharp-Score für die Füße [17] und

- die van der Heijde-Modifikation des Sharp-Scores.

Bei letzterer werden Erosionen nicht nach Zahl, sondern nach Größe quantifiziert, außerdem erhalten die Vorfüße durch höhere Scorewerte ein größeres Gewicht. Im Gelenkspaltverschmälerungsscore finden Ankylose und Subluxation Berücksichtigung [17].

▶ Larsen-Score und Ratingen-Score

Der Larsen-Score beurteilt die erosiven Veränderungen von Gelenken der Hände und Füße anhand von fünf Schweregraden [20]. Er bediente sich dabei ursprünglich eines Satzes von Referenz-Röntgenaufnahmen, die später durch Strichzeichnungen ersetzt wurden [17]. Diese zeigen für das jeweilige Larsen-Stadium charakteristische Gelenkdestruktionen. Da es sich um einen globalen Score handelt, der nicht – wie der Sharp Score – aus mehreren Elementen zusammengesetzt ist, weist er gegenüber dem letzteren die geringere Inter-Observer-Variabilität auf [18]. Allerdings schneidet der Score im Vergleich zum Sharp-/van der Heijde-Score (☞ unten) schlechter bei der Beurteilung früher RA-Fälle ab [21].

Eine wichtige Modifikation des Larsen-Scores ist der Ratingen-Score [22]. Hier werden 38 Gelenke anhand einer Scala von 0 bis 5 evaluiert (alle MCP-, PIP-Gelenke, 4 definierte Regionen am Handgelenk, MTP- und Interphalangealgelenke der Großzehen). Im Unterschied zum Larsen-Score wird die Schweregradeinteilung nach prozentual zerstörter Oberfläche getroffen. Dies ermöglicht eine genauere Beurteilung der Röntgenprogression auch in Spätstadien. Außerdem wird die Weichteilschwellung, welche keine irreversible Destruktion darstellt, weggelassen. Die Validität des Ratingen-Scores wurde vielfach unter Beweis gestellt [23;24].

■ MRT-Scores

Die wachsende Verbreitung des MRT hat auch in der Rheumatologie Niederschlag gefunden. Dieses Schnittbildverfahren bietet gegenüber der konventionellen Radiologie Vorteile bei der Beurteilung entzündlicher Veränderungen in der Synovialis und im Kapsel- und Bandapparat und bei der Entdeckung früher Erosionen. Für die Beurteilung von Veränderungen bei rheumatoider Arthritis wurde durch die OMERACT-Conference der

RA-MRI-Score entwickelt, der Veränderungen an Hand- und MCP-Gelenken anhand der Parameter Knochenödem, Erosion und Synovitis quantifiziert [25]. MRT-Scores finden zunehmend Eingang in klinische Studien, sind jedoch schwieriger zu erheben und zu standardisieren als Röntgenscores.

■ **Parameter für die Erfassung der Lebensqualität**

Der Einfluss einer Erkrankung auf die Lebensqualität wird mit Fragebögen erfasst. Dazu gibt es zwei verschiedene Herangehensweisen: Zum einen existieren Instrumente, die generelle Aspekte des Krankseins widerspiegeln, ohne auf Spezifika eines bestimmte Leidens einzugehen. Ein weithin verwendetes Messinstrument aus dieser Gruppe ist der sog. SF36 (*Medical Outcomes Study Short-Form Health Survey*), der eine krankheitsbedingte Einschränkung der Lebensqualität in 8 verschiedenen Bereichen erfasst, wie Körperfunktionen, soziales Leben, Schmerz, mentale Gesundheit u.a.m. [26]. Durch den verallgemeinernden Charakter der Testfragen lassen sich die Auswirkungen ganz verschiedener Erkrankungen auf die Lebensqualität miteinander vergleichen. Allerdings können die Fragen dadurch nicht krankheitsspezifisch sein. Subtile, arthritistypische Auswirkungen auf die Lebensqualität und ihre Beeinflussung durch spezifische Therapien können daher u.U. übersehen werden.

Der zweite methodische Ansatz verwendet Instrumente, welche krankheitsspezifische Aspekte wie die Einschränkung der Gelenkfunktion oder die Schmerzintensität widerspiegeln. Für RA, Arthrosen, Spondylarthropathien oder Osteoporose existieren jeweils eigenständige Parameter für die Lebensqualität. In Studien finden häufig die sog. *Arthritis Impact Measurement Scales* (AIMS) Anwendung [27]. Dieser Fragebogen erfasst die körperliche, soziale und emotionale Befindlichkeit anhand von 9 Dimensionen wie Geschicklichkeit, Schmerzempfinden, körperliche und soziale Aktivitäten, Depression und Ängstlichkeit.

Wesentlich kürzer und für die praktische Anwendung besser geeignet ist der *Health Assessment Questionnaire* (HAQ), der nach Einschränkungen bei bestimmten Körperfunktionen (z.B. Tragen, Gehen, Feinmotorik) fragt. In Deutschland wird im Praxisalltag statt dessen der Funktionsfragebo-

gen Hannover (FFbH) verwendet, der den funktionellen Status der RA-Patienten anhand von 18 Fragen zu Körperfunktionen beurteilt. Der HAQ wurde in zahlreiche Sprachen übertragen und ist international besser validiert als der FFbH, auch wenn beide Fragebögen vergleichbare Resultate liefern [28].

1.4. Response-Kriterien für die Psoriasis arthropathica (PsA)

Die PsA unterscheidet sich durch ihren regellosen Gelenkbefall, die Tendenz zur Entwicklung von Enthesitiden und Daktylitiden sowie durch die Beteiligung des Achsenskeletts deutlich von der RA. Es scheint daher plausibel, eigene Response-Kriterien für dieses Krankheitsbild zu entwickeln. 1996 wurden die Psoriasis-Arthritis-Response-Kriterien (PsARC) vorgestellt [29]. Diese erfassen die Zahl geschwollener und druckschmerzhafter Gelenke sowie das globale Arzt- und das Patientenurteil. Patienten, die sich in mindestens zwei dieser Kriterien um 30 % verbessern (mindestens ein Gelenk-Kriterium) und in keinem Parameter verschlechtern, gelten als Responder.

Die o.g. Besonderheiten des klinischen Verlaufs der PsA werden von diesem Score nicht erfasst. Wesentliche Vorteile gegenüber den ACR-Kriterien sind nicht zu erkennen. Der Score geht zudem ungünstigerweise von 74 bzw. 76 zu beurteilenden Gelenken aus. Klinischen Studien zur PsA werden daher heute häufig die ACR-Kriterien der RA zugrunde gelegt.

1.5. Response-Kriterien für seronegative Spondylarthropathien

Seronegative Spondylarthropathien sind in ihrer klinischen Ausprägung deutlich variabler als die RA. Es gibt keine Outcome-Parameter mit herausragender klinischer Bedeutung wie die Zahl geschwollener Gelenke bei der RA, denen eine Schlüsselstellung in einem Scoresystem zukommen könnte. Daher fußt die Aktivitätsbeurteilung dieser Erkrankungen auf einer ganzen Reihe von Messinstrumenten, die jeweils bestimmte Folgen der Erkrankung abbilden, wie Schmerzen, Funktionseinschränkung oder objektive Beeinträchtigung der Wirbelsäulenbeweglichkeit.

■ BASDAI und BASFI

Der *Bath Ankylosing Spondylitis Disease Activity Index* wurde 1994 publiziert [30]. Es handelt sich dabei um einen Fragebogen, der erfasst, wie stark Erschöpfung/Müdigkeit, Nacken-, Rücken- oder Hüftschmerzen, Schmerzen oder Schwellungen in anderen Gelenken, Beschwerden in druckempfindlichen Bereichen oder die Morgensteifigkeit in der vorangegangenen Woche waren. Der BASDAI ist benutzerfreundlich und sensitiv genug, um Therapieeffekte zu erkennen [31]. Allerdings ist er keineswegs spezifisch: Die Werte für den BASDAI liegen bei Patienten mit Fibromyalgie-Syndrom sogar höher als bei Bechterew-Patienten [32].

Ergänzend zum BASDAI kann der BAS *Functional Index* (BASFI) erfasst werden, der die Einschränkungen bei bestimmten Bewegungen und Belastungen wie Aufstehen, Treppensteigen, Arbeiten, Zugreifen etc. erfragt. Ein (noch) niedriger BASFI und ein erhöhter BASDAI sind prognostisch hilfreich für die Beurteilung der Frage, ob ein Patient von der Behandlung mit TNF-α-Inhibitoren profitieren wird oder nicht [33].

■ Röntgenscores für seronegative Spondylarthropathien

Die Beurteilung der Röntgenprogression mittels konventioneller Röntgentechnik stößt bei seronegativen Spondylarthropathien an Grenzen: Das Befallsmuster der Wirbelsäule ist relativ variabel, ein hoher Prozentsatz von Patienten entwickelt keinen radiologisch nachweisbaren Wirbelsäulenbefall und die Progression der Veränderungen ist in der Regel langsam. So waren in einem Patientenkollektiv über einen Zeitraum von zwei Jahren keine signifikanten Veränderungen in zwei konventionellen Scores nachweisbar [34]. In einer Studie, die verschiedene konventionelle Röntgenscores miteinander verglich, wiesen nur 40 % der Patienten nach 4 Jahren Änderungen des Ausgangsscores der Lenden- und Halswirbelsäule auf, an den Sakroiliakalgelenken nur 8 % [35]. In der gleichen Untersuchung wurde der M-SASSS (modifizierter *Stokes Ankylosing Spondylitis Spinal Score*) als der zuverlässigste Röntgenscore bezeichnet, Dieser Score erfasst semiquantitativ Veränderungen an der Vorderfläche von Hals- und Lendenwirbeln. Der maximale Scorewert ist 72 [35].

Während radiologische Scores in erster Linie strukturelle, d.h. irreversible, verknöchernde Veränderungen der Wirbelsäule quantifizieren, gelingt die Erfassung entzündlicher Veränderungen besser mit MRT-Scores. Entsprechende Instrumente wurden bereits vor mehreren Jahren evaluiert [36]. Mittlerweile haben kanadische und europäische Arbeitsgruppen verschiedene Scores entwickelt, die sich in ihren Bewertungsalgorithmen und in der Zahl evaluierter Wirbelsäulensegmente unterscheiden. Bemühungen, diese Scores zu einem international einheitlichen System zusammenzufassen, sind derzeit im Gange [37].

1.6. Literatur

1. Rosenberg WM, Sackett DL. On the need for evidence-based medicine. Therapie 1996; 51:212-217.

2. Bellamy N, Watson Buchanan W. Clinical Evaluation in the Rheumatic Diseases. In: Koopman WJ, editor. Arthritis and Allied Conditions. Philadelphia: Lippincott Williams&Wilkins, 2001: 51-82.

3. van der Heijde DM, Jacobs JW. The original "DAS" and the "DAS28" are not interchangeable: comment on the articles by Prevoo et al. Arthritis Rheum 1998; 41: 942-945.

4. Keysser M, Keysser C, Keitel W, Keysser G. Loss of functional capacity caused by a delayed onset of DMARD therapy in rheumatoid arthritis. Long-term follow-up results of the Keitel function test. Brief definite report. Z Rheumatol 2001; 60:69-73.

5. Felson DT, Anderson JJ, Boers M, Bombardier C, Furst D, Goldsmith C et al. American College of Rheumatology. Preliminary definition of improvement in rheumatoid arthritis. Arthritis Rheum 1995; 38:727-735.

6. Felson DT, Anderson JJ, Boers M, Bombardier C, Chernoff M, Fried B et al. The American College of Rheumatology preliminary core set of disease activity measures for rheumatoid arthritis clinical trials. The Committee on Outcome Measures in Rheumatoid Arthritis Clinical Trials. Arthritis Rheum 1993; 36:729-740.

7. Felson DT, Anderson JJ, Lange ML, Wells G, LaValley MP. Should improvement in rheumatoid arthritis clinical trials be defined as fifty percent or seventy percent improvement in core set measures, rather than twenty percent? Arthritis Rheum 1998; 41:1564-1570.

8. Giannini EH, Ruperto N, Ravelli A, Lovell DJ, Felson DT, Martini A. Preliminary definition of improvement in juvenile arthritis. Arthritis Rheum 1997; 40:1202-1209.

9. van der Heijde DM, 't Hof MA, van Riel PL, Theunisse LA, Lubberts EW, van Leeuwen MA et al. Judging disease activity in clinical practice in rheumatoid arthritis: first

step in the development of a disease activity score. Ann Rheum Dis 1990; 49:916-920.

10. van Riel PL, van Gestel AM, van de Putte LB. Development and validation of response criteria in rheumatoid arthritis: steps towards an international consensus on prognostic markers. Br J Rheumatol 1996; 35 Suppl 2:4-7.

11. van Gestel AM, Haagsma CJ, van Riel PL. Validation of rheumatoid arthritis improvement criteria that include simplified joint counts. Arthritis Rheum 1998; 41: 1845-1850.

12. Welsing PM, Landewe RB, van Riel PL, Boers M, van Gestel AM, van der LS et al. The relationship between disease activity and radiologic progression in patients with rheumatoid arthritis: a longitudinal analysis. Arthritis Rheum 2004; 50:2082-2093.

13. Anderson JJ, Bolognese JA, Felson DT. Comparison of rheumatoid arthritis clinical trial outcome measures: a simulation study. Arthritis Rheum 2003; 48:3031-3038.

14. Pinals RS, Masi AT, Larsen RA. Preliminary criteria for clinical remission in rheumatoid arthritis. Arthritis Rheum 1981; 24:1308-1315.

15. Gossec L, Dougados M, Goupille P, Cantagrel A, Sibilia J, Meyer O et al. Prognostic factors for remission in early rheumatoid arthritis: a multiparameter prospective study. Ann Rheum Dis 2004; 63:675-680.

16. Makinen H, Kautiainen H, Hannonen P, Sokka T. Is DAS28 an appropriate tool to assess remission in rheumatoid arthritis? Ann Rheum Dis 2005; 64:1410-1413.

17. Rau R, Wassenberg S. Bildgebende Verfahren in der Rheumatologie: Scoring-Methoden bei der rheumatoiden Arthritis. Z Rheumatol 2003; 62:555-565.

18. Sharp JT, Wolfe F, Lassere M, Boers M, Van Der HD, Larsen A et al. Variability of precision in scoring radiographic abnormalities in rheumatoid arthritis by experienced readers. J Rheumatol 2004; 31:1062-1072.

19. Sharp JT, Young DY, Bluhm GB, Brook A, Brower AC, Corbett M et al. How many joints in the hands and wrists should be included in a score of radiologic abnormalities used to assess rheumatoid arthritis? Arthritis Rheum 1985; 28:1326-1335.

20. Larsen A, Dale K, Eek M. Radiographic evaluation of rheumatoid arthritis and related conditions by standard reference films. Acta Radiol Diagn 1977; 18: 481-491.

21. Bruynesteyn K, Van Der HD, Boers M, van der LS, Lassere M, van d, V. The Sharp/van der Heijde method out-performed the Larsen/Scott method on the individual patient level in assessing radiographs in early rheumatoid arthritis. J Clin Epidemiol 2004; 57:502-512.

22. Rau R, Wassenberg S, Herborn G, Stucki G, Gebler A. A new method of scoring radiographic change in rheumatoid arthritis. J Rheumatol 1998; 25:2094-2107.

23. Rau R, Wassenberg S, Zeidler H. Low dose prednisolone therapy (LDPT) retards radiographically detectable destruction in early rheumatoid arthritis—preliminary results of a multicenter, randomized, parallel, double blind study. Z Rheumatol 2000; 59 Suppl 2:II/90-II/96.

24. Dörr S, Lechtenbohmer N, Rau R, Herborn G, Wagner U, Muller-Myhsok B et al. Association of a specific haplotype across the genes MMP1 and MMP3 with radiographic joint destruction in rheumatoid arthritis. Arthritis Res Ther 2004; 6:R199-R207.

25. McQueen F, Lassere M, Edmonds J, Conaghan P, Peterfy C, Bird P et al. OMERACT Rheumatoid Arthritis Magnetic Resonance Imaging Studies. Summary of OMERACT 6 MR Imaging Module. J Rheumatol 2003; 30:1387-92.

26. Kosinski M, Keller SD, Hatoum HT, Kong SX, Ware JE, Jr. The SF-36 Health Survey as a generic outcome measure in clinical trials of patients with osteoarthritis and rheumatoid arthritis: tests of data quality, scaling assumptions and score reliability. Med Care 1999; 37(5 Suppl):MS10-MS22.

27. Meenan RF, Gertman PM, Mason JH. Measuring health status in arthritis. The arthritis impact measurement scales. Arthritis Rheum 1980; 23:146-152.

28. Lautenschläger J, Mau W, Kohlmann T, Raspe HH, Struve F, Bruckle W et al. Comparative evaluation of a German version of the Health Assessment Questionnaire and the Hannover Functional Capacity Questionnaire. Z Rheumatol 1997; 56:144-155.

29. Clegg DO, Reda DJ, Mejias E, Cannon GW, Weisman MH, Taylor T et al. Comparison of sulfasalazine and placebo in the treatment of psoriatic arthritis. A Department of Veterans Affairs Cooperative Study. Arthritis Rheum 1996; 39:2013-2020.

30. Garrett S, Jenkinson T, Kennedy LG, Whitelock H, Gaisford P, Calin A. A new approach to defining disease status in ankylosing spondylitis: the Bath Ankylosing Spondylitis Disease Activity Index. J Rheumatol 1994; 21:2286-2291.

31. Garrett S, Jenkinson T, Kennedy LG, Whitelock H, Gaisford P, Calin A. A new approach to defining disease status in ankylosing spondylitis: the Bath Ankylosing Spondylitis Disease Activity Index. J Rheumatol 1994; 21:2286-2291.

32. Heikkila S, Ronni S, Kautiainen HJ, Kauppi MJ. Functional impairment in spondyloarthropathy and fibromyalgia. J Rheumatol 2002; 29:1415-1419.

33. Rudwaleit M, Listing J, Brandt J, Braun J, Sieper J. Prediction of a major clinical response (BASDAI 50) to tumour necrosis factor alpha blockers in ankylosing spondylitis. Ann Rheum Dis 2004; 63:665-670.

34. Spoorenberg A, de Vlam K, van der LS, Dougados M, Mielants H, van de TH et al. Radiological scoring methods in ankylosing spondylitis. Reliability and change over 1 and 2 years. J Rheumatol 2004; 31:125-132.

35. Wanders AJ, Landewe RB, Spoorenberg A, Dougados M, van der LS, Mielants H et al. What is the most appropriate radiologic scoring method for ankylosing spondylitis? A comparison of the available methods based on the Outcome Measures in Rheumatology Clinical Trials filter. Arthritis Rheum 2004; 50:2622-2632.

36. Braun J, Baraliakos X, Golder W, Hermann KG, Listing J, Brandt J et al. Analysing chronic spinal changes in ankylosing spondylitis: a systematic comparison of conventional x rays with magnetic resonance imaging using established and new scoring systems. Ann Rheum Dis 2004; 63:1046-1055.

37. Van Der HD, Landewe R, Hermann KG, Rudwaleit M, Ostergaard M, Oostveen A et al. Is there a preferred method for scoring activity of the spine by magnetic resonance imaging in ankylosing spondylitis? J Rheumatol 2007; 34:871-3.

Frühe rheumatoide Arthritis

2. Frühe rheumatoide Arthritis

2.1. Einleitung

Die rheumatoide Arthritis (RA) ist in den frühen Krankheitsstadien durch eine schmerzhafte Synovitis von mehreren Gelenken und eine serologische Entzündungskonstellation gekennzeichnet. Im weiteren Krankheitsverlauf treten knöcherne Erosionen durch das proliferierende Pannusgewebe auf. In den aktuellen Hypothesen zur Ätiopathogenese der rheumatoiden Arthritis werden die Prozesse der Initiation, Perpetuation und Destruktion unterschieden [1,2,3]. Verschiedene Mechanismen der angeborenen und der adaptiven Immunität werden den Prozessen der Entstehung, Chronifizierung und Gelenkdestruktion bei der RA zugeordnet. Mit den derzeit zur Verfügung stehenden therapeutischen Möglichkeiten können der klinische Krankheitsverlauf abgeschwächt und eine Progression aufgehalten werden, eine Heilung der RA ist nicht möglich. Studien mit krankheitsmodifizierenden antirheumatischen Medikamenten (DMARD) und modernen Biologics haben gezeigt, dass häufig bereits in den ersten beiden Krankheitsjahren radiologische Erosionen auftreten. Es wird daher ein möglichst früher Therapiebeginn angestrebt. Auch bei einer klinischen Besserung der Gelenkbeschwerden unter DMARD-Therapie können häufig radiologisch progrediente Erosionen beobachtet werden. Eine suffiziente Basistherapie sollte nicht nur die klinische Krankheitsaktivität bessern, sondern auch die radiologische Progression aufhalten.

> Es existiert noch keine allgemein gültige Definition einer frühen RA. Die meisten Autoren gehen von einer Krankheitsdauer von < 2 Jahren nach Beginn der Symptome aus.

In dem folgenden Beitrag fokussieren wir uns auf überwiegend randomisierte und plazebokontrollierte Studien zur frühen RA mit Symptombeginn von < 2 Jahren.

2.2. DMARD Mono- und Kombinationstherapie

Unter den zahlreichen publizierten Studien zur Monotherapie einer etablierten rheumatoiden Arthritis mit "*disease-modifying anti rheumatic drugs*" (DMARD) finden sich nur wenige Studien, die ausschließlich Patienten in frühen Krankheitsstadien behandeln.

In einer randomisiert-kontrollierten Studie an 117 Patienten mit einer frühen RA (Symptome < 12 Monate, im Mittel 2 Monate) wurde Sulfasalazin (SSZ, n = 62) mit Diclofenac (n = 55) über 12 Monate verglichen [4]. Nur 42 von 117 Patienten (36 %) beendeten die Studie (16 SSZ, 26 Diclofenac). SSZ wurde im Mittel über 21 Wochen eingenommen, Diclofenac über 33 Wochen. Nach 12 Monaten waren im SSZ-Arm im Mittel bei 16 Patienten 2 neue Erosionen aufgetreten, im Diclofenac-Arm waren es im Mittel bei 26 Patienten 7,5 neue Erosionen. Die Autoren folgern aus diesen Daten, dass SSZ ein effektives DMARD ist, und dass eine frühzeitige Therapie mit SSZ die radiologische Progression verlangsamen kann.

> Nach unserer Ansicht sollten SSZ und NSAR nur in klinisch blanden Fällen ohne radiologische Erosionen eingesetzt werden.

In einer anderen offenen Studie an 111 konsekutiven DMARD-naiven Patienten mit einer frühen RA (< 1 Jahr, im Mittel 5 Monate) wurde zunächst eine Therapie mit Hydroxychloroquin (HCQ) begonnen [5]. Die zusätzliche Einnahme von NSAR und Prednisolon waren zugelassen. Dieses Studiendesign wurde gewählt um eine Übertherapie von Patienten mit einem milden Verlauf einer RA zu vermeiden. Nach 6 Monaten hatten 27 von 105 Patienten (= 26 %) die ACR50-Verbesserung nicht erreicht oder einen Steroidbedarf von mehr als 10 mg Prednisolon und wurden auf Methotrexat (MTX) 7,5 mg/Woche umgestellt. Nach 12 Monaten wurde bei 23 Patienten mit weiterhin aktiver RA die MTX-Dosis bis auf 20 mg/Woche erhöht. Im Fall einer refraktären RA wurde eine Kombinationstherapie begonnen. Nach 24 Monaten hatten 85 von 94 Patienten (= 90 %) eine ACR50-Verbesserung erreicht. Ohne Therapie waren 4 von 94

Patienten (= 4 %) in Remission, 49 von 94 Patienten (= 52 %) bekamen HCQ, 27 von 94 Patienten (= 29 %) waren auf MTX-Monotherapie umgestellt und 11/94 Patienten (= 12 %) hatten eine MTX-Kombinationstherapie. Diese Studie zeigt, dass ein früher Beginn einer Basistherapie mit HCQ bei einigen Patienten mit einer klinisch milden RA ohne radiologische Erosionen ein gutes Ansprechen erreichen kann. Prädiktoren für eine Umstellung auf MTX in dieser Studie waren eine hohe Schmerzintensität, eine hohe Anzahl geschwollener Gelenke, ein hoher Rheumafaktor von > 1:40 und eine schlechte Selbsteinschätzung des Patienten.

2.2.1. DMARD und radiologische Progression

In einer spanischen Studie [6] an 60 Patienten mit einer frühen RA (< 2 Jahre) wurde die Wirkung einer DMARD-Therapie auf die radiologische Progression untersucht. Die Basistherapie wurde mit Goldsalzen oder MTX durchgeführt. Nach einem Jahr hatte sich der DAS28 von initial durchschnittlich 5,8 auf 3,9 gebessert. Dennoch zeigte sich eine Zunahme der Häufigkeit von Erosionen bei 21,7 % der Patienten bei Beginn auf 38,3 % nach einem Jahr. Auch der radiologische Larsen-Score war nach einem Jahr von 1,9 auf 5,6 angestiegen. Aufgrund der Nebenwirkungen einer Gold-Therapie ist diese Therapieform jedoch in den Hintergrund getreten.

In einer 1986 initiierten britischen Studie von Patienten mit einer frühen RA (ERAS, RA < 2 Jahre) [7] wurden 866 Patienten mit einer RA untersucht. Die Patienten erhielten verschiedene DMARD Mono- oder Kombinationstherapien. Bei Studieneinschluss hatten 32 % aller Patienten Erosionen, nach weiteren 3 Jahren bereits 70 % aller Patienten.

Im Jahre 1985 wurde in Nijmegen/Niederlande, mit einer Langzeitbeobachtungsstudie von Patienten mit einer frühen RA (< 1 Jahr) begonnen. Im Mai 2003 waren 492 Patienten mit einer Beobachtungsdauer von > 7 Jahren rekrutiert [8]. Die Therapie wurde innerhalb der ersten Monate mit SSZ als erstem DMARD und MTX als zweitem DMARD begonnen. In den Röntgenaufnahmen der Hände und Füße zeigte sich bei Studienbeginn ein mittlerer Sharp-Score von 18 Punkten, der nach 3, 6 und 9 Jahren auf jeweils 55, 82 und 85 Punkte angestiegen war.

In einer schwedischen Studie wurden von 1985 bis 1989 183 Patienten mit einer frühen RA (< 2 Jahre) untersucht [9]. Die Patienten erhielten Chloroquin oder D-Penicillamin in den ersten Jahren, ab 1995 erhielten die Patienten überwiegend MTX als DMARD. Auch bei diesen Patienten waren die radiologischen Veränderungen im Larsen-Score von 5 Punkten bei Studienbeginn nach 3 und nach 5 Jahren jeweils auf auf 38 Punkte bzw. 50 Punkte angestiegen.

> Die Daten der zitierten Studien belegen, dass eine DMARD-Monotherapie zwar eine Besserung der Krankheitsaktivität bewirken kann, bei einem Teil der Patienten kann dennoch eine radiologische Progression beobachtet werden.

2.2.2. Methotrexat + Ciclosporin A

In einer italienischen Studie [10] an 61 Patienten mit einer frühen RA (< 2 Jahre) (randomisiert, kontrolliert, einfachblind) wurde die radiologische Progression unter MTX-Monotherapie versus MTX + CYA untersucht. Nach einem Jahr erreichten im MTX + CYA-Arm 16 von 30 Patienten (= 53 %) die ACR20-, 15 von 30 (= 50 %) die ACR50- und 14 von 30 (= 47 %) die ACR70-Kriterien. Im MTX-Arm erreichten 19 von 31 Patienten (= 61 %) die ACR20-, 13 von 31 Patienten (= 42 %) die ACR50- und 6 von 31 Patienten (= 19 %) die ACR70-Kriterien. Die radiologische Progression wurde unter MTX + CYA im Vergleich zur MTX-Monotherapie deutlich verlangsamt.

In einer weiteren multizentrischen italienischen Studie [11] wurden 105 Patienten mit einer frühen RA (< 36 Monate) in die Therapiearme CYA-Monotherapie versus CYA + HCQ versus CYA + MTX offen randomisiert. Nach 12 Monaten zeigte sich in der CYA + MTX-Gruppe ein besseres ACR50-Ansprechen und eine deutlichere Reduktion der radiologischen Progression.

2.2.3. Die CIMESTRA-Studie

In der dänischen CIMESTRA-Studie an 160 Patienten mit einer frühen RA (< 6 Monate) wurde untersucht, ob eine Kontrolle der Krankheitsaktivität durch MTX oral und Steroide intraartikulär erreicht werden kann und ob eine Kombination mit Ciclosporin A oder Plazebo zusätzliche Effekte hat [12].

In der Verum-Gruppe wurde eine Kombination von MTX 7,5 mg/Woche und CYA 2,5 mg/kg verglichen mit MTX + Plazebo. Bei den Visiten in Woche 0, 2, 4, 6, 8 und danach einmal im Monat wurde Betamethason in bis zu 4 geschwollene Gelenke injiziert. NSAR waren nach Bedarf zugelassen. Bei persistierender Synovitis ab Woche 8 wurde MTX stufenweise auf bis zu 20 mg/Woche und anschließend CYA auf bis zu 4 mg/kg gesteigert und eine *Intention-to-Treat*-Analyse durchgeführt. Die Ergebnisse nach 12 Monaten zeigen eine Besserung der RA durch MTX + Steroide i.a. + Plazebo in 71 % (ACR20) und 49 % (ACR70) der Patienten. Die zusätzliche Gabe von CYA hatte eine weitere Besserung in 86 % (ACR20) und 61 % (ACR70) zur Folge. Die Unterschiede waren signifikant bezüglich einer Besserung nach ACR20-Kriterien (p= 0.04).

> Diese Ergebnisse zeigen, dass in der Hälfte der Patienten mit MTX und Steroiden i.a. eine gute Kontrolle der Krankheitsaktivität nach den ACR70-Kriterien erreicht werden kann. Eine Kombination mit CYA kann eine zusätzliche Besserung bewirken. Die Ergebnisse der CIMESTRA-Studie konnten in der CAMERA-Studie bestätigt werden.

2.2.4. Die CAMERA-Studie

In der niederländischen CAMERA-Studie [36] wurden 299 Patienten mit einer frühen RA nach einem Computer assistierten Management (in early RA) behandelt. Alle Patienten erhielten zunächst MTX. In einem konventionellen Arm wurden die Patienten alle 3 Monate untersucht, im intensivierten Arm einmal im Monat. Bei einer fortbestehenden Krankheitsaktivität wurde die MTX-Dosis stufenweise erhöht und nach Erreichen der maximal tolerablen Dosis eine Kombination mit CsA begonnen. Im konventionellen Arm erreichten 37 % der Patienten zumindest eine vorübergehende Remission, während im intensivierten Arm 50 % der Patienten eine Remission der RA zeigten. Diese Ergebnisse belegen, dass durch engmaschige Kontrollen der Krankheitsaktivität und durch den konsequenten Einsatz einer Kombination von MTX und CsA eine höhere Remissionsrate erreicht werden kann. Diese Studie bestätigt frühere Ergebnisse aus der schottischen TICORA-Studie (**tight control of RA**) [37].

2.2.5. Die COBRA-Studie

In der niederländischen Studie zur "Combinatietherapie **Bij Reumatoide Artritis**" (COBRA) [13] wurden in einer randomisierten doppelblind plazebokontrollierten Studie an 155 Patienten mit einer frühen RA (< 2 Jahre) die Effekte einer Basistherapie mit Sulfasalazin (SSZ, 2 g/Tag) und Plazebo verglichen mit einer initialen Kombinationstherapie von SSZ + MTX (7,5 mg/Woche) + Prednisolon-Stoß (60 mg, Reduktion über 6 Wochen, Erhaltungsdosis von 7,5 mg). Nach 28 Wochen wurde Prednisolon über 6 Wochen ausgeschlichen, nach 40 Wochen wurde MTX über 4 Wochen ausgeschlichen, so dass die Patienten bei Studienende nach 56 Wochen in beiden Armen eine SSZ-Monotherapie erhalten hatten. Der DAS28 lag zu Studienbeginn bei 4,5 im SSZ-Arm und bei 4,6 im Kombinationsarm. Nach 28 Wochen zeigte sich eine Verbesserung (= Abnahme im DAS-Score) von -1,3 im SSZ-Arm und von -2,1 im Kombinationsarm gegenüber der Aktivität bei Studienbeginn. Nach 56 Wochen war der DAS28 auch nach Absetzen der initialen Kombinationstherapie um -1.3 im SSZ-Arm und um -1.4 im Kombinationsarm reduziert. Diese Daten zeigen, dass eine Kombinationstherapie eine Verbesserung der Ansprechrate verspricht. Im Falle eines Absetzens einer Kombinationstherapie gleicht sich die Ansprechrate den Ergebnissen einer Monotherapie an. Ein weiterer Hinweis für bessere Ansprechraten einer Kombinationstherapie sind die Patientenzahlen bei Studienende. Im Kombinationsarm erreichten 70 von 77 Patienten (= 91 %) den Endpunkt nach 56 Wochen, im SSZ-Arm waren es 56 von 79 Patienten (= 71 %, 14 Patienten mit unzureichender Wirkung). Der radiologische Gelenkstatus wurde bei Studienbeginn, nach 28, 56 und nach 80 Wochen untersucht. Hierbei zeigt sich ein geringer Gelenkschaden (*damage score*) von 3 Punkten im SSZ-Arm und 5 Punkten im Kombinationsarm bei Studienbeginn. Nach 80 Wochen war die radiologische Gelenkschädigung in der Kombinationsgruppe mit 4 Punkten unverändert und in der SSZ-Gruppe mit 12 Punkten progredient. Diese Befunde sprechen für einen frühen Beginn einer Kombinationstherapie. Eine Nachbeobachtung dieser Studienpatienten hat gezeigt, dass nach einer initialen Kombinationstherapie über 6 Monate auch die radiologische Progression über weitere 4 Jahre deutlich geringer ist [14].

In einer europäischen multizentrischen Studie [15] an 209 Patienten mit einer frühen RA (< 1 Jahr) wurde die Wirkung von SSZ versus MTX versus SSZ + MTX verglichen (randomisiert, doppelblind, plazebokontrolliert). Nach 52 Wochen zeigte sich eine Tendenz im DAS28-Ansprechen zugunsten einer SSZ/MTX-Kombinationstherapie, die Unterschiede waren jedoch nicht statistisch signifikant (Beginn versus Besserung nach 1 Jahr: SSZ 4,23, -1,15; MTX 4,13, -0,87; SSZ + MTX 4,24, -1,26) (☞ **Abb. 2.1a+b**).

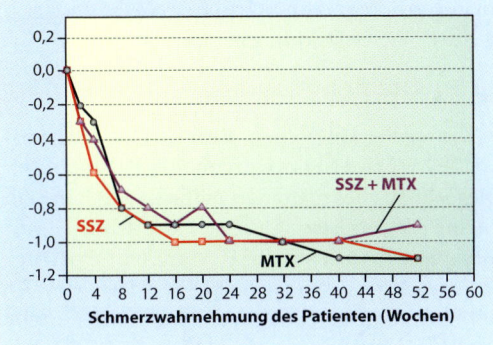

a

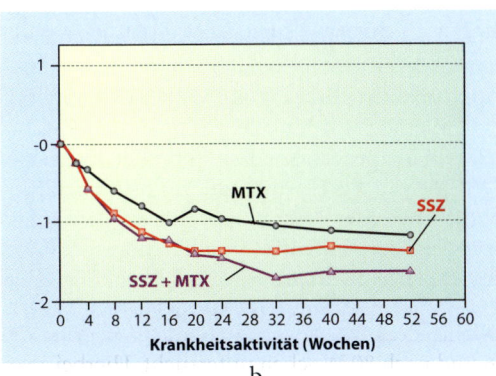

b

Abb. 2.1a+b: Mittelwerte der Veränderung von Schmerzwahrnehmung des Patienten (**a**) und Krankheitsaktivität (**b**) in 28 Gelenken (DAS28; modif. nach [15]).

In den nachfolgenden vier Jahren wurden die Patienten mit verschiedenen Therapien behandelt. In einer Langzeitnachbeobachtung nach 5 Jahren zeigten sich keine Unterschiede zwischen den drei Studienarmen im ersten Jahr [16].

2.2.6. Die FIN-RACo-Studie

In einer finnischen RA-Kombinationsstudie (FIN-RACo) wurden 199 Patienten mit einer frühen RA (< 2 Jahre) in einen Arm mit einer Monotherapie und einen Arm mit SSZ + HCQ + MTX + Steroide randomisiert [17]. Bei einem unzureichenden klinischen Ansprechen nach 3 Monaten wurde die Anfangsdosis von SSZ (1 g auf 2 g), HCQ (200 mg auf 300 mg), MTX (7,5 mg auf 15 mg) und Prednisolon (5 mg auf 10 mg) stufenweise erhöht. Nach Erreichen einer Remission wurden wurde die Medikamente wieder stufenweise reduziert und abgesetzt. Im Monotherapie-Arm wurden SSZ 2 g/Tag und Prednisolon bis 10 mg/Tag gegeben. Bei bestehender RA-Aktivität wurde nach 3 Monaten SSZ auf 3 g/Tag erhöht, nach 6 Monaten wurde SSZ durch MTX 7,5-15 mg/Woche ersetzt. Nach einem Jahr zeigten 24 von 97 Patienten (= 25 %) im Kombinationsarm ein ACR50-Ansprechen, gegenüber 11 von 98 Patienten (= 11 %) im Monotherapie-Arm. Nach 2 Jahren erreichten 36 (= 37 %) bzw. 18 (18 %) Patienten die ACR50-Kriterien. Diese Ergebnisse sprechen für den frühen Beginn einer Kombinationstherapie bei RA-Patienten.

Nach 2 Jahren wurde die Therapie nicht mehr vorgegeben und die Patienten über weitere 3 Jahre beobachtet [18]. Nach 2 und nach 5 Jahren zeigt sich eine radiologische Progression, die sich jedoch unter der Kombinationstherapie deutlich langsamer entwickelte (☞ **Abb. 2.2a+b**).

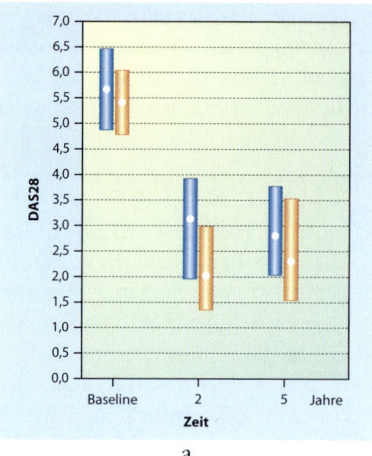

a

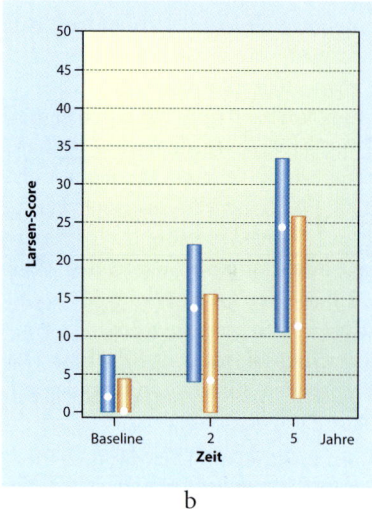

b

Abb. 2.2a+b: **a:** DAS28 bei Therapiebeginn, nach 2 und nach 5 Jahren unter Therapie der RA. Patienten mit Mono-DMARD (**blau**) oder einer DMARD-Kombination (**orange**) in den ersten 2 Jahren vorgegeben, danach freie Therapiewahl. Balken zeigen die Interquartile, Punkte zeigen den Median.
b: Radiologische Progression der RA in Händen und Füßen, gemessen nach Larson (Median und Interquartile bei Therapiebeginn, nach 2 und nach 5 Jahren Therapie mit einem DMARD (n = 72 Patienten) oder einer DMARD-Kombination (n = 72 Patienten) in den ersten 2 Jahren vorgegeben, danach freie Therapiewahl. Balken zeigen die Interquartile, Punkte zeigen den Median.

Die Autoren betonen erneut die Vorteile einer initial aggressiven Kombinationstherapie, die zu höheren Remissionsraten und einer Verlangsamung der radiologischen Progression führt.

2.2.7. Die MASCOT-Studie

In der schottischen MASCOT-Studie [38] wurden 687 Patienten mit einer RA (im Mittel <2 Jahre) und einer mittleren Krankheitsaktivität im DAS-28 von 4,0 in Phase I mit SSZ über 6 Monate behandelt. Nach 6 Monaten hatten 28 % aller Patienten eine Remission (DAS < 2,4) erreicht. In Phase II wurden 165 aktive Patienten (DAS > 2,4, im Mittel 4,3) mit SSZ oder MTX oder SSZ + MTX behandelt. Nach 18 Monaten zeigte sich eine Krankheitsaktivität von 3,2 im SSZ-Arm und im MTX-Arm. Im Kombinationsarm betrug die Aktivität im DAS-28 jedoch nur 2,6. Diese Studie bestätigt die Überlegenheit einer frühzeitig eingesetzten Kombinationstherapie von MTX und SSZ im Vergleich zu einer DMARD-Monotherapie.

2.2.8. Die BeSt-Studie

In der niederländischen BeSt-Studie (Behandlungs-Strategien) [44] wurden 508 Patienten mit einer frühen rheumatoiden Arthritis (<2 Jahre) in 4 Arme randomisiert: Gruppe 1: sequentielle Monotherapie (MTX, SSZ, LEF, MTX + INX), Gruppe 2: step-up-Kombination MTX, + SSZ, + HCQ, + Prednison, Umstellung auf MTX + INX, Gruppe 3: initiale Kombination aus MTX + SSZ + Prednisonstoß, Umstellung auf MTX + CyA, Umstellung auf MTX + INX und Gruppe 4: initiale Kombination von MTX und Infliximab 3 mg/kg, nach 3 Monaten bei aktiver Erkrankung MTX + INX 6mg/kg. Die Patienten wurden alle 3 Monate untersucht. Bei einer persistierenden Krankheitsaktivität (DAS-44 von >2,4) wurde der nächste Therapieschritt eingeleitet. Nach einem Jahr wurden in den Gruppen der initialen Kombinationstherapien (Arm 3, 4) deutlich geringere Einschränkungen im Gesundheitsfragebogen (HAQ) in Gruppe 3 und 4 (HAQ 0,5) im Vergleich mit Gruppe 1 und 2 (HAQ 0,7) beobachtet (p<0.009). Auch die radiologische Progression war nach einem Jahr in den Kombinationsgruppen deutlich geringer (1,0 und 0,5) als in den Gruppen der initialen Monotherapie (2,0 und 2,5). Diese Studie zeigt, dass ein frühzeitiger Beginn einer effektiven Kombinationstherapie wichtig ist, um eine Remission der rheumatoiden Arthritis zu erreichen [44].

2.2.9. Leflunomid

Die publizierten Studien zur Therapie von Patienten mit einer etablierten RA zeigen auch für Leflunomid eine gute Wirksamkeit und eine Hemmung der radiologischen Progression [19, 20]. In einer offenen prospektiven Kohortenstudie an 87 Patienten mit einer frühen RA (im Mittel 17 Wochen) wurden alle Patienten mit Leflunomid behandelt und 66 Patienten nach Woche 24 sowie 53 Patienten nach Woche 52 ausgewertet [21]. Nach 24 Wochen wurden die ACR20-, ACR50- und ACR70-Ansprechkriterien von 75,5 %, 44,2 % und 24,5 % der Patienten erreicht. Der DAS28 hatte sich nach 24 Wochen von 3,36 auf 2,18 gebessert. Auch die Selbsteinschätzung der Patienten (HAQ-Score) hatte sich von 1,13 auf 0,59 gebessert. Die Ergebnisse in Woche 24 wurden auch in Woche 52 bestätigt.

2.2.10. Steroide

Die Bedeutung einer Langzeittherapie einer frühen RA mit niedrig dosierten Steroiden bleibt weiterhin umstritten.

In der COBRA-Studie (☞ oben) hatten die Patienten im Kombinationsarm SSZ + MTX und einen Steroidstoß mit Prednisolon 60 mg erhalten, der über 6 Monate ausgeschlichen wurde. Durch den Steroidstoß und die Kombinationstherapie in den ersten 6 Monaten wurde die radiologische Progression über die nachfolgenden 4 Jahre deutlich abgeschwächt [14].

Diese Ergebnisse konnten in einer multizentrischen deutschen Studie (LDPT, *Low Dose Prednisolone Therapy*) bestätigt werden [24]. In der LDPT-Studie wurden 192 Patienten mit einer frühen RA (< 2 Jahre) mit einer Basistherapie (MTX oder Goldsalze parenteral) und Prednisolon 5 mg oder Plazebo behandelt. Für eine intent-to-treat Analyse konnten Daten von 166 Patienten ausgewertet werden. Die Auswertung zeigt eine hoch signifikante Überlegenheit einer Kombination der Basistherapie mit 5 mg Prednisolon gegenüber Plazebo hinsichtlich der radiologischen Progression nach 12 und 24 Monaten. In der Prednisolon-Gruppe wurde ein tendenziell besseres klinisches Ansprechen und eine höhere Rate von Remissionen beobachtet.

In einer weiteren niederländischen Studie wurden 81 Patienten mit einer frühen RA (< 1 Jahr) mit NSAR behandelt und in einen Studienarm mit Prednisolon 10 mg (n = 41) oder Plazebo (n = 40) randomisiert [22]. In den ersten 6 Monaten zeigten die Patienten, die Prednisolon erhalten hatten, ein besseres klinisches Ansprechen und eine geringere radiologische Progression. Bei Studienende nach 2 Jahren nahmen noch 71 Patienten teil (n = 35/36). Bis zum Studienende hatten 65 % der Patienten keine Rescue-Medikation mit SSZ benötigt.

Diese Ergebnisse konnten auch in einer Folgeuntersuchung 3 Jahre nach Studienende bestätigt werden. Es zeigte sich eine langanhaltende Hemmung der radiologischen Progression in der initialen Verum-Gruppe [39].

Die Hemmung der radiologischen Progression wurde auch in einer weiteren Studie aus Schweden bestätigt [40].

Lediglich eine Studie konnte keinen Vorteil einer niedrig-dosierten Steroidtherapie zeigen:

In einer multizentrischen britischen Studie (WOSERACT, *West Of Scotland Early RA Corticosteroid Trial*) an 167 Patienten mit einer frühen RA (< 3 Jahre) erhielten die Patienten SSZ und Prednisolon 7 mg oder Plazebo [23]. Bei unzureichendem Ansprechen auf SSZ wurde ein anderes DMARD verordnet. Nach 2 Jahren erhielten noch 80 % der Studienteilnehmer Plazebo und 70 % SSZ. Die radiologische Progression über 2 Jahre zeigte keine signifikanten Unterschiede. Diesem Ergebnis widersprechen jedoch die oben genannten 4 Studien, die eine deutliche Hemmung der radiologischen Progression zeigen.

> Eine Steroidstoßtherapie bewirkt eine rasche Besserung der Krankheitsaktivität. Die Kombination einer Basistherapie mit einem niedrig dosierten Kortikosteroid hemmt die radiologische Progression der frühen rheumatoiden Arthritis.

2.2.11. Doxycyclin

Matrixmetalloproteinasen (MMP) sind proteolytische Enzyme, die die extrazelluläre Matrix abbauen und somit zur Gelenkdestruktion beitragen können. Neben der antibiotischen Wirkung kann Doxycyclin auch MMP hemmen. In einer amerikanischen Pilotstudie [41] wurden 66 DMARD-naive Patienten mit einer frühen RA (<1 Jahr) in 3

Arme randomisiert: MTX + 2x 100 mg Doxy oder MTX + 2x 200 mg Doxycyclin oder MTX + Plazebo. Nach 2 Jahren wurde eine ACR50 Besserung in 41,6 %, 38,9 % und 12,5 % beobachtet. Das gute Ansprechen in den Armen mit der niedrigen und der hohen Doxycyclin-Dosis spricht dafür, dass tatsächlich die Hemmung der MMP relevant ist und nicht die antibiotische Wirkung. Die Daten müssen jedoch in weiteren Studien mit einer größeren Anzahl an Patienten erst noch bestätigt werden.

2.2.12. Bisphosphonate

Die Aktivierung von Osteoklasten führt zu Erosionen und zur Gelenkdestruktion bei der rheumatoiden Arthritis. Bisphosphonate können die Aktivität von Osteoklasten hemmen. In einer weiteren Pilotstudie [42] wurden 39 Patienten mit einer frühen RA mit MTX und Zoledronat 5 mg i.v. oder Plazebo i.v. bei Beginn, nach 13 und nach 26 Wochen behandelt. Nach 26 Wochen zeigte sich in der Verumgruppe im MRT der Hände eine geringere Zunahme der Erosionen und ein geringeres Knochenmarködem. In dieser Pilotstudie wurde eine Besserung der Knochenstruktur durch MTX + Zoledronat beobachtet. Auch diese Daten müssen in weiteren Studien mit einer größeren Anzahl an Patienten noch bestätigt werden.

2.3. Monotherapie mit Biologics

2.3.1. Die ERA-Studie

Etanercept ist ein gentechnologisch hergestelltes Konstrukt aus zwei p75-TNF-α-Rezeptoren und einem humanen IgG-Immunglobulin. In einer US-amerikanischen multizentrischen Studie (Early-RA Trial, ERA) [25] wurden 632 Patienten mit einer frühen RA (< 3 Jahre) doppelblind in die drei Therapiearme Etanercept 2 x10 mg, Etanercept 2x25 mg/Woche s.c. und MTX-Monotherapie p.o. randomisiert. Nach 12 Monaten erreichten ca. 60 % aller Patienten die ACR20-, 40 % ACR50- und ca. 20 % der Patienten die ACR70-Kriterien (☞ Abb. 2.3). Signifikante Unterschiede zwischen MTX und Etanercept zeigten sich lediglich innerhalb der ersten 4 Monate zugunsten einer Therapie mit 25 mg Etanercept. In diesem Zeitraum zeigte sich ein deutlich rascheres Ansprechen der klinischen Symptome unter Etanercept im Vergleich zu MTX.

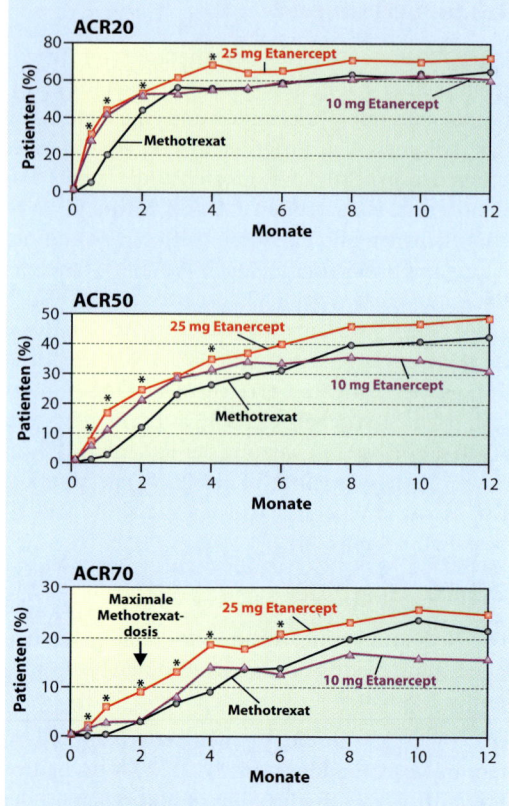

Abb. 2.3: Anteil der Patienten mit RA, die eine Verbesserung nach den ACR-Kriterien von 20 %, 50 % und 70 % unter Therapie mit 25 mg Etanercept, 10 mg Etanercept oder MTX erreicht hatten (modif. nach [25]). * zeigen signifikante Unterschiede (p<0,05) zwischen der MTX-Gruppe und der Gruppe mit Etanercept 25 mg.

Bei Studienbeginn hatten 87 % der Patienten eine oder mehrere Erosionen. Nach 12 Monaten zeigte sich eine Zunahme der radiologischen Erosionen im Sharp-Score von +1,4 in der MTX-Gruppe. Unter Etanercept 25 mg betrug die Zunahme der radiologischen Progression nur +0,9 Punkte, die Differenz war nach 6 Monaten statistisch signifikant (☞ Abb. 2.4). Diese Ergebnisse zeigen erstmals, dass auch die modernen Biologics die radiologische Progression verzögern können.

In einer offenen Verlängerung der Therapie mit Etanercept 25 mg versus MTX mit insgesamt 512 Patienten bestätigten sich diese Ergebnisse [26]. Die ACR20-Kriterien wurden von 72 % (Etanercept) und 59 % (MTX) der Patienten erreicht. Die radiologische Progression schritt in der Etanercept-Gruppe deutlich langsamer voran als in der MTX-Gruppe (+1,3 versus +3,2 Sharp-Score-Punkte). Die Ergebnisse dieser Studie wurden auch in einer Folgestudie über weitere 3 Jahre (insgesamt 5 Jahre) bestätigt [43].

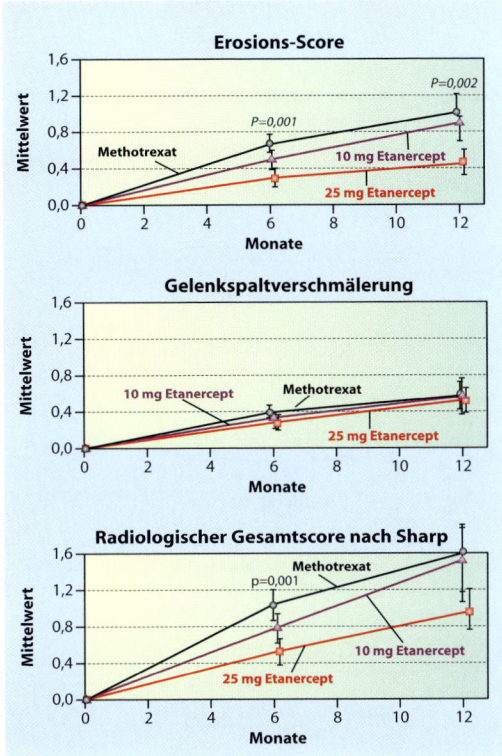

Abb. 2.4: Mittelwert (± SEM) der Veränderungen von Erosionen, Gelenkspaltverschälerung und radiologischen Gesamtscore nach Sharp ab Therapiebeginn und nach 6 bzw. 12 Monaten für RA-Patienten, die MTX, Etanercept 10 mg oder 25 mg erhalten hatten (modif. nach [25]). Die p-Werte zeigen signifikante Unterschiede zwischen der MTX-Gruppe und der 25 mg-Etanercept-Gruppe.

2.4. Kombinationstherapien DMARD/Biologic

2.4.1. Die ASPIRE-Studie

Infliximab (INX) ist ein gentechnologisch hergestellter, chimärer Antikörper gegen TNF-α. In der internationalen multizentrischen ASPIRE-Studie (*Active-Controlled Study of Patients Receiving Infliximab for Treatment of Rheumatoid Arthritis of Early Onset*) wurden 1.049 MTX naive Patienten

mit einer frühen RA (mindestens 3 Monate, < 3 Jahre, im Mittel 7 Monate) in 125 Zentren in USA und Europa untersucht [27]. Neben einer Basistherapie mit MTX erhielten die Patienten eine Plazebo-Infusion, INX 3 mg/kg oder INX 6 mg/kg über 54 Wochen. Die mit INX behandelten Patienten erreichten eine ACR20-Verbesserung in 64 %, ACR50- in 48 %, ACR70- in 35 % und eine ACR90-Verbesserung in 15 %. Im MTX + Plazebo-Arm erreichten 54 % eine ACR20-, 32 % eine ACR50-, 21 % eine ACR70- und 7 % eine ACR90-Verbesserung [27] (☞ **Abb. 2.5**). Mit diesen Daten einer Phase III-Studie wurden erneut Effizienz und Sicherheit von INX gezeigt.

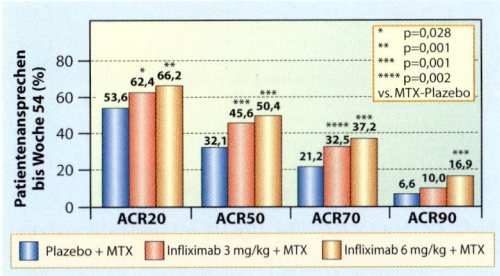

Abb. 2.5: Vergleich der ACR20-, ACR50-, ACR70- und ACR90-Ansprechkriterien nach 54 Wochen (modif. nach [27]).

Ein weiteres Ziel dieser Untersuchungen war es, das Auftreten von neuen Erosionen durch INX zu verhindern. Obwohl die Patienten eine frühe RA hatten, wiesen bei Studienbeginn nur 138 von 1.004 ausgewerteten Patienten keine Erosionen auf [28]. Nach 54 Wochen hatten in der MTX + Plazebo-Gruppe 23 von initial 40 Patienten (= 57,5 %) weiterhin keine Erosionen. Im Vergleich wiesen bei den INX-behandelten Patienten 77 von initial 98 Patienten (= 78,6 %) weiterhin keine Erosionen auf [28]. Diese Daten belegen, dass eine Kombination aus INX + MTX das Auftreten von neuen knöchernen Erosionen deutlich effektiver verhindern kann als eine Monotherapie mit MTX.

2.4.2. Die ATTRACT-Studie

In der ATTRACT-Studie (Anti-TNF-α-Therapie der **RA** mit Begleit-(*Concomitant*)Therapie) wurden 428 Patienten mit einer unter MTX aktiven RA untersucht [29]. Die Patienten wurden in drei Arme randomisiert, mit Plazebo + MTX, INX 3 mg/kg + MTX und INX 10 mg/kg + MTX alle 4

Wochen oder alle 8 Wochen behandelt und über 2 Jahre beobachtet. In einer Subanalyse wurden die Kriterien einer frühen RA (< 3 Jahre) von 82 der 428 Patienten erfüllt. Ein Vergleich der MTX + Plazebo-Gruppe mit der MTX + INX-Gruppe nach 102 Wochen zeigte für die Subgruppe der frühen RA eine deutliche Hemmung der radiologischen Progression in MTX-resistenten Patienten durch INX (☞ **Abb. 2.6**) [29].

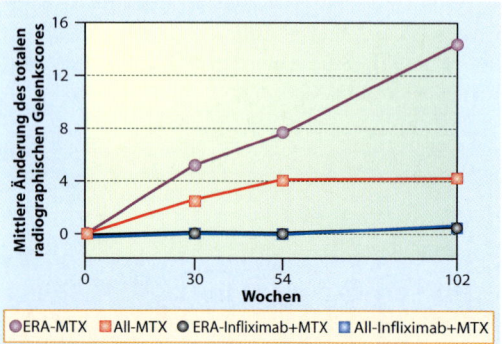

Abb. 2.6: Mittlere Änderung des totalen radiographischen Gelenkscores zwischen Therapiebeginn und Woche 102 für alle Patienten (**All**) und Patienten mit einer frühen RA (**ERA**), die randomisiert wurden für MTX + Plazebo oder MTX + Infliximab in der ATTRACT-Studie (modif. nach [29]).

Ein besseres Ansprechen der frühen RA (< 3 Jahre) im Vergleich zur etablierten RA (> 3 Jahre) auf eine Kombinationstherapie wurde bisher nicht beschrieben.

2.4.3. Kombination von DMARD und Biologics zur Induktion einer Remission

In einer britischen Studie an 20 Patienten mit einer frühen RA (< 1 Jahr) und einer ungünstigen Prognose (RF+, *shared epitope+*, CRP > 20 mg/l, weiblich, HAQ > 4) erhielten alle Patienten MTX (7,5 mg/Woche, Erhöhung bis auf 25 mg) und wurden randomisiert für INX 3 mg/kg oder Plazebo [30]. Nach 12 Monaten wurde INX oder Plazebo abgesetzt und die Patienten über weitere 12 Monate beobachtet. Bereits zwei Wochen nach Therapiebeginn zeigte sich eine Reduktion der CRP-Spiegel von durchschnittlich 47 mg/l auf 7 mg/l unter INX und von 37 mg/l auf 35 mg/l unter Plazebo. Nach 14 Wochen waren der DAS28-Score unter INX von 6,3 auf 2,9 Punkte und unter Plazebo von 7,0

auf 6,0 Punkte gebessert. Nach einem Jahr war der DAS28 unter INX auf 2,84 Punkte gebessert und hatte nach 2 Jahren (ein Jahr ohne INX) einen Score von 2,52 Punkten erreicht (☞ **Abb. 2.7a**). Die Patienten im Plazebo-Arm erreichten eine Verbesserung im DAS28 nach einem Jahr auf 4,5 Punkte und nach 2 Jahren auf 3,2 Punkte. Lebensqualität und Selbsteinschätzung der Patienten (RAQoL und HAQ) hatten sich nach 14 Wochen INX deutlich gebessert und waren noch nach 2 Jahren unverändert gut, wohingegen im Plazebo-Arm auch nach 1 und 2 Jahren keine wesentliche Besserung eingetreten war (☞ **Abb. 2.7b**).

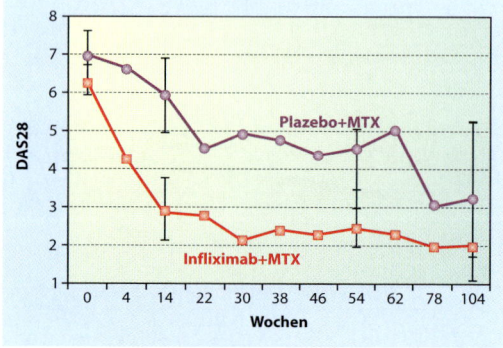

a

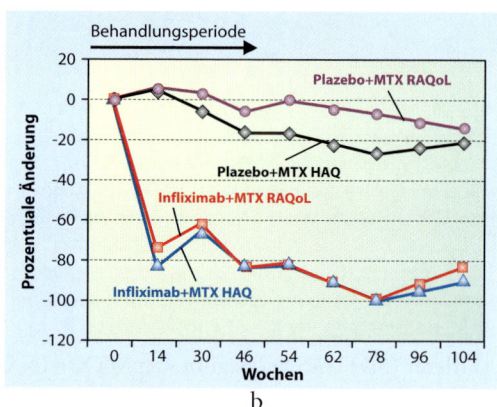

b

Abb. 2.7a+b: **a:** Änderungen der Krankheitsaktivität (DAS28) unter Therapie mit Infliximab + MTX im Vergleich mit Plazebo + MTX. Die Werte zeigen Median und Interquartile. **b:** Prozentuale Änderung der medianen Funktionsscores (HAQ- und RAQoL-Fragebögen) unter Therapie mit Infliximab + MTX im Vergleich mit Plazebo + MTX (modif. nach [30]).

2.4.4. Die BeSt-Studie

In der BeSt-Studie wurde eine initiale Kombination MTX + INX (Arm 4) mit einer sequentiellen Monotherapie, step-up Kombination und einer initialen DMARD-Kombination (Arme 1-3) verglichen. Nach Erreichen einer Remission (DAS-44 < 2,4 für mindestens 6 Monate) wurde die Therapie stufenweise reduziert und zunächst INX und später andere DMARDs abgesetzt. Nach 2 Jahren hatten in den Gruppen 1-4 noch 33 %, 31 %, 36 % und 53 % der Patienten eine Monotherapie [45].

Ein Vergleich der Patienten, die bereits initial MTX + INX erhalten hatten (Arm 4, n=120), mit den Patienten, die erst im Rahmen der sequentiellen Therapie oder der step-up-Kombination zu einem späteren Zeitpunkt INX erhielten (Arm 1-3, n=86), zeigt, dass nach 4 Jahren 56 % der Patienten aus Arm 4 INX absetzen konnten und dennoch in Remission geblieben waren - im Vergleich zu 15 % der Patienten aus den anderen Therapiearmen (☞ Tab. 2.1) [46]. Mit der initialen MTX + INX-Therapie waren nach 4 Jahren 17 % der Patienten auch ohne DMARD-Therapie in Remission. Nicht angesprochen hatten 25 % der Patienten mit MTX + INX in Arm 4 und 28 % der Patienten in Arm 1-3.

Diese Auswertung der BeSt-Studie zeigt, dass insbesondere der verzögerte Einsatz von anti-TNF-Biologics zu einem deutlich schlechteren Langzeitergebnis nach 4 Jahren führt (☞ Tab. 2.1) [46].

Diese Studien zeigen, dass ein früher Beginn einer Therapie mit einem Biologic bei Patienten mit einer frühen RA und einer ungünstigen Prognose eine frühzeitige Kontrolle der Krankheitsaktivität bewirken kann, die auch nach Absetzen des Biologics zu einer langanhaltenden Besserung oder Remission führt.
Insbesondere die BeSt-Studie bestätigt, dass durch einen frühzeitigen Einsatz von anti-TNF-Biologics eine höhere Remissionsrate, ein besseres radiologischen Langzeitergebnis und eine langfristige Reduktion der Basistherapie bei Patienten in Remission erreicht werden kann.

2.4.5. Die DE019-Adalimumab-Studie

Adalimumab (ADM) ist ein vollständig humaner monoklonaler Antikörper gegen TNF-α (Klon D2E7). In der DE019-Studie wurden 618 Patienten mit einer RA mit MTX und ADM 20 mg s.c./Woche, 40 mg s.c. jede 2. Woche oder Plazebo behandelt [31]. In einer Subgruppenanalyse an 74 Patienten mit einer frühen RA (< 2 Jahre) hatten 55 Patienten ADM und 19 Patienten Plazebo erhalten. Im ADM-Arm hatten die Patienten eine ACR20-, ACR50- und ACR70-Verbesserung in 70 %, 59 % und 41 % erreicht. In Gegensatz hierzu hatten die Patienten mit einer späten RA (> 2 Jahre) nur Verbesserungen von 62 %, 36 % und 18 % erreicht. Hieraus kann gefolgert werden, dass eine frühe aggressive Kombinationstherapie mit ADM den Krankheitsverlauf weiter verbessern kann.

2.4.6. Die PREMIER-Studie

In der PREMIER-Studie wurden weltweit 799 Patienten mit einer frühen RA (< 3 Jahre) doppelblind, plazebokontrolliert in die Therapiearme

	Initial INX (n=120)	später INX (n=86)	p-Wert
mittlerer (SD) DAS bei Beginn von MTX + INX	4.3 (0.8)	3.5 (0.7)	<0.001
Delta DAS nach 9 Monaten	-2.3 (1.1)	-1.2 (1.0)	<0.001
% DAS <1.6 nach 9 Monaten	41	26	0.031
Medianer (IQR) HAQ bei Beginn von MTX + INX	1.4 (0.9, 1.8)	1.0 (0.6, 1.4)	0.006
Delta HAQ nach 9 Monaten	-0.8 (-1.3, -0.4)	-0.3 (-0.8, 0.0)	<0.001
% MTX + INX refraktär	25	28	0.640
% INX beendet und noch immer DAS ≤2.4	56	15	<0.001
% INX beendet und noch immerl DAS <1.6	18	5	0.005
% weiterhin Therapie mit MTX + INX	19	57	<0.001

Tab. 2.1: Wichtigste Ergebnisse (Outcome-Parameter) der BeSt-Studie [46].

MTX (n = 257), ADM-Monotherapie (n = 274) und MTX + ADM (n = 268) randomisiert [32]. Die ACR20-, ACR50-, ACR70- und ACR90-Kriterien waren nach 1 und nach 2 Jahren identisch und betrugen für Kombination von ADM und MTX 73 %, 62 %, 46 % und 24 %. Nach 2 Jahren betrug die radiologische Progression unter MTX 10,4 Punkte im Sharp-Score, unter ADM 5,5 Punkte und unter ADM + MTX 1,9 Punkte (☞ Abb. 2.8) [32, 33, 47]. Nach 2 Jahren wurde eine klinische Remission (DAS-28 < 2.6) bei 49 % der Patienten mit MTX + ADM, aber nur bei 25 % der Patienten mit ADM oder MTX-Monotherapie erreicht (☞ Abb. 2.9). Diese Daten bestätigen erneut eine überlegene Wirksamkeit einer Kombinationstherapie mit ADM und MTX hinsichtlich klinischer und radiologischer Kriterien. In Kombination mit einer Dosis von 20 mg MTX/Woche konnte in dieser Studie auch bei 27 % der Patienten sogar ein ACR90 erreicht werden.

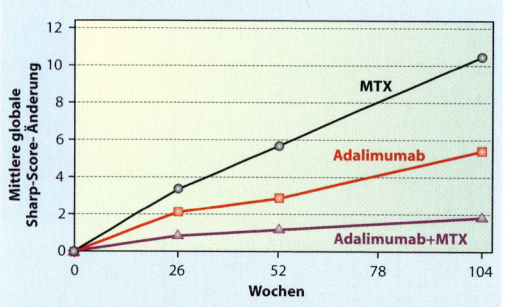

Abb. 2.8: Mittlere Änderung des globalen Sharp-Scores nach Studienbeginn in den 3 Therapiearmen (modif. nach [47]).

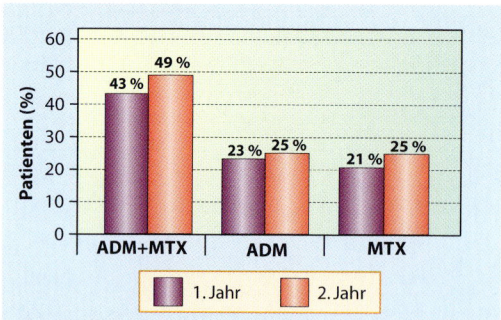

Abb. 2.9: Anteil der Patienten mit einer klinischen Remission (DAS28 <2.6) nach einem und nach zwei Jahren (modif. nach [47]),

2.5. Zusammenfassung

Die gegenwärtigen Studien belegen, dass ein Therapiebeginn im Stadium der frühen RA wichtig ist, um die Progression der rheumatoiden Arthritis zu verlangsamen oder gänzlich aufzuhalten. Ein bisher noch nicht erreichtes Ziel bleibt es, durch eine möglichst frühzeitige Diagnose und eine aggressive Therapie eine Chronifizierung zu verhindern.

Problematisch ist hierbei die Definition einer frühen RA und die Abgrenzung von anderen rheumatischen Krankheitsbildern. Die Definition einer RA nach den ACR-Kriterien fordert eine symmetrische Polyarthritis an 3 verschiedenen Gelenkregionen mit einer Krankheitsdauer von mindestens 6 Wochen [34]. Um künftig vergleichbare Studien zur Therapie der frühen RA durchführen zu können, wäre ein Konsens zur Definition einer frühen RA zu wünschen. Zahlreiche Studien belegen, dass ein früher Beginn einer Kombinationstherapie mit klassischen DMARDs und Biologics sinnvoll ist. Auch nach Reduktion der Medikation konnte eine lange anhaltende Besserung des Krankheitsverlaufes und der radiologischen Progression in diesen Studien gezeigt werden.

Die Therapie der frühen RA mit den modernen Biologics ist bisher nur in wenigen Studien untersucht worden.

In Abwägung von Kosten und Nutzen einer Therapie mit modernen Biologics herrscht derzeit der Konsens, dass erst nachdem zwei DMARDs keine ausreichende Besserung der Krankheitsaktivität bewirken konnten, ein Biologic eingesetzt werden sollte. Die Studien zur radiologischen Progression auch unter DMARD-Therapie zeigen hingegen, dass eine frühe Eskalation mit einer aggressiven Kombinationstherapie oder einem Biologic Vorteile im Langzeitverlauf der Erkrankung hat.

Künftige Studien werden zeigen, ob der günstigere Verlauf der radiologischen Progression unter Biologics durch eine spezifische Wirkung der Biologics oder durch einen, im Vergleich zu den klassischen DMARDs schnelleren Eintritt einer Remission erreicht wird.

Neben den bereits bekannten Prognosefaktoren zeigen neue Entwicklungen zur Frühdiagnose der RA, dass der Nachweis von hohen Titern von Antikörper gegen cyclische citrullinierte Peptide (CCP) mit einer ungünstigen Prognose assoziiert sind [35]. Möglicherweise können in Zukunft bereits Patienten mit einer CCP-positiven Oligoarthritis behandelt werden, wodurch eine Chronifizierung der Erkrankung verhindert werden kann.

Nach unserer Meinung ist es daher wichtig,

- die Diagnose einer frühen RA bereits nach wenigen Wochen zu stellen
- ungünstige Prognosefaktoren zu ermitteln und
- mit einer Risiko-adaptierten Therapie umgehend zu beginnen.

Im Falle eines unzureichenden Ansprechens auf 15 bis 20 mg MTX nach 2 bis 3 Monaten sollte die Therapie nach unserer aktuellen Ansicht

- zunächst auf eine MTX-haltige Kombinationstherapie mit SSZ, CYA oder Leflunomid umgestellt und
- nach weiteren 2 bis 3 Monaten auf eine Kombination von MTX mit einem Biologic intensiviert werden.

2.6. Literatur

1. Müller-Ladner U, Gay RE, Gay S. Role of nuclear factor kappaB in synovial inflammation. Curr Rheumatol Rep 2002; 4:201-7.

2. Pap T, Müller-Ladner U, Gay RE, Gay S. Fibroblast biology. Role of synovial fibroblasts in the pathogenesis of rheumatoid arthritis. Arthritis Res 2000; 2:361-7.

3. Firestein GS, Zvaifler NJ. How important are T cells in chronic rheumatoid synovitis?: II. T cell-independent mechanisms from beginning to end. Arthritis Rheum 2002; 46:298-308.

4. Choy EH, Scott DL, Kingsley GH, Williams P, Wojtulewski J, Papasavvas G, Henderson E, Macfarlane D, Erhardt C, Young A, Plant MJ, Panayi GS. Treating rheumatoid arthritis early with disease modifying drugs reduces joint damage: a randomised double blind trial of sulphasalazine vs diclofenac sodium. Clin Exp Rheumatol 2002; 20:351-8.

5. Matteson EL, Weyand CM, Fulbright JW, Christianson TJ, McClelland RL, Goronzy JJ. How aggressive should initial therapy for rheumatoid arthritis be? Factors associated with response to 'non-aggressive'

DMARD treatment and perspective from a 2-yr open label trial. Rheumatology 2004; 43:619-25.

6. Sanmarti R, Gomez A, Ercilla G, Gratacos J, Larrosa M, Suris X, Vinas O, Salvador G, Munoz-Gomez J, Canete JD. Radiological progression in early rheumatoid arthritis after DMARDS: a one-year follow-up study in a clinical setting. Rheumatology 2003; 42:1044-9.

7. Dixey J, Solymossy C, Young A; Early RA Study. Is it possible to predict radiological damage in early rheumatoid arthritis (RA)? A report on the occurrence, progression, and prognostic factors of radiological erosions over the first 3 years in 866 patients from the Early RA Study (ERAS). J Rheumatol Suppl 2004; 69:48-54.

8. Welsing PM, van Riel PL. The Nijmegen inception cohort of early rheumatoid arthritis. J Rheumatol (Suppl) 2004; 69:14-21.

9. Eberhardt K. Experiences from a prospective early rheumatoid arthritis study in southern Sweden. J Rheumatol (Suppl) 2004; 69:9-13.

10. Marchesoni A, Battafarano N, Arreghini M, Panni B, Gallazzi M, Tosi S. Radiographic progression in early rheumatoid arthritis: a 12-month randomized controlled study comparing the combination of cyclosporin and methotrexate with methotrexate alone. Rheumatology 2003; 42:1545-9.

11. Sarzi-Puttini P, D'Ingianna E, Fumagalli M, Scarpellini M, Fiorini T, Cherie-Ligniere EL, Panni B, Fiorentini F, Corbelli V, Beyene NB, Mastaglio C, Severi C, Locati M, Cazzola M, Menozzi G, Monti G, Saccardo F, Alfieri G, Atzeni F. An open, randomized comparison study of cyclosporine A, cyclosporine A + methotrexate and cyclosporine A + hydroxychloroquine in the treatment of early severe rheumatoid arthritis. Rheumatol Int 2005; 25:15-22.

12. M. Hetland, K. Stengaard-Pedersen, P. Junker, T. Lottenburger et al. Treatment Response to Methotrexate, Intraarticular Steroid and Cyclosporine/Placebo (CIMESTRA) in Early RA. Arthritis Rheum 2004; 50(9, Supplement):S237, #518.

13. Boers M, Verhoeven AC, Markusse HM, van de Laar MA, Westhovens R, van Denderen JC, van Zeben D, Dijkmans BA, Peeters AJ, Jacobs P, van den Brink HR, Schouten HJ, van der Heijde DM, Boonen A, van der Linden S. Randomised comparison of combined stepdown prednisolone, methotrexate and sulphasalazine with sulphasalazine alone in early rheumatoid arthritis. Lancet 1997; 350:309-18.

14. Landewe RB, Boers M, Verhoeven AC, Westhovens R, van de Laar MA, Markusse HM, van Denderen JC, Westedt ML, Peeters AJ, Dijkmans BA, Jacobs P, Boonen A, van der Heijde DM, van der Linden S. COBRA combination therapy in patients with early rheumatoid arthri-

tis: long-term structural benefits of a brief intervention. Arthritis Rheum 2002; 46:347-56.

15. Dougados M, Combe B, Cantagrel A, Goupille P, Olive P, Schattenkirchner M, Meusser S, Paimela L, Rau R, Zeidler H, Leirisalo-Repo M, Peldan K. Combination therapy in early rheumatoid arthritis: a randomised, controlled, double blind 52 week clinical trial of sulphasalazine and methotrexate compared with the single components. Ann Rheum Dis 1999; 58:220-5.

16. Maillefert JF, Combe B, Goupille P, Cantagrel A, Dougados M. Long term structural effects of combination therapy in patients with early rheumatoid arthritis: five year follow up of a prospective double blind controlled study. Ann Rheum Dis 2003; 62:764-6.

17. Mottonen T, Hannonen P, Leirisalo-Repo M, Nissila M, Kautiainen H, Korpela M, Laasonen L, Julkunen H, Luukkainen R, Vuori K, Paimela L, Blafield H, Hakala M, Ilva K, Yli-Kerttula U, Puolakka K, Jarvinen P, Hakola M, Piirainen H, Ahonen J, Palvimaki I, Forsberg S, Koota K, Friman C. Comparison of combination therapy with single-drug therapy in early rheumatoid arthritis: a randomised trial. FIN-RACo trial group. Lancet 1999; 353: 1568-73.

18. Korpela M, Laasonen L, Hannonen P, Kautiainen H, Leirisalo-Repo M, Hakala M, Paimela L, Blafield H, Puolakka K, Mottonen T; FIN-RACo Trial Group. Retardation of joint damage in patients with early rheumatoid arthritis by initial aggressive treatment with disease-modifying antirheumatic drugs: five-year experience from the FIN-RACo study. Arthritis Rheum 2004; 50: 2072-81.

19. Sharp JT, Strand V, Leung H, Hurley F, Loew-Friedrich I. Treatment with leflunomide slows radiographic progression of rheumatoid arthritis: results from three randomized controlled trials of leflunomide in patients with active rheumatoid arthritis. Leflunomide Rheumatoid Arthritis Investigators Group. Arthritis Rheum 2000; 43:495-505.

20. Kalden JR, Schattenkirchner M, Sorensen H, Emery P, Deighton C, Rozman B, Breedveld F. The efficacy and safety of leflunomide in patients with active rheumatoid arthritis: a five-year followup study. Arthritis Rheum 2003; 48:1513-20.

21. Alperi-López M, Ballina-García FJ, Riestra-Noriega JL, Fernández-Sánchez JA, Rama-Seráns A, Rodríguez Pérez A. Leflunomide treatment in patients with early rheumatoid arthritis and non prior DMARD therapy. Ann Rheum Dis 2005; 64 (Supplement III):S468.

22. van Everdingen AA, Jacobs JW, Siewertsz Van Reesema DR, Bijlsma JW. Low-dose prednisone therapy for patients with early active rheumatoid arthritis: clinical efficacy, disease-modifying properties, and side effects: a randomized, double-blind, placebo-controlled clinical trial. Ann Intern Med 2002; 136:1-12.

23. Capell HA, Madhok R, Hunter JA, Porter D, Morrison E, Larkin J, Thomson EA, Hampson R, Poon FW. Lack of radiological and clinical benefit over two years of low dose prednisolone for rheumatoid arthritis: results of a randomised controlled trial. Ann Rheum Dis 2004; 63:797-803.

24. Wassenberg S, Rau R, Steinfeld P, Zeidler H. Very low dose prednisolone in early rheumatoid arthritis retards radiographic progression over two years: a multicenter, double-blind, placebo-controlled trial. Arthritis Rheum 2005; 52:3371-80.

25. Bathon JM, Martin RW, Fleischmann RM, Tesser JR, Schiff MH, Keystone EC, Genovese MC, Wasko MC, Moreland LW, Weaver AL, Markenson J, Finck BK. A comparison of etanercept and methotrexate in patients with early rheumatoid arthritis. N Engl J Med 2000; 343:1586-93.

26. Genovese MC, Bathon JM, Martin RW, Fleischmann RM, Tesser JR, Schiff MH, Keystone EC, Wasko MC, Moreland LW, Weaver AL, Markenson J, Cannon GW, Spencer-Green G, Finck BK. Etanercept versus methotrexate in patients with early rheumatoid arthritis: two-year radiographic and clinical outcomes. Arthritis Rheum 2002; 46:1443-50.

27. St Clair EW, van der Heijde DM, Smolen JS, Maini RN, Bathon JM, Emery P, Keystone E, Schiff M, Kalden JR, Wang B, Dewoody K, Weiss R, Baker D; Active-Controlled Study of Patients Receiving Infliximab for the Treatment of Rheumatoid Arthritis of Early Onset Study Group. Combination of infliximab and methotrexate therapy for early rheumatoid arthritis: a randomized, controlled trial. Arthritis Rheum 2004; 50:3432-43.

28. Smolen J, van der Heijde D, Devogelaer JP, Han C, Bala M, Baker D, Han J, St Clair EW. The Effect of Infliximab Therapy on the Prevention of New Erosions in Patients with Early Rheumatoid Arthritis. Arthritis Rheum 2004; 50(9, Supplement):S184, #357.

29. Breedveld FC, Han C, Bala M, van der Heijde D, Baker D, Kavanaugh AF, Maini RN, Lipsky PE. Association between baseline radiographic damage and improvement in physical function after treatment of patients with rheumatoid arthritis. Ann Rheum Dis 2005; 64:52-5.

30. Quinn MA, Conaghan PG, O'Connor PJ, Karim Z, Greenstein A, Brown A, Brown C, Fraser A, Jarret S, Emery P. Very early treatment with infliximab in addition to methotrexate in early, poor-prognosis rheumatoid arthritis reduces magnetic resonance imaging evidence of synovitis and damage, with sustained benefit after infliximab withdrawal: results from a twelve-month

randomized, double-blind, placebo-controlled trial. Arthritis Rheum 2005; 52:27-35.

31. E.C. Keystone, B. Haraoui, V.P. Bykerk. Role of adalimumab in the treatment of early rheumatoid arthritis. Clin. Exp. Rheumatol 2003; 21 (Suppl. 31): S198-S199

32. Landewe R, Van der Heijde DF, Burmester GR, Perez JL, Spencer-Green GT. Radiographic Improvement in clinical responders in the early treatment of recent-onset rheumatoid arthritis (RA): Subanalysis of the PREMIER study. Ann Rheum Dis 2005; 64 (Suppl. III):S442.

33. Pavelka K, Landewe R, Weißmann MH, Breedveld FC, Sharp JT, Keystone EC, Cartash E, Spencer-Green GT. Radiographic Progression During the First 6 Months of Disease in Recent-Onset Rheumatoid Arthritis (RA): The PREMIER Study of Adalimumab (HUMIRA) Therapy in Early RA. Ann Rheum Dis 2005; 64 (Suppl. III):S439.

34. Arnett FC, Edworthy SM, Bloch DA, McShane DJ, Fries JF, Cooper NS, Healey LA, Kaplan SR, Liang MH, Luthra HS, et al. The American Rheumatism Association 1987 revised criteria for the classification of rheumatoid arthritis. Arthritis Rheum 1988; 31:315-24.

35. Schellekens GA, Visser H, de Jong BA, van den Hoogen FH, Hazes JM, Breedveld FC, van Venrooij WJ. The diagnostic properties of rheumatoid arthritis antibodies recognizing a cyclic citrullinated peptide. Arthritis Rheum 2000; 43:155-63.

36. Verstappen SM, Jacobs JW, van der Veen MJ, Heurkens AH, Schenk Y, Ter Borg EJ, Blaauw AA, Bijlsma JW. Intensive treatment with methotrexate in early rheumatoid arthritis: aiming for remission. Computer Assisted Management in Early Rheumatoid Arthritis (CAMERA). Ann Rheum Dis 2007; epub ahead of print

37. Grigor C, Capell H, Stirling A, McMahon AD, Lock P, Vallance R, Kincaid W, Porter D. Effect of a treatment strategy of tight control for rheumatoid arthritis (the TICORA study): a single-blind randomised controlled trial. Lancet 2004; 364:263-9.

38. Capell HA, Madhok R, Porter DR, Munro RA, McInnes IB, Hunter JA, Steven M, Zoma A, Morrison E, Sambrook M, Wui Poon F, Hampson R, McDonald F, Tierney A, Henderson N, Ford I. Combination therapy with sulfasalazine and methotrexate is more effective than either drug alone in patients with rheumatoid arthritis with a suboptimal response to sulfasalazine: results from the double-blind placebo-controlled MASCOT study. Ann Rheum Dis 2007; 66:235-41.

39. Jacobs JW, van Everdingen AA, Verstappen SM, Bijlsma JW. Followup radiographic data on patients with rheumatoid arthritis who participated in a two-year trial of prednisone therapy or placebo. Arthritis Rheum 2006; 54:1422-8.

40. Svensson B, Boonen A, Albertsson K, van der Heijde D, Keller C, Hafstrom I. Low-dose prednisolone in addition to the initial disease-modifying antirheumatic drug in patients with early active rheumatoid arthritis reduces joint destruction and increases the remission rate: a two-year randomized trial. Arthritis Rheum 2005; 52:3360-70.

41. O'Dell JR, Elliott JR, Mallek JA, Mikuls TR, Weaver CA, Glickstein S, Blakely KM, Hausch R, Leff RD. Treatment of early seropositive rheumatoid arthritis: doxycycline plus methotrexate versus methotrexate alone. Arthritis Rheum 2006; 54:621-7.

42. Jarrett SJ, Conaghan PG, Sloan VS, Papanastasiou P, Ortmann CE, O'Connor PJ, Grainger AJ, Emery P. Preliminary evidence for a structural benefit of the new bisphosphonate zoledronic acid in early rheumatoid arthritis. Arthritis Rheum 2006; 54:1410-4.

43. Genovese MC, Bathon JM, Fleischmann RM, Moreland LW, Martin RW, Whitmore JB, Tsuji WH, Leff JA. Longterm safety, efficacy, and radiographic outcome with etanercept treatment in patients with early rheumatoid arthritis. J Rheumatol 2005; 32:1232-42.

44. Goekoop-Ruiterman YP, de Vries-Bouwstra JK, Allaart CF, van Zeben D, Kerstens PJ, Hazes JM, Zwinderman AH, Ronday HK, Han KH, Westedt ML, Gerards AH, van Groenendael JH, Lems WF, van Krugten MV, Breedveld FC, Dijkmans BA. Clinical and radiographic outcomes of four different treatment strategies in patients with early rheumatoid arthritis (the BeSt study): a randomized, controlled trial. Arthritis Rheum 2005; 52:3381-90.

45. Goekoop-Ruiterman YP, de Vries-Bouwstra JK, Allaart CF, van Zeben D, Kerstens PJ, Hazes JM, Zwinderman AH, Peeters AJ, de Jonge-Bok JM, Mallee C, de Beus WM, de Sonnaville PB, Ewals JA, Breedveld FC, Dijkmans BA. Comparison of treatment strategies in early rheumatoid arthritis: a randomized trial. Ann Intern Med 2007; 146:406-15.

46. S.M. van der Kooij, Y.P.M. Goekoop-Ruiterman, J.K. de Vries-Bouwstra, P.A.H. van der Lubbe, M.V. van Krugten, F.C. Breedveld, B.A.C. Dijkmans, C.F. Allaart. Initial versus delayed treatment with Infliximab plus Methotrexate in patients with early rheumatoid arthritis: results from the BeSt study. Ann Rheum Dis 2007, 66 (Suppl II):53, OP0010.

47. Breedveld FC, Weisman MH, Kavanaugh AF, Cohen SB, Pavelka K, van Vollenhoven R, Sharp J, Perez JL, Spencer-Green GT. The PREMIER study: A multicenter, randomized, double-blind clinical trial of combination therapy with adalimumab plus methotrexate versus methotrexate alone or adalimumab alone in patients with early, aggressive rheumatoid arthritis who had not had previous methotrexate treatment. Arthritis Rheum 2006; 54:26-37.

Rheumatoide Arthritis

3. Rheumatoide Arthritis

3.1. Einleitung

Die Behandlung der rheumatoiden Arthritis (RA) hat in den letzten Jahren einen Paradigmen-Wechsel erfahren [1,2]. Dies geschah einerseits aufgrund des Aufkommens neuer Medikamente, andererseits wegen des Wissenszuwachses hinsichtlich Pathogenese und Progression der Erkrankung und nicht zuletzt aufgrund der verbesserten Beurteilungsmöglichkeiten der Krankheitsaktivität.

Folgende neue Prinzipien haben sich inzwischen durchgesetzt:

1. Eine sehr frühe und aggressive Behandlung innerhalb von drei Monaten nach Krankheitsbeginn ist wichtig, um den entzündlich-erosiven Prozess einzudämmen und damit Gelenkzerstörung und Funktionsverlust zu vermeiden.

2. Die Kombination von herkömmlichen Basistherapeutika (disease-modifying anti-rheumatic drugs; DMARD), wie auch der Einsatz von neuen Präparaten (Biologics), welche Zytokine wie TNF-α und IL-1 hemmen, ist äußerst effektiv.

3. Ziel der Behandlung ist das Erreichen und die langfristige Erhaltung einer Remission.

4. Durch Einbezug von RA-assoziierten Erkrankungen (z.B. kardiovaskuläre Krankheiten und Osteoporose) in das therapeutische Konzept kann sowohl die Gesamtmorbidität wie auch die Mortalität der RA gesenkt werden.

Diese Erkenntnisse erlaubten die Erarbeitung therapeutischer Richtlinien [3]. In den folgenden Abschnitten wird die Datenlage hinsichtlich der medikamentösen Behandlung der etablierten RA (> 2 Jahre) mittels DMARDs, Biologics und Kombinationstherapien präsentiert. Während die Abfolge der Basistherapien (step-down vs. step-up approach) bei der frühen Arthritis (< 2 Jahre) intensiv diskutiert wird und einige Studienergebnisse bereits vorliegen (☞ auch Kap. 2.), hängt die Wahl der Behandlung bei der etablierten RA von der Effektivität und den Nebenwirkungen von bereits durchgeführten Therapien ab. Aus thematischen Gründen kann auf die Evidenz von zusätzlichen effektiven Maßnahmen wie Physiotherapie, Gelenkschutzinstruktion oder lokale Behandlungen (intraartikuläre Verabreichung von Glukokortikosteroiden, Radiosynoviorthese) nicht eingegangen werden.

3.2. DMARD Monotherapie

Die konventionellen Basistherapeutika (disease-modifying anti-rheumatic drugs; DMARD) lassen sich durch ihre Fähigkeit definieren, die Progression der RA zu verlangsamen oder vollständig zum Stillstand zu bringen.

Sie sind gekennzeichnet durch einen im Vergleich zu Kortikosteroiden und Biologics langsamen Wirkungseintritt, der je nach Präparat Wochen bis Monate in Anspruch nehmen kann.

Auf Medikamente, welche zwar nachweislich in kontrollierten Studien eine Wirkung bei der RA zeigen, die aber aufgrund ihres Wirkungs-/Nebenwirkungsprofils nur noch selten (z.B. D-Penicillamin, Azathioprin) oder für Sonderfälle (Cyclophosphamid für die RA-assoziierte Vaskulitis) im klinischen Gebrauch sind, wird nicht eingegangen.

3.2.1. Methotrexat (MTX)

Über die Wirkung von MTX gegenüber Plazebo liegt eine Meta-Analyse vor [4], welche 5 randomisierte, kontrollierte Studien analysiert hat [5-9]. MTX wurde in diesen Studien während 12-26 Wochen in Dosierungen von 7,5-25 mg/Woche, mit einer Ausnahme [5] peroral, verabreicht (je 160 Patienten pro Gruppe). Die Meta-Analyse zeigt eine deutliche und statistisch signifikante Besserung klinischer Parameter (Anzahl druckdolenter und geschwollener Gelenke, Schmerz, globale Einschätzung der Krankheitsaktivität durch Arzt und Patient, Gehstrecke und funktionelle Beeinträchtigung). Ähnliche Resultate ergab eine spätere randomisierte und kontrollierte Studie, welche neben MTX und Plazebo auch Leflunomid über 4-12 Monaten bei 482 Patienten untersucht hat (☞ **Abb. 3.1a**) [10].

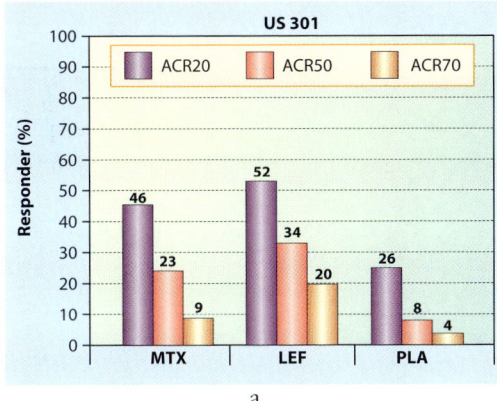

a

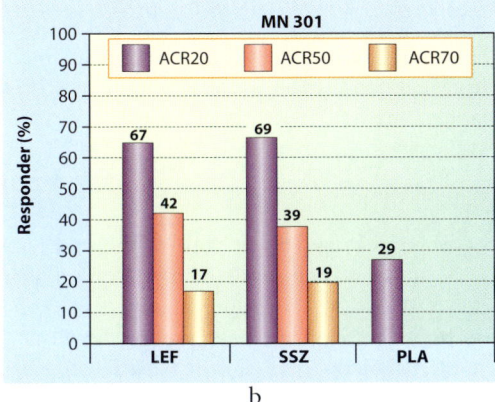

b

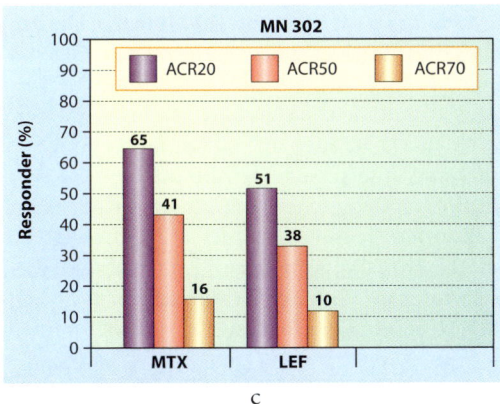

c

Abb. 3.1a-c: Prozentsatz der Patienten mit klinischer Besserung gemäß ACR20/50/70-Kriterien in einzelnen Behandlungsgruppen unter Monotherapie mit MTX, Leflunomid (LEF), Sulfasalazin (SSZ) oder Plazebo (PLA). **a:** US301-Studie. **b:** MN301-Studie. **c:** MN302-Studie (modif. nach [10, 24, 26, 27]).

Der Nachweis einer Verzögerung der radiologisch erkennbaren Gelenkdestruktion gilt als wichtiges bzw. zunehmend entscheidendes Kriterium für die Beurteilung der Krankheitsmodifikation durch DMARDs. Für MTX konnte dies bereits Anfang der 90er Jahre aufgrund von mehreren randomisierten, kontrollierten Studien, welche MTX mit oralen Goldpräparaten oder Azathioprin verglichen haben, belegt werden [11-14]. In den letzten Jahren wurde die Erfassung der radiologischen Progression in Studien durch Einführung eines kombinierten modifizierten Sharp-Scores [15], welcher neben Knochenerosionen auch Gelenkraumverschmälerung erfasst, erheblich verbessert [16]. Die bereits erwähnte Studie von Strand et al. (US301-Protokoll) [10] konnte eine deutliche Verzögerung der Progressionsrate der radiologischen Scores bei MTX behandelten Patienten verglichen mit der Plazebo-Gruppe zeigen [17] und somit die früheren Resultate bestätigen (☞ **Abb. 3.2 links**).

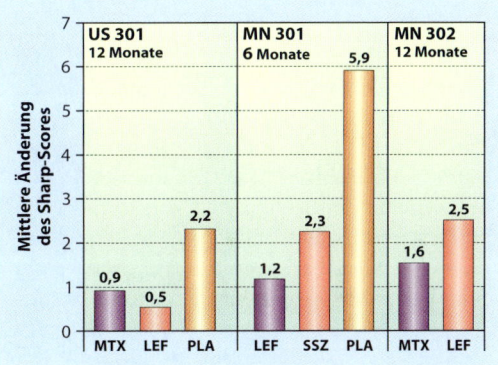

Abb. 3.2: Mittlere Änderung des modifizierten Sharp-Scores für einzelne Behandlungsgruppen unter Monotherapie mit MTX, Leflunomid (LEF), Sulfasalazin (SSZ) oder Plazebo (PLA) in 3 verschiedenen Studien (US301, MN301, MN302; modif. nach [17]).

Bezüglich der Wirksamkeit von MTX bei der RA ergibt sich somit ein Evidenzgrad Ia.

Die Wirksamkeit von MTX wurde in verschiedenen randomisierten, kontrollierten Studien auch mit anderen DMARDs und mit Etanercept verglichen. Die jeweilige Datenlage wird bei der Besprechung der einzelnen DMARDs detailliert diskutiert. Vorwegnehmend kann erwähnt werden, dass kein anderes DMARD hinsichtlich der ACR-

Kriterien dem MTX deutlich überlegen erscheint. Eine ältere systematische Übersichtsarbeit [18], welche aufgrund der Methodik nur einem Evidenzgrad IIa entspricht, fand keine konsistenten Wirksamkeitsunterschiede zwischen MTX und den damals erhältlichen DMARDs. Hinsichtlich Wirksamkeit und Nebenwirkungen verglich eine Meta-Analyse von insgesamt 110 Beobachtungsstudien und randomisierten, kontrollierten Studien die Abbruchraten verschiedener DMARDs über 60 Monate in einem Zeitrahmen von 1966 bis 1997 [19]. Die Resultate ergaben für MTX im Vergleich zu parenteralem Gold, Sulfasalazin und Hydroxychloroquin die niedrigste Abbruchrate nach 60 Monaten: 64 % bei MTX-, verglichen mit 77 % bei Gold- und 78 % bei Sulfasalazin-Therapie. Die niedrigste Abbruchrate aufgrund von Nebenwirkungen hatte in dieser Studie ebenfalls MTX. Eine neuere prospektive Studie einer Kohorte von 1.240 RA-Patienten, von denen 588 MTX einnahmen, konnte zudem eine deutliche Reduktion der Mortalität (insbesondere der kardiovaskulären Mortalität) bei RA aufzeigen (Evidenzgrad III) [20].

> Aufgrund der überlegenen Wirksamkeit und Verträglichkeit von MTX werden neue Präparate in klinischen Studien mit MTX verglichen. Zudem ist MTX der wichtigste Bestandteil der unten aufgeführten Kombinationstherapien und wird in den letzten ACR-Richtlinien von 2002 als erstes bei stark aktiver RA in Betracht zu ziehendes Basistherapeutikum im Sinne eines "Goldstandards" empfohlen [3].

3.2.2. Leflunomid

> Für die Wirksamkeit von Leflunomid bei der Behandlung der RA besteht ein Evidenzgrad Ia.

Es liegen zwei Meta-Analysen vor [21, 22]. Die Analyse von Hewitson et al. schloss drei randomisierte, kontrollierte Studien ein [10, 23, 24]. Die späteren Untersuchungen von Osiri et al. [21, 25], auf welche sich unsere nachfolgenden Darlegungen beziehen, schlossen drei zusätzliche randomisierte, kontrollierte Studien ein [26-28], von denen die zwei letzteren *Follow-up*-Untersuchungen von bis zu 24 Monaten waren. Folgende Charakteristika unterscheiden die sechs randomisierten Studien:

- Diejenige von Mladenovic et al. verglich drei verschiedene Leflunomid-Dosen mit Plazebo nach 24 Wochen (Phase II-Studie) [23].

- Strand et al. (US301-Trial) verglichen die Wirksamkeit von Leflunomid mit MTX und Plazebo nach 12 Monaten [10].

- Smolen et al. (MN301-Trial) verglichen hingegen die Wirksamkeit von Leflunomid mit Sulfasalazin und Plazebo nach 6 Monaten [24].

- Emery et al. (MN302-Trial) untersuchten die Wirksamkeit von Leflunomid und MTX nach 1 und 2 Jahren [26]. Die radiologischen Veränderungen dieser Phase III-Studien lieferten Sharp et al. [17].

- Die Studie von Scott et al. [27] war die Verlängerung der Studie von Smolen um ein weiteres Jahr, während

- die Studie von Cohen [28] die Studie von Strand et al. um ein weiteres Jahr verlängerte.

Die klinische Wirksamkeit von Leflunomid war für alle untersuchten klinischen Outcome-Parameter (ACR20/50/70-Ansprechraten (☞ **Abb. 3.1a+b**), Anzahl druckdolenter und geschwollener Gelenke, Schmerz-Score, globale Einschätzung der Krankheitsaktivität, funktionelle Beeinträchtigung) signifikant besser als diejenige von Plazebo sowohl nach 6 wie auch nach 12 Monaten. Die Anzahl druckdolenter und geschwollener Gelenke nach 24 Monaten war unter Leflunomid im Vergleich zu Sulfasalazin signifikant geringer. Im Vergleich zu MTX zeigte sich in den meisten Outcomes keine Unterschiede (☞ **Abb. 3.1a+c**). Die Progression radiologischer Veränderungen war unter Leflunomid deutlich geringer als unter Plazebo (☞ **Abb. 3.1a+b**). Keine signifikanten Unterschiede konnten im Vergleich zu Sulfasalazin und MTX nach 6 und 12 Monaten festgestellt werden (☞ **Abb. 3.1a-c**).

3.2.3. Sulfasalazin

Hinsichtlich der Wirksamkeit von Sulfasalazin im Vergleich zu Plazebo bei der RA sind in der Literatur zwei Meta-Analysen [29, 30] und eine zusätzliche, bereits erwähnte Studie [24], welche Sulfasalazin mit Leflunomid und Plazebo verglichen hat, zu finden.

- Die erste Meta-Analyse basiert auf 6 kontrollierten Studien, wobei nur 4 für die Analyse der Wirksamkeit evaluiert werden konnten, von denen wiederum 2 bei Patienten mit früher RA durchgeführt wurden. Sulfasalazin über 6 Monate zeigte eine Besserung der Anzahl druckdolenter und geschwollener Gelenke, des Schmerz-Scores und der BSG.

- Die zweite Meta-Analyse schloss 8 randomisierte und kontrollierte Studien ein (552 Patienten Sulfasalazin, 351 Patienten Plazebo; mittlere Behandlungsdauer 57 Monate) und zeigte eine signifikant bessere Wirksamkeit von Sulfasalazin gegenüber Plazebo [29]. Im Vergleich zu Plazebo reduzierte Sulfasalazin in einer Dosierung von 2 g/Tag signifikant die Dauer der Morgensteifigkeit, die Anzahl druckdolenter Gelenke, die Anzahl geschwollener Gelenke, den Schmerz-Score, die globale Einschätzung der Krankheitsaktivität durch den Patienten und die BSG.

- Die Studie von Smolen et al. zeigte ebenfalls unter Sulfasalazin (133 Patienten) im Vergleich zu Plazebo (92 Patienten) eine Verbesserung der Anzahl geschwollener und druckdolenter Gelenke, der globalen Einschätzung der Krankheitsaktivität durch Arzt und Patient, des Schmerz-Scores und der Akut-Phase-Proteine über 24 Monate (Besserung gemäß ACR-Kriterien ☞ **Abb. 3.1b**) [24].

> Insgesamt besteht ein Evidenzgrad Ia für die Wirksamkeit von Sulfasalazin gegenüber Plazebo bei RA.

Ein Vergleich der Wirksamkeit von Sulfasalazin mit anderen DMARDs bei RA erfolgte in der Meta-Analyse von Weinblatt et al. [29] und in 3 weiteren randomisierten, kontrollierten Studien [24, 31, 32]. Die Meta-Analyse fand keinen signifikanten Unterschied zwischen Sulfasalazin und Hydroxychloroquin bezüglich der Reduktion geschwollener Gelenke oder der BSG. Eine zusätzliche kontrollierte Studie zeigte, dass Sulfasalazin im Vergleich zu Hydroxychloroquin deutlich besser die radiologische Krankheitsprogression vermindern konnte, wobei bei beiden Präparaten eine gewisse Progression stattfand und Hydroxychloroquin in einer niedrigeren Dosis als üblich verabreicht wurde [31]. Die mehrfach erwähnte Studie von Smo-

len et al., welche Sulfasalazin mit Leflunomid und Plazebo untersuchte, zeigte weder einen signifikanten Unterschied zwischen Sulfasalazin und Leflunomid in der Reduktion der Anzahl druckdolenter und geschwollener Gelenke und des Schmerz-Scores, noch in der Verminderung der radiologischen Progression (☞ **Abb. 3.1b**) [24]. Zudem war die Abbruchrate wegen unerwünschten Nebenwirkungen zwischen Sulfasalazin und Leflunomid nicht signifikant verschieden (19 % vs. 14 %). Eine vergleichende Übersichtsarbeit von Beobachtungsstudien und randomisierten Studien zeigte, dass die Rate an Patienten, welche über 5 Jahre das gleiche DMARD eingenommen haben, geringer unter Sulfasalazin als unter MTX war [19].

3.2.4. Hydroxychloroquin

Eine Meta-Analyse von vier randomisierten, kontrollierten Studien über 6-12 Monate (eine davon allerdings bei früher RA: HERA-Studie) konnte eine signifikante Besserung klinischer Outcome-Parameter (Anzahl druckdolenter und geschwollener Gelenke, Schmerz-Score, globale Einschätzung der Krankheitsaktivität durch Arzt und Patient) sowie der BSG unter Hydroxychloroquin (300 Patienten) im Vergleich zu Plazebo (292 Patienten) dokumentieren [33]. Unterschiede in der Abbruchrate wegen Toxizität konnten nicht beobachtet werden.

> Es besteht somit ein Evidenzgrad Ia hinsichtlich der Wirksamkeit von Hydroxychloroquin gegenüber Plazebo.

Randomisierte Studien, welche die Wirksamkeit von Hydroxychloroquin mit derjenigen von Chloroquin vergleichen, sind nicht verfügbar. Eine retrospektive Studie mit einem Vergleich von Hydroxychloroquin und Chloroquin bei Patienten mit verschiedenen rheumatologischen Erkrankungen, zeigte eine leicht erhöhte Abbruchrate wegen Ineffizienz zugunsten von Chloroquin, als möglicher Hinweis auf eine geringere Wirksamkeit von Hydroxychloroquin (Evidenzgrad III) [34]. Eine vergleichende systematische Übersichtsarbeit fand keine signifikanten Unterschiede bezüglich der Wirksamkeit von Hydroxychloroquin im Vergleich zu anderen konventionellen DMARDs [18]. Wie bereits erwähnt, konnte in einer randomisierten, kontrollierten Studie gezeigt werden, dass Sulfasalazin im Vergleich zu Hydroxychloroquin besser die radiologische Krankheitsprogression vermindern konnte [31], obwohl in einer Meta-Analyse keine signifikanten Unterschiede hinsichtlich einzelner klinisch-entzündlicher Outcomes (Anzahl geschwollener Gelenke, BSG) zwischen den beiden DMARDs festgestellt werden konnte [29]. In einer anderen kontrollierten Studie wurde Hydroxychloroquin mit D-Penicillamin, parenteralem und oralem Gold verglichen [35]. Nach 5 Jahren nahmen 53 % der Patienten weiterhin Penicillamin ein, 30 % Hydroxychloroquin, 34 % parenterales Gold und 31 % orales Gold. In der mehrfach zitierten systematischen Übersicht mehrerer randomisierter und kontrollierter Studien wie auch Beobachtungsstudien war die Abbruchrate unter Hydroxychloroquin höher als unter MTX, aber geringer als unter Sulfasalazin und parenteralem Gold [19].

3.2.5. Minocyclin

Es sind bisher drei randomisierte, kontrollierte Studien durchgeführt worden, welche Minocyclin mit Plazebo bei RA vergleichen [36-38], eine davon bei früher RA [38].

• Die MIRA-Studie (219 Patienten) verglich Minocyclin versus Plazebo über 48 Wochen [37]. Die zwei primären Outcome-Kriterien waren eine Reduktion der Anzahl druckdolenter Gelenke einerseits und der Anzahl geschwollener Gelenke andererseits um mindestens 50 %. Im Vergleich zu Plazebo erreichte ein signifikant größerer Anteil an Patienten in der Minocyclin-Gruppe sowohl das erste, wie auch das zweite Kriterium. Auch die gemessenen Entzündungsparameter (BSG, CRP, Hämoglobin, Thrombozytenzahl) verbesserten sich signifikant in den Minocyclin-behandelten, aber nicht in den plazebobehandelten Patienten. Die Progression radiologischer Veränderungen (Gelenkraumverschmälerung, Erosionen) war in beiden Behandlungsgruppen gleich, wobei in der plazebobehandelten Gruppe häufiger neue Gelenke betroffen waren [39].

• In der Studie von Kloppenburg et al. (80 Patienten mit einer mittleren Dauer der RA von 10 Jahren) konnte eine signifikante Besserung der Morgensteifigkeit, des Ritchie-Gelenkindex, der Anzahl geschwollener Gelenke und der funktionellen Beeinträchtigung in der Minocyclin-Gruppe dokumentiert werden [36].

Eine Meta-Analyse, welche die Wirkung von Tetrazyklinen bei RA untersuchte (10 randomisierte und kontrollierte Studien, 535 Patienten), fand eine signifikante klinische Besserung unter diesen Antibiotika, insbesondere unter Minocyclin, ohne Erhöhung der Rate an Nebenwirkungen [40].

> Den Evidenzgrad für die antientzündliche Wirkung von Minocyclin gegenüber Plazebo bei etablierter RA erachten wir als Ia. Es besteht hingegen keine Evidenz für eine relevante Verhinderung der radiologischen Progression.

3.2.6. Parenterales Gold

Es liegt eine Meta-Analyse vor [41], die parenterales Gold mit Plazebo über 6 Monate verglich und auf vier randomisierten und kontrollierten Studien basiert. Die Analyse zeigte unter parenteralem Gold eine signifikante Besserung der BSG und klinischer Parameter (Anzahl geschwollener Gelenke, globale Einschätzung der Krankheitsaktivität durch Arzt und Patient). In einer anderen Übersichtsarbeit, die 9 randomisierte, kontrollierte Studien, sowie eine Beobachtungsstudie einschloss, fand Rau, dass parenterales Gold die radiologische Progression gegenüber Plazebo signifikant reduzierte [42].

Bezüglich der Wirksamkeit von Gold gegenüber anderen DMARDs zeigte eine systematische Übersichtsarbeit keine signifikanten Unterschiede [18]. Eine randomisierte Studie, welche parenterales Gold mit Methotrexat verglich, fand ebenfalls keine wesentlichen Unterschiede im kurzfristigen Verlauf [43]. Eine weitere kontrollierte Studie fand keine signifikanten Unterschiede zwischen parenteralem Gold und CYA bezüglich Hemmung der radiologischen Progression [44]. Obwohl in klinischen Studien gezeigt wurde, dass orales Gold (Auranofin) ebenfalls wirksam bei RA ist, scheint die Wirkung geringer zu sein als bei anderen DMARDs, obwohl gute direkte Vergleiche fehlen [45].

Hinsichtlich Verträglichkeit der Therapie mit parenteralem Gold belegte die Meta-Analyse, dass 30 % der Patienten unter Gold die Therapie abbrachen (22 % wegen Nebenwirkungen), im Vergleich mit 15 % in der Plazebo-Gruppe (4 % wegen Nebenwirkungen) [41]. Eine *Follow-up*-Studie von 376 Patienten mit RA über 10 Jahre zeigte, dass die Abbruchrate der Behandlung mit parenteralem Gold nach 18 Monaten 50 % und nach 10 Jahren sogar 92 % erreichte, wobei Nebenwirkungen an Haut und Schleimhäuten der Hauptgrund für ein Absetzen des Medikamentes in den ersten 3 Jahren war und der Wirkungsverlust nach 3 Jahren diesbezüglich im Vordergrund stand [46].

> Die Wirksamkeit von parenteralem Gold ist nur im kurzfristigen Verlauf ausreichend belegt (Evidenzgrad Ia), wobei die im Vergleich zu anderen DMARDs erhöhte Toxizität ein weiteres Problem darstellt.

3.2.7. Ciclosporin A

Eine Meta-Analyse verglich CYA mit Plazebo aufgrund von 3 randomisierten, kontrollierten Studien (318 Patienten mit RA) [47]. Sie zeigte eine signifikante Besserung der Anzahl geschwollener und druckdolenter Gelenke, des Schmerz-Scores und der funktionellen Beeinträchtigung (Evidenzgrad Ia). CYA war allerdings mit deutlich mehr Nebenwirkungen behaftet als Plazebo.

3.2.8. Niedrig dosierte Glukokortikosteroide

Glukokortikosteroide erfüllen die Kriterien für DMARDs, insbesondere auch in Bezug auf die Verminderung der radiologisch dokumentierten RA-Progression [48-52], obwohl sie in der Regel nicht zu den DMARDs gerechnet werden. Eine Meta-Analyse hat die Verabreichung von 15 mg Prednisolon pro Tag mit Plazebo und nicht-steroidalen Antirheumatika (NSAR) verglichen und fand eine signifikante Besserung der Entzündungsaktivität [53]. Eine 1997 durchgeführte *Cochrane*-Meta-Analyse von 7 randomisierten Studien fand ebenfalls eine Wirksamkeit von niedrig dosierten Glukokortikosteroiden bei der Behandlung der RA für einen Zeitraum von circa 6 Monaten [54]. Zusammen mit Studien, welche Steroide bei früher RA untersuchten [50, 52], besteht ein Evidenzgrad Ia für die mittelfristige Wirk-

samkeit von niedrig dosierten Glukokortikosteroiden (bis 10 mg/Tag). Die gegenteiligen Resultate der kürzlich publizierten WOSERACT-Studie [55] bleiben kontrovers und bedürfen einer zusätzlichen Analyse. Aufgrund von Nebenwirkungen wird eine Behandlung mit niedrig-dosierten Kortikosteroiden nur in Kombination mit konventionellen DMARDs und insbesondere als Überbrückungsbehandlung bis zum Wirkungseintritt der DMARDs empfohlen [2, 3].

3.3. Biologics Monotherapie

3.3.1. Etanercept Monotherapie

Etanercept ist ein Fusionsprotein aus zwei rekombinanten löslichen p75-TNF-α-Rezeptoren und dem Fc-Anteil von humanem IgG1 und verhindert die Bindung von TNF-α an dessen Rezeptoren. Eine doppelblinde, plazebokontrollierte, multizentrische Phase II-Studie untersuchte zunächst die Wirksamkeit von 3 verschiedenen Etanercept-Dosierungen gegenüber Plazebo (2-mal wöchentliche subkutane Verabreichung) bei 180 Patienten mit aktiver, langjähriger RA über 3 Monate [56]. Gemäß den ACR-Response-Kriterien zeigte sich eine Dosis-abhängige Wirksamkeit mit einer mindestens 20 %-igen Besserung bei 75 % der Patienten der Hochdosis-Gruppe im Vergleich mit 14 % in der Plazebo-Gruppe. Die nachfolgende 6-monatige, randomisierte und kontrollierte Phase III-Studie untersuchte 234 Patienten mit langjähriger, schwerer RA (Mittelwert 12 Jahre), welche auf mindestens ein DMARD nicht angesprochen hatten [57]. Sie verglich die 2-mal wöchentliche subkutane Verabreichung von 10 mg oder 25 mg Etanercept gegenüber Plazebo. Nach 6 Monaten war der Anteil an Patienten, welche eine klinische Besserung sowohl gemäß ACR20- wie auch ACR50-Kriterien erreichten, signifikant höher in der 25 mg-Etanercept-Gruppe gegenüber der Plazebo-Gruppe. Die mittlere Reduktion der Anzahl geschwollener und druckdolenter Gelenke war 56 % bzw. 46 % in der 25 mg-Etanercept-Gruppe verglichen mit 6 % und 7 % in der Plazebo-Gruppe. Weitere Krankheitsaktivitätsparameter wie CRP oder die funktionelle Beeinträchtigung gemessen am *Health Assessment Questionnaire* (HAQ)-Score besserten sich signifikant unter Etanercept, zum Teil bereits nach einem Monat. Als häufigste Nebenwirkung von Etanercept zeigten sich milde Reaktionen an der Injektionsstelle.

Evidenzgrad für die Wirksamkeit von Etanercept gegenüber Plazebo: Ib.

Die Wirksamkeit von Etanercept gegenüber MTX wurde kürzlich in der TEMPO-Studie untersucht, welche Etanercept einerseits mit MTX als Monotherapie, andererseits mit der Kombination beider Präparate über 12 Monate verglich [58]. 686 Patienten (MTX: 228, Etanercept: 223, Etanercept + MTX: 231) mit aktiver RA und einer mittleren Krankheitsdauer von 6-7 Jahren, welche zumindest auf ein DMARD ungenügend angesprochen hatten, wurden in diese randomisierte und kontrollierte Studie eingeschlossen. Etanercept wurde 2-mal wöchentlich subkutan verabreicht (25 mg). Die Medikation mit peroralem MTX wurde langsam gesteigert (Beginn mit 7,5 mg wöchentlich; Steigerung bis auf 20 mg 1-mal wöchentlich innerhalb von 2 Monaten, falls weiterhin druckdolente oder geschwollene Gelenke nachweisbar waren). Bezüglich des direkten Vergleichs zwischen MTX und Etanercept, zeigte einer der primären Endpunkte, die kumulative Antwort nach 24 Wochen (Fläche unter der Kurve für den numerischen Index des ACR-Response oder ACR-N AUC), einen leichten Vorteil zugunsten von Etanercept. Hinsichtlich der Ansprechraten gemäß ACR-Kriterien (☞ **Abb. 3.3**), dem Erreichen einer Remission (definiert als DAS < 1,6), wie auch der Besserung der funktionellen Beeinträchtigung gemäß HAQ konnte hingegen kein signifikanter Unterschied zwischen MTX und Etanercept als Monotherapien gezeigt werden. Beide Behandlungsgruppen erreichten nach 52 Wochen einen mittleren DAS-Score von 3,0 (mittlerer DAS-Score bei Einschluss 5,5 in der MTX-Gruppe und 5,7 in der Etanercept-Gruppe).

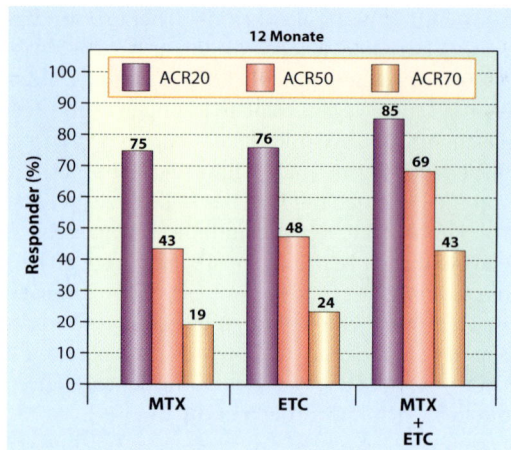

Abb. 3.3: Prozentsatz der Patienten mit klinischer Besserung gemäß ACR20/50/70-Kriterien in einzelnen Behandlungsgruppen unter Monotherapie mit MTX oder Etanercept (ETC) verglichen mit der Kombinationstherapie MTX und Etanercept (MTX + ETC; modif. nach [58]).

Die mittlere Änderung des modifizierten Sharp-Scores nach 52 Wochen, als primärer Endpunkt der radiologischen Progression, zeigte jedoch einen signifikanten Unterschied zugunsten von Etanercept: 2,80 für MTX vs. 0,52 für Etanercept (☞ **Abb. 3.4**).

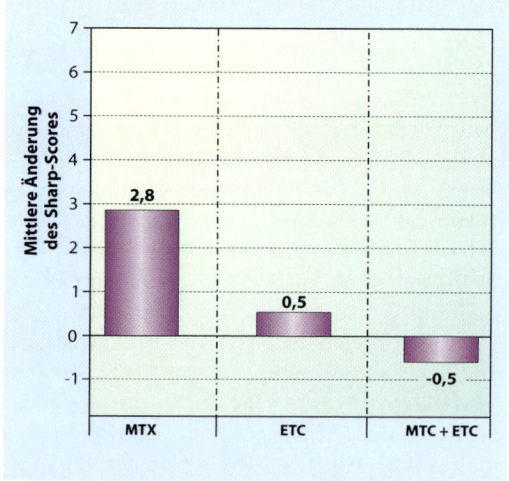

Abb. 3.4: Mittlere Änderung des modifizierten Sharp-Scores für einzelne Behandlungsgruppen unter Monotherapie mit MTX oder Etanercept (ETC) verglichen mit der Kombinationstherapie MTX und Etanercept (MTX + ETC; modif. nach [58]).

Die Parameter des Sharp-Scores (Ausmaß der Erosionen und Verschmälerung des Gelenkraumes) beeinflussten das Resultat unterschiedlich: Während der Erosions-Score besser für Etanercept als für MTX war, zeigten sich keine signifikanten Unterschiede bezüglich der Verschmälerung des Gelenkraumes. Der Anteil der Patienten, bei denen nach 52 Wochen radiologisch keine Progression nachweisbar war, war für Etanercept signifikant höher als für MTX. Eine zusätzliche Analyse der radiologischen Daten verdeutlichte, dass die Patienten in der MTX-Gruppe zwar insgesamt eine Zunahme der radiologischen Veränderungen aufwiesen, dass aber in dieser Gruppe eine grosse individuelle Streubreite festgestellt wurde, welche einen maßgebenden Einfluss auf die gemittelten Werte hatte [59].

3.3.2. Infliximab Monotherapie

Infliximab ist ein monoklonaler chimärer Antikörper gegen TNF-α, der sich aus einem humanen IgG1-Anteil und aus zwei murinen Fv-Anteilen zusammensetzt und der sowohl lösliches wie auch zellständiges TNF-α bindet. Die Wirksamkeit der Infliximab-Monotherapie gegenüber Plazebo wurde in einer randomisierten, kontrollierten Studie untersucht (73 Patienten) [60]. Vier Wochen nach einer einmaligen Infusion mit Infliximab (1 mg/kg oder 10 mg/kg vs. Plazebo) erreichten signifikant mehr Patienten in den Infliximab-Gruppen die Paulus-20 %-Kriterien (Die ACR-Response-Kriterien waren damals noch nicht eingeführt). In einer zweiten Studie, bei der Infliximab, MTX sowie deren Kombination über 26 Wochen verglichen wurde, erreichten nach 4 Infliximab-Infusionen signifikant mehr Patienten die Paulus-20 %- und -50 %-Kriterien als nach MTX-Monotherapie [61]. Die MTX-Monotherapie wurde in dieser Studie in der sehr niedrigen Dosis von 7,5 mg pro Woche peroral verabreicht.

Bezüglich der Wirksamkeit einer Infliximab-Monotherapie gegenüber Plazebo bei RA besteht ein Evidenzgrad Ib, wobei nur die Wirkung nach einer Infusion anhand einer randomisierten und kontrollierten Studie untersucht wurde (Evidenzgrad IIb für längere Verläufe).

Die interessanten Infliximab-Schlüsselstudien wurden aufgrund von Erfahrungen im Tiermodell

als Kombinationstherapien mit MTX durchgeführt und werden im entsprechenden Abschnitt beschrieben (☞ Kap. 3.5.2.).

3.3.3. Adalimumab Monotherapie

Adalimumab ist ein rein humaner Antikörper gegen TNF-α. Die Wirksamkeit von Adalimumab gegenüber Plazebo wurde bei etablierter RA in drei randomisierten, kontrollierten Studien untersucht [62-64]. In der Phase I-Studie (DE001-Trial) wurde die Wirkung einer Einzelgabe von Adalimumab i.v. in steigenden Dosierungen (0,5 bis 10 mg/kg) gegenüber Plazebo bei insgesamt 120 Patienten mit etablierter RA untersucht [64]. Es konnte eine statistisch signifikante Senkung der Krankheitsaktivität gemäß klinischen Endpunkten dokumentiert werden. 60-80 % der Patienten in den höheren Adalimumab-Dosierungs-Gruppen erreichten eine EULAR- und ACR20-Antwort, welche bis zu 3 Monate anhielt. Die Wirksamkeit stieg dosisabhängig bis 1 mg/kg an, während höhere Dosierungen keine bessere Wirkung zeigten. Van de Putte et al. untersuchten in der DE007-Studie die Wirksamkeit der subkutanen Verabreichung von Adalimumab (20 mg, 40 mg oder 80 mg) vs. Plazebo während 12 Wochen bei 283 Patienten, welche auf konventionelle DMARD-Behandlung ungenügend angesprochen hatten [62]. Die ACR-Response-Raten (ACR20/50/70) nach 12 Wochen waren in den Adalimumab-Gruppen signifikant höher als in der Plazebo-Gruppe, wobei die 40 mg-Gruppe tendenziell die besten Resultate erzielte.

Eine Phase III-Studie (DE011-Trial) untersuchte die Wirksamkeit der wöchentlichen oder 2-wöchentlichen subkutanen Verabreichung von 20 mg oder 40 mg Adalimumab gegenüber Plazebo bei insgesamt 554 RA-Patienten [63]. In den Adalimumab-Gruppen war nach 26 Wochen der Anteil der Patienten, welche Besserungen gemäß ACR20/50/70-Kriterien und EULAR-moderate Scores erreichten, signifikant höher.

Es besteht ein Evidenzgrad Ib für die Wirksamkeit von Adalimumab vs. Plazebo.

Die wöchentliche Verabreichung von Adalimumab war nicht signifikant besser als die Applikation alle 14 Tage. Keine signifikanten Unterschiede zur Plazebo-Gruppe konnten bezüglich schweren

Nebenwirkungen, schweren Infektionen oder Neoplasien nachgewiesen werden.

3.3.4. Anakinra

Anakinra ist ein rekombinanter humaner Interleukin-1-Rezeptor-Antagonist.

> Es besteht ein Evidenzgrad Ib für die Wirksamkeit von Anakinra bei RA.

Nachdem die kurzfristige Wirksamkeit und Sicherheit in 2 randomisierten und kontrollierten Studien nachgewiesen wurde [65, 66], erfolgte eine weitere multizentrische Studie über 24 Wochen an 472 RA-Patienten (mittlere Krankheitsdauer 4 Jahre), welche die Wirkung von Plazebo vs. ANR in verschiedenen täglichen subkutanen Verabreichungen (30 mg, 75 mg oder 150 mg) verglich [67]. In der 150 mg-Gruppe erreichten 43 % der Patienten eine Besserung gemäß den ACR20-Kriterien gegenüber 27 % in der Plazebo-Gruppe (p < 0,014). Die Besserungen in den 30 und 75 mg-Gruppen erreichten keine statistische Signifikanz. Eine nicht plazebokontrollierte Verlängerungsuntersuchung dieser Studie zeigte, dass die gezeigte Wirkung bis zu 48 Wochen erhalten werden konnte [68]. Zwar wurden direkte Vergleiche mit anderen Biologics in randomisierten Studien nicht durchgeführt, die Wirkung von ANR scheint jedoch gemessen an den ACR-Response-Raten derjenigen von TNF-α-Hemmern deutlich unterlegen zu sein (Evidenzgrad IV). Eine signifikante Reduktion der radiologisch dokumentierten Progression konnte ebenfalls dokumentiert werden [69, 70]. Eine nachfolgende größere, randomisierte kontrollierte Studie an 1.414 RA-Patienten untersuchte die Sicherheit von 100 mg ANR (n=1116; tägliche s.c. Verabreichung) versus Plazebo (n=283). Die Rate schwerwiegender Nebenwirkungen war in beiden Gruppen ähnlich (7,7 % vs. 7,8 %), wobei schwere Infektionen häufiger in der ANR-Gruppe gemeldet wurden (2,1 % vs. 0,4 %) [71]. Leider wurden bisher keine Daten bezüglich Wirksamkeit von ANR in dieser großen Studie freigegeben.

3.3.5. Rituximab Monotherapie

Rituximab ist ein chimärer monoklonaler IgG1-Antikörper gegen CD20, einem Oberflächenmolekül auf B-Zellen, und führt zu deren Depletion.

Die Wirksamkeit von RIX (Verabreichung von je 1 g im Abstand von 2 Wochen) im Vergleich zu oralem MTX (mindestens 10 mg) und den entsprechenden Plazebo-Präparaten wurde in einer randomisierten, kontrollierten Studie (161 Patienten, Dauer 48 Wochen) untersucht [72]. Gleichzeitig wurden auch die Kombinationsbehandlungen RIX /MTX und RIX /Cyclophosphamid analysiert (☞ Kap. 3.5.6.). Allen Patienten wurde zudem hochdosiert Steroide bis Tag 14 verabreicht. Der primäre Endpunkt (Erreichen einer mindestens 50 %-igen Besserung gemäß ACR-Kriterien) wurde nicht von einem signifikant höheren Anteil von Patienten in der RIX-Monotherapie-Gruppe im Vergleich zur MTX-Monotherapie-Gruppe erreicht.

> Angesichts der deutlich besseren Resultate bei Kombinationsbehandlung mit MTX oder Cyclophosphamid (☞ Kap. 3.5.6.) lässt sich daher zum jetzigen Zeitpunkt eine Monotherapie mit Rituximab nicht empfehlen (Evidenzgrad Ib).

3.3.6. Abatacept Monotherapie

Abatacept moduliert die Co-Stimulation via CD80 oder CD86 und CD28, welche zusätzlich zur Antigenpräsentation für eine volle T-Zell-Aktivierung nötig ist. CD80 oder CD86 auf der Antigenpräsentierenden Zelle bindet an CD28 an der T-Zelle und erleichtert die Aktivierung der T-Zelle. Im Anschluss an die Immunantwort bindet endogenes CTLA-4 an CD80/86 mit höherer Affinität als CD28 und bremst diese Aktivierung. Abatacept, oder CTLA4Ig, ist ein Fusionsprotein, welches den extrazellulären Teil des humanen CTLA4-Moleküls mit der Fc-Domäne von IgG1 verbindet. Es bindet sowohl CD80 wie auch CD86 und unterbricht den co-stimulatorischen Stimulus via CD28 an der T Zelle.

Eine erste Dosisfindungsstudie untersuchte die Wirkung von Abatacept in Dosierungen von 0,5 mg/kg, 2 mg/kg oder 10 mg/kg gegenüber Plazebo bei Patienten mit RA und ungenügendem Ansprechen auf eine der bisherigen konventionellen Basistherapien, mehrheitlich MTX [73]. Die Infusionsbehandlung wurde in den Wochen 0, 2, 4 und 8 verabreicht. Primärer Endpunkt der Studie war das klinische Ansprechen nach 12 Wochen. Das Ansprechen war Dosis-abhängig: 44 % der Patienten in der 2 mg/kg-Gruppe und 53 % der Patienten der 10 mg/kg-Gruppe erreichten ein ACR20-Response gegenüber 31 % in der Plazebo-Gruppe.

> Bezüglich der Wirksamkeit einer Abatacept-Monotherapie gegenüber Plazebo besteht somit ein Evidenzgrad Ib, wobei nur kurzfristige Verläufe untersucht wurden.

3.3.7. Tocilizumab Monotherapie

Tocilizumab ist ein humanisierter monoklonaler Antikörper gegen den IL-6-Rezeptor (anti-IL-6R), welcher die Bindung von IL-6, einem pluripoten-ten Zytokin, das T-Zellen, B-Zellen, Makrophagen und Osteoklasten aktiviert, an den IL-6R verhin-dert. Nachdem Phase I-Studien gezeigt hatten, dass die optimale Dosierung einer Tocilizumab-Infusion bei Patienten mit RA 4-10 mg/kg beträgt, erfolgte bei 164 japanischen Patienten eine Phase II-Studie mit 3 Infusionen (4 mg/kg oder 8 mg/kg) im Abstand von jeweils 4 Wochen [74]. Folgende ACR20/50/70-Ansprechraten wurden nach 12 Wochen (4 Wochen nach der letzten Infusion) nachgewiesen: 57 %/26 %/20 % für die Behand-lungsgruppe mit 4 mg/kg; 78 %/40/16 % für die Behandlungsgruppe mit 8 mg/kg und 11 %/2 %/0 % für die Plazebo-Gruppe.

> Es besteht zusammengefasst ein Evidenzgrad Ib für die Wirksamkeit einer Monotherapie mit Tocilizumab gegenüber Plazebo.

In der europäischen Phase II-Studie (CHARIS-MA) wurden mehrere Tocilizumab-Dosierungen mit oder ohne MTX-Begleittherapie bei 359 Pa-tienten mit aktiver RA trotz MTX-Behandlung un-tersucht [75]. Die besten Resultate einer Tociliz-umab-Monotherapie wurden mit einer Dosierung von 8 mg/kg erzielt (63 % ACR20, 41 % ACR50 und 16 % ACR70 Ansprechraten) gegenüber 41 %/29 %/16 % für die weitergeführte MTX-Monotherapie. Diese Ergebnisse waren signifikant besser für die ACR20- und ACR50-Ansprechraten. Eine Behandlung mit 2 mg/kg Tocilizumab zeigte keine wesentliche Wirksamkeit (31 %/6 %/2 %).

In einer open-label Studie (SAMURAI) über 1 Jahr mit "geblindeter" radiologischer Beurteilung wur-de untersucht, inwieweit Tocilizumab die radiolo-gische Progression bei RA-Patienten zu verhin-dern vermag [76]. Patienten mit ungenügendem Ansprechen auf mindestens einem DMARD wur-den entweder in eine Tocilizumab-Gruppe (8 mg/kg alle 4 Wochen) oder für eine konventionelle DMARD-Behandlung randomisiert. In der Ver-gleichsgruppe (37 % Kombination MTX/DMARD, 30 % Monotherapie mit MTX, 22 % Monotherapie oder Kombination von DMARDs außer MTX - unter Ausschluss von TNF-Hemmern und Leflunomid) konnte die Medika-tion je nach klinischem Verlauf gewechselt oder angepasst werden. Die mittlere Änderung des mo-difizierten Sharp-Scores nach 52 Wochen, als pri-märer Endpunkt der radiologischen Progression, zeigte einen signifikanten Unterschied zugunsten der Behandlung mit Tocilizumab (2,3 vs. 6,1; p<0,001).

3.4. Kombinationstherapien DMARD/DMARD

Aufgrund der besseren Langzeitwirkung im Ver-gleich zu anderen konventionellen DMARDs, der akzeptablen Toxizität und der niedrigen Kosten bleibt MTX der aktuelle Goldstandard-DMARD zur Behandlung der RA [77-79]. Die Wirksamkeit von neuen Präparaten wird, wie oben aufgeführt, meistens gegen dieses Medikament getestet. Trotz Optimierung der MTX-Wirksamkeit durch Wechsel auf die parenterale Verabreichungsform von MTX [80, 81] und Steigerung der Dosis auf bis zu 25 mg pro Woche [82] unter gleichzeitiger Ver-abreichung von Folsäure [83, 84] lässt sich die Ent-zündungsaktivität bei vielen Patienten nicht gänz-lich unterdrücken. Diese Patienten sind Kandida-ten für eine kombinierte Therapie (DMARD/DMARD oder DMARD/Biologics).

3.4.1. Kombinationstherapie Metho-trexat + Leflunomid

Eine randomisierte, kontrollierte Studie verglich die zusätzliche Verabreichung von Leflunomid oder Plazebo bei 263 Patienten mit RA (mittlere Krankheitsdauer 11,6 Jahre), welche suboptimal auf MTX (mittlere Dosis 16,4 mg pro Woche) an-gesprochen hatten [85]. MTX wurde in einer Do-sierung von 15-25 mg pro Woche weiter verab-reicht. Nach einer Aufsättigung mit 100 mg über 2 Tage wurde Leflunomid in einer Dosierung von 10 mg pro Tag mit einer möglichen Steigerung auf 20 mg verabreicht. Die ACR20-Ansprechrate war in der MTX/Leflunomid-Gruppe nach 24 Wochen signifikant höher als in der MTX/Plazebo-Gruppe.

In der Kombinationsgruppe wurden mehr Neben-wirkungen verzeichnet (Durchfall 22 %, Übelkeit 12 %, Schwindel 5 %, Erhöhung der Leberfunk-tionsparameter über 3-fache Norm 2,3 %). In der offenen Verlängerung dieser Studie erhielten die Patienten in der MTX/Plazebo-Gruppe zusätzlich Leflunomid (ohne Ladedosis) für weitere 24 Wo-chen [86]. Die Patienten in der initialen MTX/Le-flunomid-Gruppe, deren Behandlung fortgeführt wurde, behielten ihren ACR-Response auch nach weiteren 6 Monaten. Die Patienten in der MTX/ Plazebo-Gruppe, deren Therapie auf MTX/Leflu-nomid gewechselt wurde, erreichten nach 6 Mona-ten eine ähnliche ACR-Antwort wie die ursprüng-liche MTX/Leflunomid-Gruppe (Evidenzgrad Ib).

3.4.2. Kombinationstherapie Metho-trexat + Sulfasalazin + Hydroxychloro-quin

O'Dell et al. untersuchten im Rahmen einer rando-misierten, kontrollierten Studie über 2 Jahre die Dreifachtherapie   MTX/Sulfasalazin/Hydroxy-chloroquin im Vergleich zu MTX-Monotherapie (7,5-15 mg pro Woche) und der Kombination Sul-fasalazin (1 g/Tag) und Hydroxychloroquin (400 mg/Tag) bei 102 Patienten mit etablierter RA [87]. Der primäre Endpunkt (Besserung um 50 % in den modifizierten Paulus-Kriterien) wurde von signi-fikant mehr Patienten in der Dreifachtherapie-Gruppe im Vergleich zu den beiden anderen Gruppen erreicht. Eine spätere randomisierte, kontrollierte Studie analysierte die Dreifachthera-pie MTX/Sulfasalazin/Hydroxychloroquin gegen-über der Kombination MTX/Hydroxychloroquin und der Kombination MTX/Sulfasalazin bei 171 RA-Patienten mit etablierter RA (SSZ-Dosis in dieser Studie bis 2 g/Tag gesteigert) [88]. Die Drei-fachtherapie zeigte sich auch hier deutlich überle-gen (Evidenzgrad Ib). Die Patienten dieser Gruppe erreichten nach 2 Jahren signifikant höhere ACR20- und ACR50-Ansprechraten (Ausnahme: nicht signifikanter Unterschied hinsichtlich ACR50 zwischen den Gruppen MTX/Sulfasalazin/ Hydroxychloroquin und MTX/Hydroxychloro-quin; ☞ Abb. 3.5). Die Abbruchrate wegen Neben-wirkungen war in allen Gruppen ähnlich (je 5 Pa-tienten in den Doppeltherapie-Gruppen und 4 Pa-tienten in der Dreifachtherapie-Gruppe).

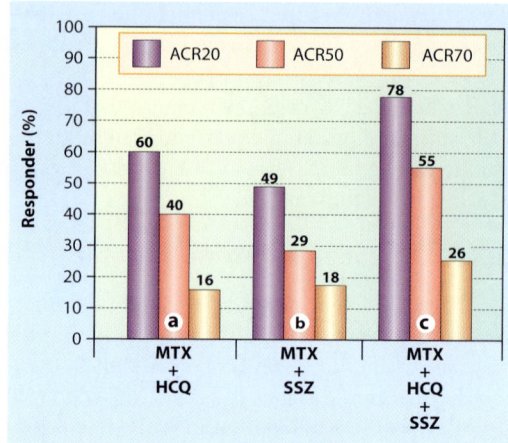

Abb. 3.5: Prozentsatz der Patienten mit klinischer Besserung gemäß ACR20/50/70-Kriterien in einzelnen Behandlungsgruppen unter Doppeltherapie mit MTX und Hydroxychloroquin (MTX + HCQ), MTX und Sulfa-salazin (MTX + SSZ) oder unter Dreifachtherapie mit MTX, Hydroxychloroquin und Sulfasalazin (MTX + HCQ + SSZ; modif. nach [88]).

3.4.3. Kombinationstherapie Metho-trexat + Ciclosporin A

In einer randomisierten, kontrollierten Studie un-tersuchten Tugwell et al. bei 148 Patienten mit eta-blierter RA die Wirksamkeit einer Kombination von MTX in der höchsten tolerierten Dosis zusam-men mit CYA (2,5-5 mg/kg/Tag) gegenüber MTX und Plazebo [89]. In der Kombinationsgruppe er-reichten nach 6 Monate 48 % der Patienten eine Besserung gemäß den ACR20-Kriterien gegenüber 16 % in der MTX-Gruppe (p < 0,001; Evidenzgrad Ib). Diese klinische Besserung wurde über weitere 24 Wochen in einer offenen Studie bestätigt [90]. Nach 3 Jahren wurden nur noch 22 % der Patien-ten mit einer CYA/MTX-Therapie behandelt. Häufigste Ursachen für ein Therapie-Abbruch wa-ren Hypertonie, erhöhte Kreatininwerte und Un-wirksamkeit.

3.4.4. Kombinationstherapie Metho-trexat + parenterales Gold

Die METGO-Studie untersuchte in einem rando-misierten, doppelblinden, plazebokontrollierten Protokoll die Verabreichung von Gold i.m. bei 65 Patienten mit suboptimalem Ansprechen auf MTX gegenüber MTX + Plazebo [91]. Signifikant höhere ACR-Ansprechraten (ACR20/50/70) wur-den nach 48 Wochen in der MTX/Gold-Gruppe gegenüber der MTX/Plazebo-Gruppe erreicht (Evidenzgrad Ib). Die Studie wurde bei 9 Patienten in der MTX/Gold-Gruppe und bei 14 Patienten in der MTX/Plazebo-Gruppe wegen Nebenwirkungen oder Ineffektivität abgebrochen (p=0,022).

3.5. Kombinationstherapien DMARD/Biologics oder Biologic/Biologic

3.5.1. Etanercept + Methotrexat

Weinblatt et al. berichteten über die erste randomisierte, kontrollierte Studie, welche die Kombination Etanercept/MTX bei 89 Patienten mit RA (mittlere Krankheitsdauer 13 Jahre) über 6 Monaten untersuchte [92]. Alle Patienten hatten bereits seit mindestens 6 Monaten MTX eingenommen und hatten in den 4 Wochen vor Einschluss eine stabile orale MTX-Dosis (15-25 mg/Woche; mittlere Dosis 18 mg/Woche). Andere DMARDs waren bereits im Vorfeld ausgeschlichen worden. Die Patienten wurden in 2 Gruppen randomisiert: 25 mg Etanercept s.c. 2x/Woche (59 Patienten) vs. Plazebo (30 Patienten). Bereits 12 Wochen nach Therapiebeginn hatten 2/3 der MTX/Etanercept-Gruppe und nur 1/3 der MTX/Plazebo-Gruppe die ACR20-Response-Kriterien erreicht. Nach 6 Monaten erreichten signifikant mehr Patienten in der MTX/Etanercept-Gruppe eine Besserung gemäß ACR20/50/70-Kriterien, wobei sich auch alle Komponenten der ACR-Kriterien deutlich besserten. Die Infektrate war in beiden Gruppen vergleichbar. In der nachfolgenden TEMPO-Studie wurde die Etanercept/MTX-Kombinationstherapie gegenüber einer Monotherapie mit Etanercept einerseits und MTX andererseits untersucht [58]. Die Studie wurde bereits in Kap. 3.3.1. zwecks Vergleich zwischen den zwei Monotherapien vorgestellt. Die Kombinationsbehandlung war hinsichtlich des Erreichens des primären klinischen Endpunktes (ACR-N AUC) nach 24 Wochen den beiden Monotherapien signifikant überlegen. Eine signifikant höhere Patientenzahl erreichte nach 52 Wochen eine klinische Besserung gemäß ACR20/50/70-Kriterien im Vergleich zu den Einzeltherapien (☞ Abb. 3.3). Auch der Anteil der Patienten in Remission (DAS < 1,6) war signifikant höher in der Kombinationstherapie-Gruppe. Zudem war die Reduktion der funktionellen Beeinträchtigung

(HAQ) signifikant stärker ausgeprägt unter Etanercept/MTX.

Hinsichtlich der radiologischen Progression, eines weiteren primären Endpunktes, war die mittlere Änderung des modifizierten Sharp-Scores nach 52 Wochen signifikant niedriger für die Kombinationsbehandlung gegenüber den Einzeltherapien mit MTX und Etanercept (☞ Abb. 3.4). Die Rate der Patienten ohne radiologisch dokumentierte Progression war nach einem Jahr mit 80 % in der Etanercept/MTX-Gruppe ebenfalls signifikant höher als in den Einzeltherapie-Gruppen (68 % unter Etanercept und 57 % unter MTX). Die Kombinationstherapie erreichte sogar eine signifikante Reduktion des Sharp-Scores unter die Ausgangswerte, als möglicher Hinweis für reparative Vorgänge im Bereich von Knochenerosionen. Die hohe Remissionsrate konnte auch über 2 Jahre gehalten werden; hier ergaben sich nach 48 Monaten ein ACR50 von 71 % und ein ACR70 von 49 % für die Kombination ETC + MTX. Die Remission gemäß DAS wurde ebenfalls von 41 % der Patienten über 2 Jahre erreicht [93].

Van der Heijde et al. [131] stellten auf dem EULAR 2007 die TEMPO-4-Studie vor, eine einjährige Open-Label-Extensions-Studie. Alle 210 Teilnehmer hatten vorher die dreijährige TEMPO-Studie abgeschlossen, in der sie mit einer MTX-Monotherapie, einer ETC-Monotherapie oder mit einer Kombination aus beiden Wirkstoffen behandelt worden waren. Hierbei erreichten diejenigen Patienten den größten Nutzen, die zu ihrer ursprünglichen MTX-Therapie nun auch ETC erhielten. Während der einjährigen Behandlung mit der Kombinationstherapie MTX + ETC waren die radiologischen Veränderungen (Total Sharp Score 2) signifikant geringer als unter der Monotherapie im Vorjahr, also dem Jahr 2 bis 3 der ursprünglichen TEMPO-Studie.

Die TEMPO-Studie [58] zeigte weiterhin, dass unter einer Behandlung mit Etanercept, insbesondere in Kombination mit MTX, eine Dissoziation zwischen klinischem und radiologischem Verlauf auftreten kann. Unabhängig vom klinischen Ansprechen und der Höhe der humoralen Entzündungsaktivität (über die Zeit gemittelte CRP-Werte), zeigten die Patienten unter Etanercept/MTX keine radiologische Progression [94])

Dass die Resultate der TEMPO-Studie, die mit MTX-naiven Patienten durchgeführt wurde, möglicherweise nicht direkt mit Step-up-Therapien bei Patienten mit ungenügendem Ansprechen auf MTX verglichen werden können, zeigt die ADORE-Studie [95]. Diese untersuchte die zusätzliche Gabe von Etanercept bei Patienten unter MTX und verglich die Kombinationstherapie mit der alleinigen Gabe von Etanercept nach Ausschleichen von MTX und fand keine signifikanten Unterschiede hinsichtlich des klinischen Ansprechens. Die Resultate der ADORE-Untersuchung sollten jedoch nicht überinterpretiert werden, da es sich um eine offene Studie handelte und die radiologische Progression nicht untersucht wurde.

> Es besteht zusammengefasst ein Evidenzgrad Ib für die Wirksamkeit der Kombinationsbehandlung Etanercept/MTX sowohl hinsichtlich klinischer wie auch radiologischer Endpunkte im Vergleich zu den Einzeltherapien.

Combe et al. haben die Kombinationstherapie Etanercept/Sulfasalazin mit den Monotherapien mit Etanercept oder Sulfasalazin in einer randomisierten, doppelblinden Studie untersucht [96]. Im Gegensatz zu Studien von Methotrexat und TNF-Hemmern zeigte die Kombination von Etanercept und Sulfasalazin keinen zusätzlichen Vorteil gegenüber Etanercept allein. Die Wirkung von Sulfasalazin scheint sich mit derjenigen von Etanercept nicht synergistisch entfalten zu können.

3.5.2. Infliximab + Methotrexat

> Der Evidenzgrad für die bessere Wirksamkeit einer Kombinationstherapie mit Infliximab und MTX im Vergleich zu MTX allein ist aufgrund der vorliegenden randomisierten und kontrollierten Studien Ib.

In einer ersten Studie wurde neben dem Vergleich der Einzelpräparate (☞ Kap. 3.3.2.) auch die Kombinationsbehandlung untersucht [61]. Die Infliximab-Gruppen mit 3 oder 10 mg/kg (mit oder ohne MTX) zeigten signifikant höhere Paulus 20 %-Responseraten im Vergleich zur MTX-Monotherapie. Zwar bestand eine Tendenz zu längeren Ansprechraten in den Kombinationsgruppen im Vergleich zu den Infliximab-Monotherapie-Gruppen, diese Unterschiede waren jedoch nicht signifikant.

Die Studie ist insbesondere wegen der Untersuchung der Antikörperbildung gegen Infliximab (*human antichimeric antibodies*; HACA) interessant. HACA wurden 26 Wochen nach Therapiebeginn (4 Infusionen) je nach Dosierung (1, 3 oder 10 mg/kg) in 53 %, 21 % und 7 % der Patienten gefunden. Gleichzeitige Behandlung mit MTX reduzierte die Inzidenzrate der HACA-Bildung auf 15 %, 7 % und 0 %. Somit reduzierte sich die Immunogenität von Infliximab mit höheren Dosierungen; eine Tendenz, welche durch gleichzeitige MTX-Gabe potenziert wurde [61]. Ähnliche Resultate wurden in einer kleineren Studie gefunden, welche Infliximab-Einzelinfusionen in Kombination mit weitergeführter MTX-Behandlung untersuchte [97].

Die wichtigste randomisierte, kontrollierte Studie bezüglich kombinierter Infliximab- und MTX-Therapie ist die ATTRACT-Studie. Inzwischen liegen Resultate nach Ablauf von 30 Wochen, 1 Jahr und 2 Jahren seit Studienbeginn vor [98-100]. Insgesamt wurden 428 RA-Patienten (Krankheitsdauer 7 bis 9 Jahre) mit persistierender Entzündungsaktivität trotz oraler MTX-Behandlung (10-35 mg/Woche; mittlere Dosis 15 mg/Woche) in folgenden 5 Gruppen randomisiert: Plazebo; 3 mg/kg Infliximab alle 4 oder 8 Wochen; 10 mg/kg Infliximab alle 4 oder 8 Wochen. Steroide in einer Dosierung von < 10 mg Prednison waren erlaubt, die Behandlung mit MTX wurde fortgeführt. Primäre Endpunkte waren die ACR20-Ansprechrate nach 30 Wochen, der modifizierte totale Sharp-Score der Röntgenaufnahmen von Händen und Füßen nach einem Jahr und die Beurteilung der funktionellen Beeinträchtigung nach 2 Jahren. Nach 30 Wochen wurden signifikant bessere ACR20-Ansprechraten in den Infliximab/MTX-Gruppen im Vergleich zur MTX/Plazebo-Gruppe verzeichnet [98]. Ähnliche Ergebnisse zeigten sich nach 52 Wochen (☞ **Abb. 3.6**). Die ACR50-Ansprechraten zu diesem Zeitpunkt variierten zwischen 21 und 39 % in den Infliximab/MTX-Gruppen (MTX/Plazebo 8 %), die entsprechenden ACR70-Ansprechraten 10-25 % (Infliximab/MTX-Gruppen) vs. 2 % (MTX/Plazebo) [100].

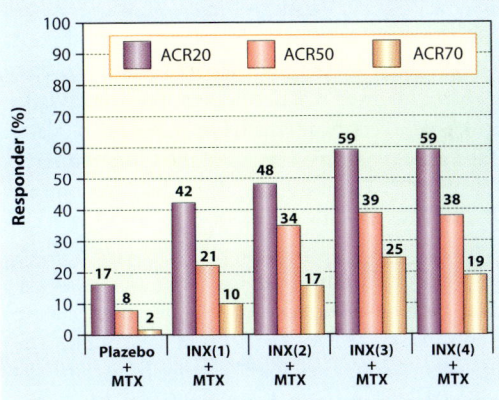

Abb. 3.6: Prozentsatz der Patienten mit klinischer Besserung gemäß ACR20/50/70-Kriterien in einzelnen Behandlungsgruppen unter Kombinationstherapie mit MTX und Infliximab (MTX + INX) verglichen mit MTX und Plazebo (MTX + PLAC). Vier verschiedene Infliximab-Dosierungen wurden eingesetzt: INX(1) = 3 mg/kg alle 8 Wochen; INX(2) = 3 mg/kg alle 4 Wochen; INX(3) = 10 mg/kg alle 8 Wochen; INX(4)= 10 mg/kg alle 4 Wochen (modif. nach [100]).

Die Inzidenz schwerer Infektionen war vergleichbar zwischen den einzelnen Gruppen (2-8 %). Infusionsreaktionen ereigneten sich in 16-20 % der Patienten unter Infliximab/MTX vs. 10 % in der MTX/Plazebo-Gruppe. Nur 2 Patienten beendeten wegen einer Infusionsreaktion die Studie. Die Progression der radiologischen Gelenkveränderungen nach einem Jahr war in der MTX/Plazebo-Gruppe signifikant größer als in den MTX/INX-Gruppen mit einer 9-10 %-ige Zunahme des mittleren modifizierten Sharp-Scores (☞ **Abb. 3.7**).

In den Infliximab/MTX-Gruppen hingegen kam es nach einem Jahr zu keiner signifikanten Änderung des radiologischen Scores im Vergleich zum Ausgangswert. Somit konnte die zusätzlich zu MTX verabreichte Behandlung mit Infliximab die radiologische Progression stoppen. Im Vergleich zu MTX allein zeigte die Kombinationstherapie zudem eine signifikant höhere Rate an Patienten (14 % vs. 40-55 %), bei denen sich der radiologische Score sogar verbesserte (☞ **Abb. 3.7**) [100]. Dies kann erneut als Hinweis dafür gewertet werden, dass reparative Vorgänge im Bereich von Knochenerosionen stattfinden könnten [101, 102].

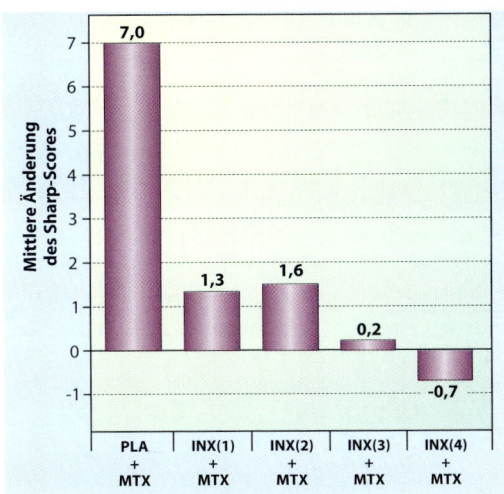

Abb. 3.7: Mittlere Änderung des modifizierten Sharp-Scores für einzelne Behandlungsgruppen unter Kombinationstherapie mit MTX und Infliximab (MTX + INX) verglichen mit MTX und Plazebo (MTX + PLA). Vier verschiedene Infliximab-Dosierungen wurden eingesetzt: INX(1) = 3 mg/kg alle 8 Wochen; INX(2) = 3 mg/kg alle 4 Wochen; INX(3) = 10 mg/kg alle 8 Wochen; INX(4) = 10 mg/kg alle 4 Wochen (modif. nach [100]).

Interessanterweise zeigten individuelle Patienten mit einer Kombinationstherapie bessere radiologische Scores, auch wenn sie keine klinische Besserung entzündlicher Parameter gemäß den ACR20-Kriterien aufwiesen [100]. Diese Feststellung konnte in einer Subanalyse der Daten bestätigt werden [103]: Die radiologische Progression war größer unter den Patienten mit einem ACR20-Response der MTX/Plazebo-Gruppe im Vergleich zu den Patienten mit fehlendem ACR20-Response der Infliximab/MTX-Gruppe. Die Resultate weisen auf eine Dissoziation zwischen klinisch festgestellter Entzündung und radiologischer Knochenzerstörung hin.

Die Kombinationstherapie Infliximab/MTX entspricht auch einem Therapiearm in der kürzlich publizierten BeSt-Studie, bei der nur Patienten mit früher RA eingeschlossen wurden und dementsprechend in Kap. 2. ausführlich beschrieben wurde. Das Ziel eines DAS44-Scores < 2,4 wurde nach einem Jahr bei signifikant mehr Patienten erreicht, welche eine Induktionsbehandlung mit Infliximab und MTX erhielten, im Vergleich zu Patienten, bei welchen Monotherapien sequentiell oder ein therapeutisches Step-Up-Verfahren angewandt wurden (74 % vs. 53 % und 64 %) [104].

Ein ähnlich gutes Ansprechen konnte mit einem Step-down-Verfahren in Analogie zur COBRA-Studie (Kombination von MTX + Sulfasalazin mit einer kurzen Verabreichung von hochdosierten peroralen Steroiden) erzielt werden. Andererseits hatten >40 % der Patienten in den Gruppen mit sequentieller Monotherapie oder Step-Up-Verfahren eine gute Suppression der Krankheitsaktivität mit MTX als Monotherapie erreicht, so dass diese Patienten überbehandelt gewesen wären, hätte man eine Kombinationstherapie zu Beginn eingeleitet.

3.5.3. Adalimumab + Methotrexat

> Der Evidenzgrad der Wirksamkeit der Kombinationstherapie Adalimumab/MTX gegenüber MTX zur Behandlung der etablierten RA ist ebenfalls Ib.

Drei randomisierte und kontrollierte Studien liegen zu dieser Kombinationsbehandlung vor [105-107]. Eine Dosisfindungsstudie untersuchte über 4 Wochen 60 Patienten, bei welchen eine vorhergehende MTX-Behandlung ungenügend wirksam war (mittlere MTX-Dosis 17 mg/Woche peroral) [106]. Die Patienten nahmen MTX in unveränderter Dosierung weiter und wurden entweder 2 Einzeldosen Adalimumab i.v. (zwischen 0,25 und 5 mg/kg) oder Plazebo zugeordnet. In der nachfolgenden offenen Anschluss-Studie wurde den Patienten eine der Adalimumab-Dosierungen jede 2. oder 4. Woche für 18 Monate verabreicht, gefolgt von Adalimumab 40 mg alle 2 oder 4 Wochen für insgesamt 26 Monate. Sowohl während der doppelblinden Phase von 4 Wochen als auch nach 26 Monaten erreichten die Patienten der Kombinationsgruppe eine signifikante Besserung gemäß ACR20- und ACR50-Kriterien im Vergleich zu den Patienten mit MTX/Plazebo. Die nachfolgende ARMADA-Studie untersuchte bei 271 Patienten mit persistierender Krankheitsaktivität unter MTX die Kombination mit Adalimumab (20, 40 oder 80 mg s.c. alle 2 Wochen) gegenüber MTX/Plazebo über 24 Wochen [105]. Ein signifikant höherer Anteil an Patienten in den Kombinationsgruppen mit 40 und 80 mg erreichte ein Ansprechen gemäß ACR20/50/70-Kriterien im Vergleich zur Kontrollgruppe. Das Ansprechen auf die Kombinationsbehandlung war sehr rasch, die meisten der Adalimumab-behandelten Patienten erreich-

ten eine Besserung gemäß den ACR20-Kriterien in der ersten Woche. Eine multizentrische, Phase III-Studie (DE019-Trial) wurde während 52 Wochen bei 619 Patienten mit aktiver RA und ungenügendem Ansprechen auf MTX durchgeführt [107]. Die Patienten erhielten zusätzlich zur weitergeführten MTX-Behandlung entweder Adalimumab 40 mg 2-wöchentlich, Adalimumab 20 mg wöchentlich oder Plazebo. Die ACR20/50/70-Responseraten waren sowohl nach 24 Wochen als auch nach 52 Wochen signifikant höher bei mit Adalimumab/MTX behandelten Patienten. Kein signifikanter Unterschied konnte zwischen den beiden Adalimumab-Gruppen festgestellt werden. In beiden Adalimumab/MTX-Gruppen wurde im Vergleich zur MTX/Plazebo-Gruppe eine signifikant geringere radiologische Progression verzeichnet, gemessen an der Änderung des modifizierten Sharp-Scores. Auch die funktionelle Beeinträchtigung, gemessen mittels HAQ-Score, besserte sich signifikant in beiden Adalimumab/MTX-Gruppen im Vergleich zu MTX/Plazebo. Die Rate unerwünschter Wirkungen war in den Gruppen vergleichbar, obwohl die Inzidenz schwerer Infektionen bei Patienten mit Adalimumab/MTX signifikant größer war (3,8 % vs. 0,5 %).

In der kürzlich publizierten PREMIER-Studie wurden die Monotherapien mit MTX und Adalimumab gegenüber der Kombinationstherapie Adalimumab/MTX bei 799 RA-Patienten mit früher RA über insgesamt 2 Jahre untersucht [108]. Die Prozentzahl der Patienten, welche nach 52 Wochen eine Besserung gemäß ACR50-Kriterien erreicht haben, war 62 % für die Adalimumab/MTX-Gruppe vs. 41 % für die Adalimumab-Gruppe und 46 % für die MTX-Gruppe (☞ Abb. 3.8). Die entsprechenden Zahlen bezüglich ACR70-Response waren 46 % vs. 25 % und 28 %. Eine Monotherapie mit Adalimumab in der Behandlung der RA bringt somit aus klinischer Sicht keine Vorteile gegenüber einer Monotherapie mit MTX, so dass im Falle eines ungenügenden Ansprechens auf MTX eine Kombinationstherapie anzustreben ist, wie bereits für Etanercept gezeigt [58]. Sowohl unter Monotherapie mit Adalimumab wie auch verstärkt unter Kombinationsbehandlung Adalimumab/MTX wurde eine signifikant geringere radiologische Progression verzeichnet im Vergleich zur MTX-Monotherapie (☞ Abb. 3.9).

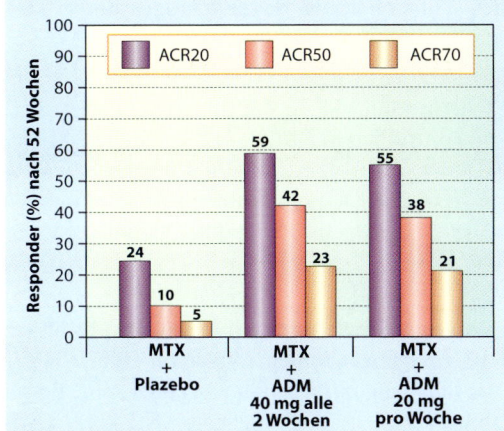

Abb. 3.8: Prozentsatz der Patienten mit klinischer Besserung gemäß ACR20/50/70-Kriterien in einzelnen Behandlungsgruppen unter Monotherapie mit MTX oder Adalimumab (ADM) nach 52 Wochen verglichen mit der Kombinationstherapie MTX und Adalimumab (MTX + ADM) (modifiziert nach [108]).

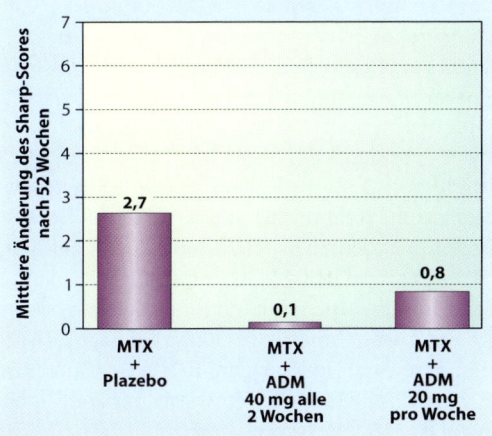

Abb. 3.9: Mittlere Änderung des modifizierten Sharp-Scores für einzelne Behandlungsgruppen unter Monotherapie mit MTX oder Adalimumab (ADM) nach 52 Wochen verglichen mit der Kombinationstherapie MTX und Adalimumab (MTX + ADM) (modifiziert nach [108]).

Auch die funktionelle Beeinträchtigung, gemessen mittels HAQ-Score, besserte sich signifikant in beiden Adalimumab/MTX-Gruppen im Vergleich zu MTX/Plazebo. Die Rate unerwünschter Wirkungen war in den Gruppen vergleichbar, obwohl die Inzidenz schwerer Infektionen bei Patienten

mit Adalimumab/MTX signifikant größer war (3,8 % vs. 0,5 %).

3.5.4. Vergleich zwischen den einzelnen TNF-α-Hemmern

Direkte Vergleiche zwischen den TNF-α-Hemmern bezüglich Wirksamkeit und Sicherheit sind nicht durchgeführt worden. Die aktuellen Richtlinien bezüglich Biologics bei RA geben keinem der drei Präparate

- Etanercept
- Infliximab
- Adalimumab

den Vorzug [109]. Die *Swedish Observational Study* zeigte im indirekten Vergleich zwischen Infliximab und Etanercept bezüglich der Abbruch-Rate und der ACR20-Ansprechraten nach 3 und 6 Monaten einen minimalen Unterschied zugunsten von Etanercept [110]. Diese Resultate sollten jedoch aufgrund des offenen Charakters des Studienprotokolls nicht überinterpretiert werden. Eine Meta-Analyse zeigte zwischen Infliximab, Etanercept und Adalimumab, jeweils in Kombination mit MTX, keine statistisch signifikanten Unterschiede bezüglich ACR20- und ACR50-Ansprechraten nach 24-30 Wochen [111] (Evidenzgrad III). Der Erfolg eines Wechsels von einem TNF-α-Hemmer zu einem anderen bei fehlender Wirkung, Wirkungsverlust oder Nebenwirkungen, die für ein Präparat spezifisch sind (z.B. Infusionsreaktion), ist dokumentiert worden [112-116], wobei kontrollierte Studien fehlen (Evidenzgrad III).

3.5.5. Neue TNF-α-Hemmer in Kombinationstherapien

Von den ca. 16 neuen TNF-α-Hemmern, die sich aktuell in präklinischen und klinischen Studien befinden, haben Certolizumab Pegol und Golimumab die Stufe der Phase III-Studien erreicht.

Certolizumab Pegol ist ein pegyliertes humanisiertes Fab-Fragment mit einer hohen Bindungsaffinität für TNF-α. Die vorläufigen Resultate einer Phase III, randomisierten, doppelblinden, Plazebo-kontrollierten Studie (RAPID 1) bei RA-Patienten mit ungenügendem Ansprechen auf MTX wurden am EULAR-Kongress 2007 präsentiert [117]. Die ACR20/50/70-Ansprechraten bei einer Dosierung von 200 mg Certolizumab Pegol alle 2 Wochen (nach 3 initialen Gaben von 400 mg) und fortgeführter Begleitbehandlung mit MTX waren nach 24 Wochen 59 %/38 %/21 % gegenüber 14 %/8 %/3 % in der Plazebo + MTX-Gruppe. Die längerfristige Verabreichung einer Dosis von 400 mg Certolizumab Pegol alle 2 Wochen zeigte keinen zusätzlichen Benefit. Die Resultate wurden in der RAPID 2-Studie mit einem ähnlichen Studiendesign bestätigt: ACR20/50/70-Ansprechraten für Certolizumab Pegol + MTX 57 %/32 %/16 % vs. 9 %/3 %/1 % für Plazebo + MTX [118]. Inwieweit die im Präparat fehlende Fc-Region mit einer verbesserten Verträglichkeit (geringere zelluläre Toxizität) im Vergleich zu anderen TNF-α-Hemmern assoziiert ist, wird sich in weiteren Studien und in der klinischen Anwendung zeigen.

Golimumab ist ein humaner monoklonaler Antikörper mit einer höheren Affinität gegen TNF-α. Am ACR-Kongress 2006 wurden die vorläufigen Resultate einer Phase II-Studie über 20 Wochen bei 172 Patienten mit ungenügendem Ansprechen auf MTX vorgestellt [119]. Mehrere Dosierungen von Golimumab in Kombination mit einer weitergeführten MTX-Behandlung wurden untersucht (50/100 mg alle 2 oder 4 Wochen). Folgende ACR20/50/70-Ansprechraten wurden nach 16 Wochen (primärer Endpunkt) erzielt: 62 %/31 %/12 % für Golimumab (gemittelte Werte für alle Gruppen) vs. 37 %/6 %/0 % in der Plazebo-Gruppe. Unerwartete Sicherheitsrisiken wurden nicht beobachtet.

3.5.6. Anakinra in Kombinationstherapien

Nachdem in einer randomisierten Dosisfindungsstudie die optimale Dosierung von Anakinra in Kombination mit MTX bei 419 RA-Patienten getestet wurde [120], wurde in einer nachfolgenden Studie die Wirkung der täglichen s.c. Verabreichung von 100 mg ANR in Kombination mit MTX untersucht. 506 RA-Patienten, welche nur ungenügend auf MTX angesprochen hatten, erhielten entweder ANR/MTX oder Plazebo/MTX [121]. Die ACR20/50/70-Ansprechraten waren nach 6 Monaten signifikant höher bei mit ANR/MTX behandelten Patienten im Vergleich zu den Patienten in der Kontrollgruppe (Evidenzgrad Ib). Milde bis mittelschwere Hautreaktion am Ort der subkuta-

nen Verabreichung waren häufiger unter ANR (65 % vs. 24 %).

Die Verabreichung von ANR in Kombination mit Etanercept und MTX zeigte in einer randomisierten, kontrollierten Studie (244 Patienten, 6 Monate Dauer) keine signifikante zusätzliche Besserung [122]. Die Rate schwerer Infektionen war hingegen unter ANR-ETC-MTX signifikant höher gegenüber ETC-MTX (3,7-7,4 % vs. 0 %) (Evidenzgrad Ib).

In einer weiteren randomisierten, kontrollierten Studie zeigten Patienten, welche auf TNF-α-Hemmer nicht angesprochen hatten, auch keine Besserung nach Verabreichung von ANR [122] (Evidenzgrad Ib).

3.5.7. Rituximab in Kombinationstherapien

In der erwähnten Phase IIa Rituximab-Studie [72] wurden gegenüber der Monotherapie mit MTX peroral (mindestens 10 mg pro Woche) auch die Kombinationstherapien RIX/MTX und RIX/CYC untersucht (Evidenzgrad Ib). RIX wurde in einer Dosis von 1g am Tag 1 und 15 und CYC in einer Dosis von 750 mg am Tag 3 und 17 infundiert. Steroide wurden als 100 mg Methylprednisolon i.v. jeweils vor den RIX- oder CYC-Infusionen, sowie anschließend als Prednison p.o. in absteigender Dosierung verabreicht. Ein signifikant höherer Anteil an Patienten in den Kombinationstherapien (RIX/CYC und RIX/MTX) konnte im Vergleich zu den Monotherapien mit MTX und RIX eine 50 %-ige Besserung gemäß ACR-Kriterien nach 24 Wochen erreichen (Evidenzgrad Ib). Die Ansprechrate gemäß ACR20-Kriterien war signifikant höher in allen RIX-Gruppen gegenüber der MTX-Gruppe. Hinsichtlich der ACR70-Responserate zeigte allein die RIX/MTX-Gruppe einen signifikanten Unterschied im Vergleich zur MTX-Kontrollgruppe. In einer "open-label"-Verlängerung dieser Studie wurden Patienten, welche nach 24 Wochen eine 20 %-ige Besserung der Anzahl geschwollener Gelenke gezeigt hatten, ein weiterer Zyklus à 2 x 1000 mg RIX im Abstand von 2 Wochen verabreicht. Anlässlich des ACR-Kongresses 2006 wurden die Resultate nach weiteren 24 Wochen (99 Patienten) präsentiert: Weitere RIX-Zyklen zeigten eine vergleichbare klinische Effektivität in Bezug sowohl auf die ursprüngliche Baseline-Aktivität als auch derjenigen vor dem Folgezyklus. Die Anzahl unerwünschter Nebenwirkungen blieb zudem konstant, und die im Verlauf abnehmenden IgM-Titer waren nicht mit einer Zunahme der Rate von schwerwiegenden Infektionen assoziiert. Die Anzahl akuter Infusionsreaktionen nahm anlässlich des zweiten RIX-Zyklus ab (0,35 % vs. 0,5 %).

Ziel der nachfolgenden DANCER-Studie bei Patienten mit aktiver RA trotz Monotherapie mit MTX war es, die Dosierung von RIX (500 mg vs. 1000 mg) in Kombination mit MTX und die Rolle der Begleittherapie mit Glukokortikosteroiden zu evaluieren [123]. Folgende ACR-Ansprechraten wurden in beiden RIX-Gruppen (2 x 500 mg / 2 x 1000 mg) erzielt: 55 %/54 % für ACR20, 33 %/34 % für ACR50 und 13/20 % für ACR70 gegenüber 28 %, 13 % und 5 % für ACR20/50/70 in der Plazebo-Gruppe (p < 0,0001 für Plazebo vs. RIX). Es zeigte sich somit kein signifikanter Unterschied in der Ansprechrate nach 2 x 500 mg RIX und 2 x 1000 mg RIX, so dass beide Dosierungen in zukünftigen Studien weiter untersucht werden müssen. Die zusätzliche Verabreichung von oralen Kortikosteroiden hatte keinen Einfluss auf den Wirkungsgrad der Behandlung, so dass allein eine Prämedikation mit iv. Kortikosteroiden empfohlen werden kann, um die Gefahr von akuten Infusionsreaktionen zu minimieren.

Bei der kürzlich veröffentlichten Phase III-Studie (REFLEX) handelt es sich um eine randomisierte, Plazebo-kontrollierte, doppelblinde Studie, welche die Wirkung von RIX in Kombination mit MTX über 24 Wochen bei Patienten mit ungenügendem Ansprechen (ungenügende Wirkung oder Toxizität) auf eine Behandlung mit TNF-Hemmern untersucht [124]. Mit RIX behandelte Patienten zeigten im Vergleich zu Plazebo signifikant bessere Ansprechraten gemäß ACR20 (51 % vs. 18 %), ACR50 (27 % vs. 5 %) und ACR70 (12 % vs. 1 %). Hinsichtlich der Verlangsamung der Gelenkdestruktion wurde mittels Genant-modifiziertem Sharp-Score nach 56 Wochen ein signifikanter Unterschied zugunsten von RIX gegenüber Plazebo gezeigt (1,0 +/- 2,8 vs. 2,3 +/- 5,3, p<0,005). RIX ist somit eine therapeutische Option bei Patienten mit ungenügendem Ansprechen auf einen oder mehrere TNF-Hemmern. Wie am ACR-Kongress 2006 in einer Subanalyse dieser Studie präsentiert, fiel das therapeutische Ansprechen bei Patienten, welche sowohl für Rheumafak-

tor als auch für anti-CCP-Antikörper negativ getestet wurden, deutlich geringer aus im Vergleich zu doppelt-seropositiven Patienten (28 % vs. 50 % für ACR20, 7 % vs. 29 % für ACR50 und 3 % vs. 15 % für ACR70). Deutliche therapeutische Effekte sind somit bei Rheumafaktor- und anti-CCP-Antikörper-negativen Patienten nicht zu erwarten.

> Der Evidenzgrad für die bessere Wirksamkeit einer Kombinationstherapie mit RIX und MTX im Vergleich zu MTX allein ist aufgrund der vorliegenden randomisierten und kontrollierten Studien Ib.

3.5.8. Abatacept in Kombinationstherapien

Mehrere randomisierte und Plazebo-kontrollierte Studien haben die Wirksamkeit von Abatacept in Kombination mit MTX untersucht. In der ersten Studie wurde die Wirkung von Abatacept in Dosierungen von 2 mg/kg und 10 mg/kg gegenüber Plazebo bei 399 RA-Patienten unter MTX (durchschnittlich 15 mg wöchentlich) über 12 Monate untersucht [125, 126]. Der primäre Endpunkt der Studie war das therapeutische Ansprechen gemäß ACR20 nach 6 Monaten: 60 % in der 10 mg/kg-Gruppe gegenüber 35 % in der Plazebo-Gruppe (p<0,001). Die entsprechenden Daten für den ACR50- und den ACR70-Response waren 36,5 % und 16,5 % in der 10 mg/kg-Gruppe und 11,8 % und 1,7 % in der Plazebo-Gruppe. Der ACR20-Response in der 2 mg/kg-Gruppe war im Vergleich zu Plazebo nicht signifikant höher. Die Studie wurde für zusätzliche 6 Monate blind weitergeführt mit folgenden Ansprechraten für die 10 mg/kg-Gruppe im Vergleich zur Plazebo-Gruppe nach 12 Monaten: 63 % vs. 36 % für ACR20; 42 % vs. 21 % für ACR50 und 20 vs. 8 % für ACR70. Die Wirkung von Abatacept kann jedoch zu diesem späteren Zeitpunkt nicht isoliert beurteilt werden, da bei ungenügendem Ansprechen nach den ersten 6 Monaten gemäß Studiendesign die MTX-Dosis entweder erhöht oder die Basistherapie mit einem zusätzlichen DMARD ergänzt werden konnte.

In der nachfolgenden Phase III-Studie (AIM) wurden 652 Patienten mit langjähriger RA und suboptimalem Ansprechen auf MTX entweder in eine Abatacept-Gruppe (n = 433, ca. 10 mg/kg) oder in eine Plazebo-Gruppe (n = 219) randomisiert unter unveränderter Weiterführung der MTX-Therapie

[127]. Nach 12 Monaten waren die ACR20/50/70-Ansprechraten 73 %/48 %/29 % in der Abatacept-Gruppe gegenüber 40 %/18 %/6 % in der Plazebo-Gruppe. Eine Remission gemäß DAS28-Kriterien wurde in 23,8 % der Patienten in der Abatacept-Gruppe gegenüber 1,9 % in der Plazebo-Gruppe erzielt. Die radiologischen Untersuchungen ergaben eine signifikant geringere radiologische Progression bei den mit Abatacept behandelten Patienten (eine Reduktion des Genant-modifizierten Sharp-Scores gegenüber Baseline um ca. 50 % nach einem Jahr).

> Der Evidenzgrad für die bessere Wirksamkeit von Abatacept/MTX gegenüber Plazebo/MTX bei RA-Patienten mit suboptimalem Ansprechen auf eine Monotherapie mit MTX ist somit Ib. Resultate von Studien welche die Wirkung dieser Behandlungen bei MTX-naiven RA-Patienten untersuchen, sind ausstehend.

In einer weiteren Phase III-Studie (ATTAIN) wurde die Wirkung von Abatacept gegenüber Plazebo bei insgesamt 393 RA-Patienten mit persistierender Aktivität trotz mindestens 3-monatiger Behandlung mit einem TNF-Hemmer untersucht [128]. Die begleitende Therapie mit konventionellen DMARDs oder Anakinra wurde während der Studie unverändert weitergeführt. Folgende ACR20/50/70-Ansprechraten wurden erzielt: 50 %/20 %/10 % in der Abatacept-Gruppe gegenüber 20 %/4 %/2 % in der Plazebo-Gruppe. Die Inzidenz von Nebenwirkungen und die Abbrechraten waren in beiden Gruppen ähnlich. Radiologische Veränderungen wurden in dieser Studie nicht untersucht.

Eine Phase III-Studie, bei welcher Abatacept in Kombination mit anderen DMARDs, inklusive weiterer Biologics, untersucht wurde, ist kürzlich veröffentlicht worden [129]. Die Studie umfasste 1141 Patienten mit ungenügendem Ansprechen auf konventionelle DMARDs oder Biologics (167 Patienten unter Etanercept, Infliximab oder Anakinra), welche nach Randomisierung (Abatacept 10 mg/kg vs. Plazebo) als Begleitbehandlung unverändert weitergeführt wurden. Bei den Patienten unter konventioneller DMARD-Behandlung war hinsichtlich Nebenwirkungsrate nach einem Jahr kein signifikanter Unterschied zwischen der Abatacept- und der Plazebo-Gruppe nachzuweisen.

Bei den Patienten unter Biologics zeigte die zusätzliche Verabreichung von Abatacept gegenüber Plazebo einen deutlichen Anstieg der Rate von schweren Nebenwirkungen (22,3 % vs. 12,5 %) und schweren Infektionen (5,8 % vs. 1,6 %).

Weinblatt et al. publizierten ähnliche Resultate hinsichtlich der Kombination von Abatacept und Etanercept bei Patienten (n=121) mit ungenügendem Ansprechen auf Etanercept in einer randomisierten, doppelblinden, Plazebo-kontrollierten Studie [130]. Wegen der Gefahr von vermehrten Infektionen unter der Kombination von Biologics wurde die Abatacept-Dosierung in dieser Studie tief angesetzt (monatliche Infusionen von 2 mg/kg gegenüber 10 m/kg in den übrigen Phase III-Studien). Die Wirkung von Abatacept war aufgrund der gewählten Dosierung marginal (ACR20/50/70-Ansprechraten von 48 %/26 %/11 % in der Therapie-Gruppe gegenüber 31 %/19 %/0 % in der Plazebo-Gruppe mit einem signifikanten Unterschied allein für den ACR70). Die Dosierung von Abatacept, obwohl subtherapeutisch, war in Kombination mit dem TNF-Hemmer Etanercept von einer deutlich erhöhten Toxizität begleitet. Nach einem Jahr war die Inzidenz von schweren Nebenwirkungen deutlich höher in der Abatacept-Gruppe verglichen mit der Plazebo-Gruppe (16,5 % vs. 2,8 %). Die entsprechenden Raten von schweren Infektionen waren 3,8 % vs. 0 %. Aufgrund dieser Datenlage sollte die Kombination von Abatacept mit TNF-Hemmern nicht für die Behandlung der RA verwendet werden (Evidenz Ib).

3.5.9. Tocilizumab in Kombinationstherapien

Wie bereits in Kap. 3.3.7. erwähnt, untersuchte die randomisierte, doppelblinde und Plazebo-kontrollierte CHARISMA-Studie bei 359 Patienten mit aktiver RA trotz MTX-Behandlung die Wirksamkeit einer Kombinationstherapie von MTX und Tocilizumab in 3 verschiedenen Dosierungen gegenüber einer weitergeführten MTX-Monotherapie und einer Monotherapie mit Tocilizumab nach Absetzen von MTX [75]. Folgende ACR20/50/70-Ansprechraten belegen die Überlegenheit einer Kombinationsbehandlung mit Tocilizumab/MTX gegenüber den Monotherapien in diesem Patientengut und einen gewissen Synergismus zwischen den beiden Präparaten:

74 %/53 %/37 % für MTX/Tocilizumab 8 mg/kg; 63 %/41 %/16 % für die Monotherapie mit Tocilizumab 8 mg/kg und 41 %/29 %/16 % für MTX-Monotherapie. Ein direkter Vergleich zwischen Tocilizumab und MTX bei MTX-naiven Patienten steht aus.

3.5.10. Weitere Biologics in frühen Studienphasen

Verschiedene andere Strategien zur Behandlung der RA werden derzeit intensiv untersucht. Potentielle neue Angriffsziele stellen unter anderem gewisse Signaltransduktionswege (z.B. Jak/STAT), Toll-like Rezeptoren, weitere Interleukine (15, 17, 18, 32) und Chemokine oder Chemokinrezeptoren dar. Interessant zu verfolgen sein werden auch die definitiven Ergebnisse der Phase II/III-Multicenterstudien mit neuen Präparaten, die entweder den IL-1-Signalweg blockieren (IL-1 Trap (Rilonacept) oder ACZ885, ein monoklonaler Antikörper gegen IL-1β) oder andere B-Zell-assoziierte Moleküle als CD20 angreifen (Epratuzumab gegen CD20, Belimumab und Atacicept gegen BLyS). Mit Spannung erwartet werden auch weitere Studien zu Denosumab, ein monoklonaler Antikörper, welcher RANKL blockiert und somit die Aktivierung der Osteoklasten verhindert. Die am ACR 2006 präsentierten vorläufigen Resultate einer Phase II-Studie zeigen, dass eine Injektion von Denosumab in einer Dosierung von 180 mg die Progression von mittels MRI festgestellten Erosionen gegenüber Plazebo signifikant reduziert (p=0,019), ohne dabei die Krankheitsaktivität zu beeinflussen.

3.6. Zusammenfassung

Für zahlreiche DMARDs besteht eine gute Evidenz für ihre Wirksamkeit gegenüber Plazebo in der Behandlung der etablierten RA. Direkte Vergleichsstudien zeigen keine eindeutige Überlegenheit eines einzelnen DMARD zur Kontrolle der entzündlichen Aktivität der RA. Bezüglich der Gelenkdestruktion erscheinen MTX, Leflunomid, Sulfasalazin und parenterales Gold einer Therapie mit Hydroxychloroquin und Minocyclin überlegen zu sein. Aufgrund des guten Wirkungs- und Nebenwirkungsprofils wird insbesondere bei bereits vorliegenden radiologischen Veränderungen MTX häufig als Ersttherapeutikum eingesetzt. Bei persistierender Krankheitsaktivität nach 2 bis 3-mona-tiger MTX-Therapie ist der Ausbau der Basismedikation mit einem weiteren DMARD zu empfehlen, wodurch die Toxizität nicht wesentlich gesteigert wird (Ausnahme: Kombination MTX und CYA). Allenfalls kann bei starker Aktivität bereits zu diesem Zeitpunkt ein TNF-α-Hemmer in Kombination mit MTX eingesetzt werden. Zwar scheinen Kombinationen von TNF-α-Hemmern mit MTX wirksamer als DMARD-Kombinationen zu sein, direkte Vergleichsstudien fehlen aber. Falls nach weiteren 3 Monaten unter einer MTX-DMARD-Kombination eine entzündliche Aktivität nachweisbar ist, sollte die MTX-Therapie mit einem TNF-α-Hemmer mit dem Ziel der Remissionsinduktion und -erhaltung ergänzt werden.

Bei ungenügender Wirksamkeit von TNF-Hemmern stehen als therapeutische Alternativen weitere Biologics in Kombination mit MTX zur Verfügung (Rituximab, Abatacept, Tocilizumab).

3.7. Literatur

1. Breedveld FC, Kalden JR. Appropriate and effective management of rheumatoid arthritis. Ann Rheum Dis 2004;63:627-33.

2. O'Dell JR. Therapeutic strategies for rheumatoid arthritis. N Engl J Med 2004;350:2591-602.

3. Guidelines for the management of rheumatoid arthritis: 2002 update. Arthritis Rheum 2002;46:328-46.

4. Suarez-Almazor ME, Belseck E, Shea B, Wells G, Tugwell P. Methotrexate for rheumatoid arthritis. Cochrane Database Syst Rev 2000:CD000957.

5. Andersen PA, West SG, O'Dell JR, Via CS, Claypool RG, Kotzin BL. Weekly pulse methotrexate in rheumatoid arthritis. Clinical and immunologic effects in a randomized, double-blind study. Ann Intern Med 1985;103:489-96.

6. Weinblatt ME, Coblyn JS, Fox DA, Fraser PA, Holdsworth DE, Glass DN, et al. Efficacy of low-dose methotrexate in rheumatoid arthritis. N Engl J Med 1985;312:818-22.

7. Williams HJ, Willkens RF, Samuelson CO, Jr., Alarcon GS, Guttadauria M, Yarboro C, et al. Comparison of low-dose oral pulse methotrexate and placebo in the treatment of rheumatoid arthritis. A controlled clinical trial. Arthritis Rheum 1985;28:721-30.

8. Furst DE, Erikson N, Clute L, Koehnke R, Burmeister LF, Kohler JA. Adverse experience with methotrexate during 176 weeks of a longterm prospective trial in patients with rheumatoid arthritis. J Rheumatol 1990;17:1628-35.

9. Pinheiro GR, Helfenstein Junior M, Ferraz MB, Atra E. [A short-term randomized controlled study with methotrexate in rheumatoid arthritis]. Rev Assoc Med Bras 1993;39:91-4.

10. Strand V, Cohen S, Schiff M, Weaver A, Fleischmann R, Cannon G, et al. Treatment of active rheumatoid arthritis with leflunomide compared with placebo and methotrexate. Leflunomide Rheumatoid Arthritis Investigators Group. Arch Intern Med 1999;159:2542-50.

11. Rau R, Herborn G, Karger T, Werdier D. Retardation of radiologic progression in rheumatoid arthritis with methotrexate therapy. A controlled study. Arthritis Rheum 1991;34:1236-44.

12. Jeurissen ME, Boerbooms AM, van de Putte LB, Doesburg WH, Lemmens AM. Influence of methotrexate and azathioprine on radiologic progression in rheumatoid arthritis. A randomized, double-blind study. Ann Intern Med 1991;114:999-1004.

13. Weinblatt ME, Polisson R, Blotner SD, Sosman JL, Aliabadi P, Baker N, et al. The effects of drug therapy on radiographic progression of rheumatoid arthritis. Results of a 36-week randomized trial comparing methotrexate and auranofin. Arthritis Rheum 1993;36:613-9.

14. Lopez-Mendez A, Daniel WW, Reading JC, Ward JR, Alarcon GS. Radiographic assessment of disease progression in rheumatoid arthritis patients enrolled in the cooperative systematic studies of the rheumatic diseases program randomized clinical trial of methotrexate, auranofin, or a combination of the two. Arthritis Rheum 1993; 36:1364-9.

15. van der Heijde DM, van Leeuwen MA, van Riel PL, van de Putte LB. Radiographic progression on radiographs of hands and feet during the first 3 years of rheumatoid arthritis measured according to Sharp's method (van der Heijde modification). J Rheumatol 1995;22: 1792-6.

16. Strand V, Sharp JT. Radiographic data from recent randomized controlled trials in rheumatoid arthritis: what have we learned? Arthritis Rheum 2003;48:21-34.

17. Sharp JT, Strand V, Leung H, Hurley F, Loew-Friedrich I. Treatment with leflunomide slows radiographic progression of rheumatoid arthritis: results from three randomized controlled trials of leflunomide in patients with active rheumatoid arthritis. Leflunomide Rheumatoid Arthritis Investigators Group. Arthritis Rheum 2000;43:495-505.

18. Felson DT, Anderson JJ, Meenan RF. Use of short-term efficacy/toxicity tradeoffs to select second-line drugs in rheumatoid arthritis. A metaanalysis of published clinical trials. Arthritis Rheum 1992;35:1117-25.

19. Maetzel A, Wong A, Strand V, Tugwell P, Wells G, Bombardier C. Meta-analysis of treatment termination rates among rheumatoid arthritis patients receiving disease-modifying anti-rheumatic drugs. Rheumatology 2000;39:975-81.

20. Choi HK, Hernan MA, Seeger JD, Robins JM, Wolfe F. Methotrexate and mortality in patients with rheumatoid arthritis: a prospective study. Lancet 2002;359:1173-7.

21. Osiri M, Shea B, Robinson V, Suarez-Almazor M, Strand V, Tugwell P, et al. Leflunomide for the treatment of rheumatoid arthritis: a systematic review and metaanalysis. J Rheumatol 2003;30:1182-90.

22. Hewitson PJ, Debroe S, McBride A, Milne R. Leflunomide and rheumatoid arthritis: a systematic review of effectiveness, safety and cost implications. J Clin Pharm Ther 2000;25:295-302.

23. Mladenovic V, Domljan Z, Rozman B, Jajic I, Mihajlovic D, Dordevic J, et al. Safety and effectiveness of leflunomide in the treatment of patients with active rheumatoid arthritis. Results of a randomized, placebo-controlled, phase II study. Arthritis Rheum 1995;38:1595-603.

24. Smolen JS, Kalden JR, Scott DL, Rozman B, Kvien TK, Larsen A, et al. Efficacy and safety of leflunomide compared with placebo and sulphasalazine in active rheumatoid arthritis: a double-blind, randomised, multicentre trial. European Leflunomide Study Group. Lancet 1999;353:259-66.

25. Osiri M, Shea B, Robinson V, Suarez-Almazor M, Strand V, Tugwell P, et al. Leflunomide for treating rheumatoid arthritis. Cochrane Database Syst Rev 2003(1): CD002047.

26. Emery P, Breedveld FC, Lemmel EM, Kaltwasser JP, Dawes PT, Gomor B, et al. A comparison of the efficacy and safety of leflunomide and methotrexate for the treatment of rheumatoid arthritis. Rheumatology 2000;39: 655-65.

27. Scott DL, Smolen JS, Kalden JR, van de Putte LB, Larsen A, Kvien TK, et al. Treatment of active rheumatoid arthritis with leflunomide: two year follow up of a double blind, placebo controlled trial versus sulfasalazine. Ann Rheum Dis 2001;60:913-23.

28. Cohen S, Cannon GW, Schiff M, Weaver A, Fox R, Olsen N, et al. Two-year, blinded, randomized, controlled trial of treatment of active rheumatoid arthritis with leflunomide compared with methotrexate. Utilization of Leflunomide in the Treatment of Rheumatoid Arthritis Trial Investigator Group. Arthritis Rheum 2001;44: 1984-92.

29. Weinblatt ME, Reda D, Henderson W, Giobbie-Hurder A, Williams D, Diani A, et al. Sulfasalazine treatment for rheumatoid arthritis: a metaanalysis of 15 randomized trials. J Rheumatol 1999;26:2123-30.

30. Suarez-Almazor ME, Belseck E, Shea B, Wells G, Tugwell P. Sulfasalazine for rheumatoid arthritis. Cochrane Database Syst Rev 2000(2):CD000958.

31. van der Heijde DM, van Riel PL, Nuver-Zwart IH, Gribnau FW, vad de Putte LB. Effects of hydroxychloroquine and sulphasalazine on progression of joint damage in rheumatoid arthritis. Lancet 1989;1:1036-8.

32. Capell HA, Maiden N, Madhok R, Hampson R, Thomson EA. Intention-to-treat analysis of 200 patients with rheumatoid arthritis 12 years after random allocation to either sulfasalazine or penicillamine. J Rheumatol 1998;25:1880-6.

33. Suarez-Almazor ME, Belseck E, Shea B, Homik J, Wells G, Tugwell P. Antimalarials for treating rheumatoid arthritis. Cochrane Database Syst Rev 2000(4): CD000959.

34. Avina-Zubieta JA, Galindo-Rodriguez G, Newman S, Suarez-Almazor ME, Russell AS. Long-term effectiveness of antimalarial drugs in rheumatic diseases. Ann Rheum Dis 1998;57:582-7.

35. Jessop JD, O'Sullivan MM, Lewis PA, Williams LA, Camilleri JP, Plant MJ, et al. A long-term five-year randomized controlled trial of hydroxychloroquine, sodium aurothiomalate, auranofin and penicillamine in the treatment of patients with rheumatoid arthritis. Br J Rheumatol 1998;37:992-1002.

36. Kloppenburg M, Breedveld FC, Terwiel JP, Mallee C, Dijkmans BA. Minocycline in active rheumatoid arthritis. A double-blind, placebo-controlled trial. Arthritis Rheum 1994;37:629-36.

37. Tilley BC, Alarcon GS, Heyse SP, Trentham DE, Neuner R, Kaplan DA, et al. Minocycline in rheumatoid arthritis. A 48-week, double-blind, placebo-controlled trial. MIRA Trial Group. Ann Intern Med 1995;122:81-9.

38. O'Dell JR, Haire CE, Palmer W, Drymalski W, Wees S, Blakely K, et al. Treatment of early rheumatoid arthritis with minocycline or placebo: results of a randomized, double-blind, placebo-controlled trial. Arthritis Rheum 1997;40:842-8.

39. Bluhm GB, Sharp JT, Tilley BC, Alarcon GS, Cooper SM, Pillemer SR, et al. Radiographic results from the Minocycline in Rheumatoid Arthritis (MIRA) Trial. J Rheumatol 1997;24:1295-302.

40. Stone M, Fortin PR, Pacheco-Tena C, Inman RD. Should tetracycline treatment be used more extensively for rheumatoid arthritis? Metaanalysis demonstrates clinical benefit with reduction in disease activity. J Rheumatol 2003;30:2112-22.

41. Clark P, Tugwell P, Bennet K, Bombardier C, Shea B, Wells G, et al. Injectable gold for rheumatoid arthritis. Cochrane Database Syst Rev 2000(2):CD000520.

42. Rau R. [Does parenteral gold inhibit roentgen progression of chronic polyarthritis?]. Z Rheumatol 1996; 55:307-18.

43. Hamilton J, McInnes IB, Thomson EA, Porter D, Hunter JA, Madhok R, et al. Comparative study of intramuscular gold and methotrexate in a rheumatoid arthritis population from a socially deprived area. Ann Rheum Dis 2001;60:566-72.

44. Kvien TK, Zeidler HK, Hannonen P, Wollheim FA, Forre O, Hafstrom I, et al. Long term efficacy and safety of cyclosporin versus parenteral gold in early rheumatoid arthritis: a three year study of radiographic progression, renal function, and arterial hypertension. Ann Rheum Dis 2002;61:511-6.

45. Suarez-Almazor ME, Spooner CH, Belseck E, Shea B. Auranofin versus placebo in rheumatoid arthritis. Cochrane Database Syst Rev 2000:CD002048.

46. Bendix G, Bjelle A. A 10 year follow up of parenteral gold therapy in patients with rheumatoid arthritis. Ann Rheum Dis 1996;55:169-76.

47. Wells G, Haguenauer D, Shea B, Suarez-Almazor ME, Welch VA, Tugwell P. Cyclosporine for rheumatoid arthritis. Cochrane Database Syst Rev 2000: CD001083.

48. Frediani B , Falsetti P, Bisogno S, et al. Effects of high dose methylprednisolone pulse therapy on bone mass and biochemical markers of bone metabolism in patients with active rheumatoid arthritis: A 12-month randomized prospective controlled study. J Rheumatol 2004;31: 1083-1087.

49. A comparison of prednisolone with aspirin or other analgesics in the treatment of rheumatoid arthritis. A second report by the joint committee of the Medical Research Council and Nuffield Foundation on clinical trials of cortisone, ACTH, and other therapeutic measures in chronic rheumatic diseases. Ann Rheum Dis 1960;19: 331-7.

50. Kirwan JR. The effect of glucocorticoids on joint destruction in rheumatoid arthritis. The Arthritis and Rheumatism Council Low-Dose Glucocorticoid Study Group. N Engl J Med 1995;333:142-6.

51. Hickling P, Jacoby RK, Kirwan JR. Joint destruction after glucocorticoids are withdrawn in early rheumatoid arthritis. Arthritis and Rheumatism Council Low Dose Glucocorticoid Study Group. Br J Rheumatol 1998;37: 930-6.

52. Van Everdingen AA, Jacobs JW, Siewertsz Van Reesema DR, Bijlsma JW. Low-dose prednisone therapy for patients with early active rheumatoid arthritis: clinical efficacy, disease-modifying properties, and side effects: a randomized, double-blind, placebo-controlled clinical trial. Ann Intern Med 2002;136:1-12.

53. Gotzsche PC, Johansen HK. Meta-analysis of short-term low dose prednisolone versus placebo and non-steroidal anti-inflammatory drugs in rheumatoid arthritis. BMJ 1998;316:811-8.

54. Criswell LA, Saag KG, Sems KM, Welch V, Shea B, Wells G, et al. Moderate-term, low-dose corticosteroids for rheumatoid arthritis. Cochrane Database Syst Rev 2000:CD001158.

55. Capell HA, Madhok R, Hunter JA, Porter D, Morrison E, Larkin J, et al. Lack of radiological and clinical benefit over two years of low dose prednisolone for rheumatoid arthritis: results of a randomised controlled trial. Ann Rheum Dis 2004;63:797-803.

56. Moreland LW, Baumgartner SW, Schiff MH, Tindall EA, Fleischmann RM, Weaver AL, et al. Treatment of rheumatoid arthritis with a recombinant human tumor necrosis factor receptor (p75)-Fc fusion protein. N Engl J Med 1997;337:141-7.

57. Moreland LW, Schiff MH, Baumgartner SW, Tindall EA, Fleischmann RM, Bulpitt KJ, et al. Etanercept therapy in rheumatoid arthritis. A randomized, controlled trial. Ann Intern Med 1999;130:478-86.

58. Klareskog L, van der Heijde D, de Jager JP, Gough A, Kalden J, Malaise M, et al. Therapeutic effect of the combination of etanercept and methotrexate compared with each treatment alone in patients with rheumatoid arthritis: double-blind randomised controlled trial. Lancet 2004;363:675-81.

59. van der Heijde D, Landewe R, Klareskog L, Rodriguez-Valverde V, Settas L, Pedersen R, et al. Presentation and analysis of data on radiographic outcome in clinical trials: experience from the TEMPO study. Arthritis Rheum 2005;52:49-60.

60. Elliott MJ, Maini RN, Feldmann M, Kalden JR, Antoni C, Smolen JS, et al. Randomised double-blind comparison of chimeric monoclonal antibody to tumour necrosis factor alpha (cA2) versus placebo in rheumatoid arthritis. Lancet 1994;344:1105-10.

61. Maini RN, Breedveld FC, Kalden JR, Smolen JS, Davis D, Macfarlane JD, et al. Therapeutic efficacy of multiple intravenous infusions of anti-tumor necrosis factor alpha monoclonal antibody combined with low-dose weekly methotrexate in rheumatoid arthritis. Arthritis Rheum 1998;41:1552-63.

62. van de Putte LB, Rau R, Breedveld FC, Kalden JR, Malaise MG, van Riel PL, et al. Efficacy and safety of the fully human anti-tumour necrosis factor alpha monoclonal antibody adalimumab (D2E7) in DMARD refractory patients with rheumatoid arthritis: a 12 week, phase II study. Ann Rheum Dis 2003;62:1168-77.

63. van de Putte LB, Atkins C, Malaise M, Sany J, Russell AS, van Riel PL, et al. Efficacy and safety of adalimumab as monotherapy in patients with rheumatoid arthritis for whom previous disease modifying antirheumatic drug treatment has failed. Ann Rheum Dis 2004;63:508-16.

64. den Broeder A, van de Putte L, Rau R, Schattenkirchner M, Van Riel P, Sander O, et al. A single dose, placebo controlled study of the fully human anti-tumor necrosis factor-alpha antibody adalimumab (D2E7) in patients with rheumatoid arthritis. J Rheumatol 2002;29:2288-98.

65. Drevlow BE, Lovis R, Haag MA, Sinacore JM, Jacobs C, Blosche C, et al. Recombinant human interleukin-1 receptor type I in the treatment of patients with active rheumatoid arthritis. Arthritis Rheum 1996;39:257-65.

66. Campion GV, Lebsack ME, Lookabaugh J, Gordon G, Catalano M. Dose-range and dose-frequency study of recombinant human interleukin-1 receptor antagonist in patients with rheumatoid arthritis. The IL-1Ra Arthritis Study Group. Arthritis Rheum 1996;39:1092-101.

67. Bresnihan B, Alvaro-Gracia JM, Cobby M, Doherty M, Domljan Z, Emery P, et al. Treatment of rheumatoid arthritis with recombinant human interleukin-1 receptor antagonist. Arthritis Rheum 1998;41:2196-204.

68. Nuki G, Bresnihan B, Bear MB, McCabe D. Long-term safety and maintenance of clinical improvement following treatment with anakinra (recombinant human interleukin-1 receptor antagonist) in patients with rheumatoid arthritis: extension phase of a randomized, double-blind, placebo-controlled trial. Arthritis Rheum 2002;46:2838-46.

69. Jiang Y, Genant HK, Watt I, Cobby M, Bresnihan B, Aitchison R, et al. A multicenter, double-blind, dose-ranging, randomized, placebo-controlled study of recombinant human interleukin-1 receptor antagonist in patients with rheumatoid arthritis: radiologic progression and correlation of Genant and Larsen scores. Arthritis Rheum 2000;43:1001-9.

70. Bresnihan B, Newmark R, Robbins S, Genant HK. Effects of anakinra monotherapy on joint damage in patients with rheumatoid arthritis. Extension of a 24-week randomized, placebo-controlled trial. J Rheumatol 2004; 31:1103-11.

71. Fleischmann RM, Schechtman J, Bennett R, Handel ML, Burmester GR, Tesser J, et al. Anakinra, a recombinant human interleukin-1 receptor antagonist (r-metHuIL-1ra), in patients with rheumatoid arthritis: A large, international, multicenter, placebo-controlled trial. Arthritis Rheum 2003;48:927-34.

72. Edwards JC, Szczepanski L, Szechinski J, Filipowicz-Sosnowska A, Emery P, Close DR, et al. Efficacy of B-cell-targeted therapy with rituximab in patients with rheumatoid arthritis. N Engl J Med 2004;350:2572-81.

73. Moreland LW, Alten R, Van den Bosch F, et al. Costimulatory blockade in patients with rheumatoid arthritis: a pilot, dose-finding, double-blind, placebo-controlled

clinical trial evaluating CTLA4Ig and LEA29Y eighty-five days after the first infusion. Arthritis Rheum 2002; 46:1470-79.

74. Nishimoto N, Yoshizaki K, Miyasaka N, Yamamoto K, Kawai S, Takeuchi T, et al. Treatment of rheumatoid arthritis with humanized anti-interleukin-6 receptor antibody: a multicenter, double-blind, placebo-controlled trial. Arthritis Rheum 2004;50:1761-9.

75. Maini RN, Taylor PC, Szechinski J, Pavelka K, Bröll J, Balint G, et al. Double-blind randomized controlled clinical trial of the interleukin-6 receptor antagonist, tocilizumab, in european patients with rheumatoid arthritis who had an incomplete response to methotrexate. 2006; 54:2817-29.

76. Nishimoto N, Hashimoto J, Miyasaka N, Yamamoto K, Kawai S, Takeuchi T, et al. Study of active controlled monotherapy used for rheumatoid arthritis, an IL-6 inhibitor (SAMURAI): evidence of clinical and radiographic benefit from an X-ray reader-blinded randomised controlled trial of tocilizumab. Ann Rheum Dis 2007; published online May 7. DOI:10.1136/ard.2006.068064.

77. Pincus T, Marcum SB, Callahan LF. Longterm drug therapy for rheumatoid arthritis in seven rheumatology private practices: II. Second line drugs and prednisone. J Rheumatol 1992;19:1885-94.

78. Wolfe F, Hawley DJ, Cathey MA. Termination of slow acting antirheumatic therapy in rheumatoid arthritis: a 14-year prospective evaluation of 1017 consecutive starts. J Rheumatol 1990;17:994-1002.

79. Ortendahl M, Holmes T, Schettler JD, Fries JF. The methotrexate therapeutic response in rheumatoid arthritis. J Rheumatol 2002;29:2084-91.

80. Herman RA, Veng-Pedersen P, Hoffman J, Koehnke R, Furst DE. Pharmacokinetics of low-dose methotrexate in rheumatoid arthritis patients. J Pharm Sci 1989; 78:165-71.

81. Brooks PJ, Spruill WJ, Parish RC, Birchmore DA. Pharmacokinetics of methotrexate administered by intramuscular and subcutaneous injections in patients with rheumatoid arthritis. Arthritis Rheum 1990;33:91-4.

82. Furst DE, Koehnke R, Burmeister LF, Kohler J, Cargill I. Increasing methotrexate effect with increasing dose in the treatment of resistant rheumatoid arthritis. J Rheumatol 1989;16:313-20.

83. Morgan SL, Baggott JE, Vaughn WH, Austin JS, Veitch TA, Lee JY, et al. Supplementation with folic acid during methotrexate therapy for rheumatoid arthritis. A double-blind, placebo-controlled trial. Ann Intern Med 1994;121:833-41.

84. van Ede AE, Laan RF, Rood MJ, Huizinga TW, van de Laar MA, van Denderen CJ, et al. Effect of folic or folinic acid supplementation on the toxicity and efficacy of methotrexate in rheumatoid arthritis: a forty-eight week, multicenter, randomized, double-blind, placebo-controlled study. Arthritis Rheum 2001;44:1515-24.

85. Kremer JM, Genovese MC, Cannon GW, Caldwell JR, Cush JJ, Furst DE, et al. Concomitant leflunomide therapy in patients with active rheumatoid arthritis despite stable doses of methotrexate. A randomized, double-blind, placebo-controlled trial. Ann Intern Med 2002;137:726-33.

86. Kremer J, Genovese M, Cannon GW, Caldwell J, Cush J, Furst DE, et al. Combination leflunomide and methotrexate (MTX) therapy for patients with active rheumatoid arthritis failing MTX monotherapy: open-label extension of a randomized, double-blind, placebo controlled trial. J Rheumatol 2004;31:1521-31.

87. O'Dell JR, Haire CE, Erikson N, Drymalski W, Palmer W, Eckhoff PJ, et al. Treatment of rheumatoid arthritis with methotrexate alone, sulfasalazine and hydroxychloroquine, or a combination of all three medications. N Engl J Med 1996;334:1287-91.

88. O'Dell JR, Leff R, Paulsen G, Haire C, Mallek J, Eckhoff PJ, et al. Treatment of rheumatoid arthritis with methotrexate and hydroxychloroquine, methotrexate and sulfasalazine, or a combination of the three medications: results of a two-year, randomized, double-blind, placebo-controlled trial. Arthritis Rheum 2002;46:1164-70.

89. Tugwell P, Pincus T, Yocum D, Stein M, Gluck O, Kraag G, et al. Combination therapy with cyclosporine and methotrexate in severe rheumatoid arthritis. The Methotrexate-Cyclosporine Combination Study Group. N Engl J Med 1995;333:137-41.

90. Stein CM, Pincus T, Yocum D, Tugwell P, Wells G, Gluck O, et al. Combination treatment of severe rheumatoid arthritis with cyclosporine and methotrexate for forty-eight weeks: an open-label extension study. The Methotrexate-Cyclosporine Combination Study Group. Arthritis Rheum 1997;40:1843-51.

91. Lehman AJ, Esdaile JM, Klinkhoff AV, Grant E, Fitzgerald A, Canvin J. A 48-week, randomized, double-blind, double-observer, placebo-controlled multicenter trial of combination methotrexate and intramuscular gold therapy in rheumatoid arthritis: results of the MET-GO study. Arthritis Rheum 2005;52:1360-70.

92. Weinblatt ME, Kremer JM, Bankhurst AD, Bulpitt KJ, Fleischmann RM, Fox RI, et al. A trial of etanercept, a recombinant tumor necrosis factor receptor:Fc fusion protein, in patients with rheumatoid arthritis receiving methotrexate. N Engl J Med 1999;340:253-9.

93. van der Heijde DM, Klareskog L, Rodriguez-Valverde V, Codreanu C, Bolosiu H, Melo-Gomes J, et al. Comparison of etanercept and methotrexate, alone and combined, in the treatment of rheumatoid arthritis: two-

year clinical and radiographic results from the TEMPO-study, a double-blind, randomized trial. Arthritis Rheum 2006;54:1063-74.

94. Landewé R, van der Heijde D, Klareskog K, van Vollenhoven R, Fatenejad S. Disconnect between inflammation and joint destruction after treatment with etanercept plus methotrexate: results from the trial of etanercept and methotrexate with radiographic and patient outcomes. Arthritis Rheum 2006;54:3119-25.

95. Van Riel PL, Taggart AJ, Sany J, Gaubitz M, Nab HW et al. Efficacy and safety of combination etanercept and methotrexate versus etanercept alone in patients with an inadequate response to methotrexate: the ADORE study. Ann Rheum Dis 2006; 65: 1478-83

96. Combe B, Codreanu C, Fiocco U, Gaubitz M, Geusens PP, Kvien TK et al. Etanercept and sulfasalazine, alone and combined, in patients with active rheumatoid arthritis despite receiving sulfasalazine: a double-blind comparison. Ann Rheum Dis 2006; 65: 1357-62.

97. Kavanaugh A, St Clair EW, McCune WJ, Braakman T, Lipsky P. Chimeric anti-tumor necrosis factor-alpha monoclonal antibody treatment of patients with rheumatoid arthritis receiving methotrexate therapy. J Rheumatol 2000;27:841-50.

98. Maini R, St Clair EW, Breedveld F, Furst D, Kalden J, Weisman M, et al. Infliximab (chimeric anti-tumour necrosis factor alpha monoclonal antibody) versus placebo in rheumatoid arthritis patients receiving concomitant methotrexate: a randomised phase III trial. ATTRACT Study Group. Lancet 1999;354:1932-9.

99. Maini RN, Breedveld FC, Kalden JR, Smolen JS, Furst D, Weisman MH, et al. Sustained improvement over two years in physical function, structural damage, and signs and symptoms among patients with rheumatoid arthritis treated with infliximab and methotrexate. Arthritis Rheum 2004;50:1051-65.

100. Lipsky PE, van der Heijde DM, St Clair EW, Furst DE, Breedveld FC, Kalden JR, et al. Infliximab and methotrexate in the treatment of rheumatoid arthritis. Anti-Tumor Necrosis Factor Trial in Rheumatoid Arthritis with Concomitant Therapy Study Group. N Engl J Med 2000;343:1594-602.

101. Sharp JT, Van Der Heijde D, Boers M, Boonen A, Bruynesteyn K, Emery P, et al. Repair of erosions in rheumatoid arthritis does occur. Results from 2 studies by the OMERACT Subcommittee on Healing of Erosions. J Rheumatol 2003;30:1102-7.

102. van der Heijde D, Landewe R. Imaging: do erosions heal? Ann Rheum Dis 2003;62 Suppl 2:ii10-2.

103. Smolen JS, Han C, Bala M, Maini RN, Kalden JR, van der Heijde D, et al. Evidence of radiographic benefit of treatment with infliximab plus methotrexate in rheumatoid arthritis patients who had no clinical improvement: a detailed subanalysis of data from the anti-tumor necrosis factor trial in rheumatoid arthritis with concomitant therapy study. Arthritis Rheum 2005;52:1020-30.

104. Goekoop-Ruiterman, Y.P., et al., Clinical and radiographic outcomes of four different treatment strategies in patients with early rheumatoid arthritis (the BeSt study): a randomized, controlled trial. Arthritis Rheum, 2005;52:3381-90.

105. Weinblatt ME, Keystone EC, Furst DE, Moreland LW, Weisman MH, Birbara CA, et al. Adalimumab, a fully human anti-tumor necrosis factor alpha monoclonal antibody, for the treatment of rheumatoid arthritis in patients taking concomitant methotrexate: the ARMADA trial. Arthritis Rheum 2003;48:35-45.

106. Weisman MH, Moreland LW, Furst DE, Weinblatt ME, Keystone EC, Paulus HE, et al. Efficacy, pharmacokinetic, and safety assessment of adalimumab, a fully human anti-tumor necrosis factor-alpha monoclonal antibody, in adults with rheumatoid arthritis receiving concomitant methotrexate: a pilot study. Clin Ther 2003;25:1700-21.

107. Keystone EC, Kavanaugh AF, Sharp JT, Tannenbaum H, Hua Y, Teoh LS, et al. Radiographic, clinical, and functional outcomes of treatment with adalimumab (a human anti-tumor necrosis factor monoclonal antibody) in patients with active rheumatoid arthritis receiving concomitant methotrexate therapy: a randomized, placebo-controlled, 52-week trial. Arthritis Rheum 2004;50:1400-11.

108. Breedveld FC, Weisman MH, Kavanaugh AF, Cohen SB, Pavelka K, Van Vollenhoven R, Perez JL, Spencer-Green GT. The efficacy and safety of adalimumab (Humira) plus methotrexate vs. adalimumab alone or methotrexate alone in the early treatment of rheumatoid arthritis (RA): 1- and 2-year results of the PREMIER study. Ann Rheum Dis 2005; 64 (Suppl III): 60.

109. Furst DE, Breedveld FC, Kalden JR, Smolen JS, Burmester GR, Dougados M, et al. Updated consensus statement on biological agents for the treatment of rheumatoid arthritis and other immune mediated inflammatory diseases. Ann Rheum Dis 2003;62 Suppl 2:ii2-9.

110. Geborek P, Crnkic M, Petersson IF, Saxne T. Etanercept, infliximab, and leflunomide in established rheumatoid arthritis: clinical experience using a structured follow up programme in southern Sweden. Ann Rheum Dis 2002;61:793-8.

111. Hochberg MC, Tracy JK, Hawkins-Holt M, Flores RH. Comparison of the efficacy of the tumour necrosis factor alpha blocking agents adalimumab, etanercept, and infliximab when added to methotrexate in patients with active rheumatoid arthritis. Ann Rheum Dis 2003; 62 Suppl 2:ii13-6.

112. van Vollenhoven R, Harju A, Brannemark S, Klares-kog L. Treatment with infliximab (Remicade) when etanercept (Enbrel) has failed or vice versa: data from the STURE registry showing that switching tumour necrosis factor alpha blockers can make sense. Ann Rheum Dis 2003;62:1195-8.

113. Haraoui B, Keystone EC, Thorne JC, Pope JE, Chen I, Asare CG, et al. Clinical outcomes of patients with rheumatoid arthritis after switching from infliximab to etanercept. J Rheumatol 2004;31:2356-9.

114. Brocq O, Albert C, Roux C, Gerard D, Breuil V, Ziegler LE. Adalimumab in rheumatoid arthritis after failed infliximab and/or etanercept therapy: experience with 18 patients. Joint Bone Spine 2004;71:601-3.

115. Buch MH, Seto Y, Bingham SJ, Bejarano V, Bryer D, White J, et al. C-reactive protein as a predictor of infliximab treatment outcome in patients with rheumatoid arthritis: Defining subtypes of nonresponse and subsequent response to etanercept. Arthritis Rheum 2005;52: 42-8.

116. Bennett AN, Peterson P, Zain A, Grumley J, Panayi G, Kirkham B. Adalimumab in clinical practice. Outcome in 70 rheumatoid arthritis patients, including comparison of patients with and without previous anti-TNF exposure. Rheumatology doi:10.1093/rheumatology/keh673, 2005.

117. Keystone E, Mason D, Combe B. The anti-TNF Certolizumab Pegol in combination with methotrexate is significantly more effective than methotrexate alone in the treatment of patients with active rheumatoid arthritis: preliminary results from the RAPID 1 study. Ann Rheum Dis 2007;66(Suppl.II):55.

118. Smolen J, Brzezicki J, Mason D, Kavanaugh A. Efficacy and safety of certolizumab pegol in combination with methotrexate (MTX) in patients with active rheumatoid arthritis despite MTX therapy: results from the RAPID 2 study. Ann Rheum Dis 2007;66(Suppl.II):187-8.

119. Kay J, Matteson EL, Dasgupta B, Nash P, Durez P, Hall S, et al. One-year results of Golimumab compared with placebo in patients with active RA despite treatment with methotrexate: a phase II, randomized, double-blind, placebo-controlled, dose-ranging trial. Arthritis Rheum 2006;54(Suppl):833.

120. Cohen S, Hurd E, Cush J, Schiff M, Weinblatt ME, Moreland LW, et al. Treatment of rheumatoid arthritis with anakinra, a recombinant human interleukin-1 receptor antagonist, in combination with methotrexate: results of a twenty-four-week, multicenter, randomized, double-blind, placebo-controlled trial. Arthritis Rheum 2002;46:614-24.

121. Cohen SB, Moreland LW, Cush JJ, Greenwald MW, Block S, Shergy WJ, et al. A multicentre, double blind, randomised, placebo controlled trial of anakinra (Kineret), a recombinant interleukin 1 receptor antagonist, in patients with rheumatoid arthritis treated with background methotrexate. Ann Rheum Dis 2004;63:1062-8.

122. Genovese MC, Cohen S, Moreland L, Lium D, Robbins S, Newmark R, et al. Combination therapy with etanercept and anakinra in the treatment of patients with rheumatoid arthritis who have been treated unsuccessfully with methotrexate. Arthritis Rheum 2004;50: 1412-9.

123. Emery P, Fleischmann R, Filipowicz-Sosnowska A, Schechtman J, Szczepanski L, Kavanaugh A, et al. The efficacy and safety of rituximab in patients with active rheumatoid arthritis despite methotrexat treatment: results of a phase IIb randomized, double-blind, placebo-controlled, dose-ranging trial. Arthritis Rheum 2006; 54:1390-400.

124. Cohen SB, Emery P, Greenwald MW, Dougados M, Furie RA, Genovese MC, et al. Rituximab for rheumatoid arthritis refractory to anti-tumor necrosis factor therapy: Results of a multicenter, randomized, double-blind, placebo-controlled, phase III trial evaluating primary efficacy at twenty-four weeks. Arthritis Rheum 2006; 54;2793-2806.

125. Kremer JM, Westhovens R, Leon M, et al. Treatment of rheumatoid arthritis by selective inhibition of T-cell activation with fusion protein CTLA4Ig. N Engl J Med 2003;349:1907-15.

126. Kremer JM, Dougados M, Emery P et al, Treatment of rheumatoid arthritis with the selective costimulation modulator abatacept: 12-month results of a phase IIB, double-blind, randomized, placebo-controlled trial. Arthritis Rheum 2005;52:2263-71

127. Kremer JM, Genant HK, Moreland LW, Russell AS, Emery P, Abud-Mendoza C, et al. Effects of abatacept in patients with methotrexate-resistant active rheumatoid arthritis: a randomized trial. Ann Intern Med 2006; 144:865-76.

128. Genovese MC, Becker J-C, Schiff M, Luggen M, Sherrer Y, Kremer J, et al. Abatacept for rheumatoid arthritis refractory to tumor necrosis factor α inhibition. N Engl J Med 2005;353:1114-23.

129. Weinblatt M, Combe B, Covucci A, Aranda R, Becker JC, Keystone E. Safety of the selective costimulation modulator abatacept in rheumatoid arthritis patients receiving background biologic and nonbiologic disease-modifying antirheumatic drugs: a one-year randomized, placebo-controlled study. Arthritis Rheum 2006; 54:2807-16.

130. Weinblatt M, Schiff M, Goldman A, Kremer J, Luggen M, Li T, et al. Selective costimulation modulation using abatacept in patients with active rheumatoid ar-

thritis while receiving etanercept: a randomised clinical trial. Ann Rheum Dis 2007;66:228-234.

131. van der Heijde D et al. Combination Etanercept and Methotrexate halts radiographic damage in Patients with moderate RA activity on Methotrexate. Ann Rheum Dis 2007;66 (Suppl II):191.

Juvenile rheumatoide Arthritis

4. Juvenile rheumatoide Arthritis

4.1. Einführung

Verlauf, Komplikationen und Behandlung chronischer Gelenkentzündungen bei Kindern und Jugendlichen (bis 16 Jahre) unterscheiden sich zum Teil wesentlich von der Situation bei Erwachsenen. Kinder und Jugendliche leiden häufig unter Krankheitsbildern, die bei Erwachsenen die Ausnahme darstellen, andere Organe sind häufiger beteiligt, und sowohl die Erkrankung als auch die Therapie können das Wachstum erheblich beeinflussen.

In dieser Alterskategorie werden alle mindestens sechs Wochen persistierenden Arthritiden ohne klare andere Diagnose als *juvenile idiopathische Arthritis* (JIA) bezeichnet.

Die Klassifikation der JIA erfolgt nach der zweiten Revision der Kriterien der *International League of Associations for Rheumatology* (ILAR) in Edmonton 2001 [1,2]. Diese Erkrankungen sind mit einer Prävalenz von 0,3-1,5 auf 1.000 Kinder und Jugendliche und einer Inzidenz von 1,3-19,6/ 100.000/Jahr nicht selten. In Kanada und Öster-

ILAR (Int. League of Associations for Rheumatology) Classification of JIA			
Beginn	Klinik	Subtypen	Assoziiert
Systemisch	*Fieber* (mind. 2 Wochen), flüchtiges lachsfarbenes *Exanthem, extraartikuläre* Manifestationen	Keine	Organomegalie, Lymphadenopathie, manchmal Serositis
Oligoartikulär	< 5 Gelenke in den ersten 6 Monaten *Persistierende Oligoarthritis Extended Oligoarthritis*	Frühkindlich Später	Weiblich, ANA, chronische Uveitis Männlich, > 8 Jahre, Sacroiliitis, HLA B27
Polyartikulär	≥ 5 Gelenke in ersten 6 Monaten	RF negativ RF positiv	Späte Kindheit Späte Kindheit, ähnlich Erwachsenen

Psoriasisarthritis	• Arthritis *und* Psoriasis
	• Arthritis *und mindestens 2 Kriterien:*
	  - Daktylitis
	  - *nail pitting* oder Onycholyse
	  - Psoriasis bei Verwandten 1. Grades		

Enthesitis bezogene Arthritis	• Arthritis *und* Enthesitis
	• Arthritis *oder* Enthesitis *und mindestens 2 Kriterien:*
	  - Sakroiliakalschmerz ± Lumbosakralschmerz
	  - HLA B27
	  - Arthritis bei Jungen > 6 Jahre
	  - Akute (symptomatische) anteriore Uveitis
	  - Verwandte 1. Grades mit Morbus Bechterew
	  - Sakroiliitis mit chronisch-entzündlicher Darmerkrankung
	  - Reiter-Syndrom		

Undifferenzierte Arthritis	Fällt in *keine erwähnte Kategorie **oder** passt in 2 oder mehrere Kategorien*		

Tab. 4.1: Einteilung der JIA nach ILAR [2].

reich wurden Inzidenzen von 3,14 und 4,28/ 100.000/Jahr beschrieben [3,4]. Spätschäden verursachen große persönliche Probleme und aufgrund der häufig eingeschränkten Erwerbsfähigkeit hohe sozioökonomische Kosten.

Frühe Diagnose und rasche, adäquate Therapie sind daher von großer Bedeutung. In den letzten Jahren haben Fachärzte für Kinder- und Jugendheilkunde deshalb international große Anstrengungen unternommen, die Therapie der JIA auf eine evidenzbasierte Grundlage zu stellen und rasch eine Verbesserung der Prognose der JIA zu erzielen. Dennoch bleiben aus wirtschaftlichen Gründen die meisten klinischen Prüfungen neuer Medikamente nach wie vor auf erwachsene Patientenkollektive beschränkt, viele Therapieformen sind daher bei Kindern und Jugendlichen nicht ausreichend abgesichert. Aus ethischen wie sozialmedizinischen Aspekten ist hier dringend ein Umdenken zu fordern; Kinder und Jugendliche mit rheumatischen Erkrankungen haben ein Recht auf bestmögliche Therapie.

Trotz dieser kritischen Aspekte werden die nachfolgenden Abschnitte belegen, dass schon mit den heute zur Verfügung stehenden neuen Therapiealternativen die Prognose bei JIA auf evidenzbasierter Grundlage wesentlich gebessert werden kann.

4.2. Einteilung der JIA

Die Einteilung der JIA nach der ILAR-Klassifikation ist in Tab. 4.1 zusammengefasst und soll hier nur kurz kommentiert werden [1,2].

Die **systemische Form der JIA** (sJIA, früher Morbus Still genannt) ist durch oft hohes Fieber, extraartikuläre Manifestationen (z.B. Lymphadenopathie, Serositis), eventuell ein flüchtiges Exanthem und durch eine Arthritis gekennzeichnet. Letztere kann sich allerdings auch erst später, innerhalb von sechs Monaten nach dem ersten Fieberschub, manifestieren.

Die **oligoarthritische Form der JIA**, bei der weniger als 5 Gelenke betroffen sind, kommt in zwei Varianten vor:

• Die frühkindliche Form tritt häufiger bei Mädchen auf. Sie ist mit antinukleären Antikörpern (ANA) und häufig mit einer begleitenden Uveitis vergesellschaftet.

• Die nach dem Alter von 8 Jahren auftretende Form ist bei Knaben häufiger, führt oft zu einer Sakroiliitis und ist mit HLA B27 assoziiert.

Die **persistierende Oligoarthritis** ist prognostisch günstiger als Formen, die in den ersten sechs Monaten in eine Polyarthritis übergehen und als "**extended oligoarthritis**" abgegrenzt werden.

Die in der Regel symmetrische **Polyarthritis** (5 oder mehr Gelenke sind betroffen) tritt meist in der späten Kindheit auf. Im Gegensatz zum Erwachsenenalter ist die **seronegative** (Rheumafaktor negative) **Polyarthritis** wesentlich häufiger, die seropositive Polyarthritis macht nur 5 % der JIA-Fälle aus.

Daneben werden die juvenile **Psoriasisarthritis**, die **Enthesitis-bezogene Arthritis** und **undifferenzierte Arthritiden** abgegrenzt (☞ Tab. 4.1).

4.3. Folgen und Komplikationen der JIA

Historisch wurde die Prognose der JIA immer positiv dargestellt. Dem entgegen stehen aber nun Publikationen, die nur für ein Drittel aller Patienten eine Remission zeigen. Etwa ein Drittel der Patienten, bei denen die Erkrankung über zumindest zehn Jahre besteht, leidet unter schweren Einschränkungen [5]. Risikofaktoren für Krankheitsprogression bei juveniler Oligoarthritis sind Befall von Sprunggelenk und Handgelenk, asymmetrischer Gelenkbefall und erhöhte BSG.

Die Hälfte aller Kinder mit polyartikulärer JIA zeigen zwei Jahre nach Diagnose eine radiologische Progression und sind daher ebenfalls Hochrisikopatienten bezüglich Gelenkzerstörung und Funktionseinschränkung [6]. Nach 5 Jahren sind Gelenkspaltverschmälerungen bei 2/3 der Patienten mit Polyarthritis oder sJIA nachzuweisen [7]. Bei Oligoarthritis ist der Befall von Handgelenk und Sprunggelenk, v.a. wenn beidseits betroffen, prognostisch ungünstig [8]. Etwa 50 % von 215 evaluierten Kindern mit allen Subtypen der JIA zeigen radiologisch fassbare Veränderungen von Gelenke und Knochen, weniger als 10 % aller Patienten sind auch funktionell schwer betroffen [9]. Dies ist vergleichbar mit Daten der Erwachsenen mit rheumatoider Arthritis, die zeigen, dass bis zwei Drittel aller Patienten nach 5 Jahren radiologisch nachweisbare Knochen- und Gelenkschäden aufweisen

[10]. Daher müssen die Remissionsrate und die langfristige Prognose dringend verbessert werden.

> Bei Erwachsenen konnten ein rascherer Therapiebeginn und der Einsatz besserer antientzündlich wirksamer Medikamente die Prognose deutlich verbessern. Ähnliche Verbesserungen müssen auch für Kinder und Jugendliche angestrebt werden, insbesondere durch frühzeitige Diagnose und früher einsetzende wirksame Therapie.

Neben der Gelenksymptomatik ist die Uveitis von großer klinischer Relevanz. So zeigte sich bei JIA-Patienten mit extended Oligoarthritis eine langfristige Glaukomrate von 30 % [11]. Die bewusste Fahndung nach einer klinisch inapparenten Uveitis durch regelmäßige Spaltlampenuntersuchungen ist daher entscheidend.

4.4. Therapie der JIA

4.4.1. Schmerztherapie mit nichtsteroidalen Antirheumatika (NSAR)

> Der medikamentöse Therapiebeginn erfolgt in jedem Fall mit NSAR [12-22]. Mit dieser NSAR-Therapie kann bei jeder Arthritis sofort begonnen werden, auch wenn die Diagnose einer JIA noch nicht feststeht.

Daneben sollten sofort

- Kältepackungen (2x täglich) eingesetzt
- physiotherapeutische und ergotherapeutische Maßnahmen begonnen und
- Belastungen während der Entzündung vermieden werden.

■ Naproxen, Ibuprofen und Diclofenac

Unter den NSAR besteht die meiste Erfahrung für

- Naproxen [17,18]
- Ibuprofen [19,20] und
- Diclofenac [19]

die die in der antirheumatischen Dosis nebenwirkungsreiche Acetylsalicylsäure abgelöst haben.

> - Ab dem Alter von 3 Monaten kann Ibuprofen eingesetzt werden [16] (auch als Saft)
> - ab einem Jahr Naproxen (auch als Saft)
> - ab 5 Jahren Diclofenac [15].

Dabei ist zu bemerken, dass Ibuprofen zwar ab dem Alter von 3 Monaten vor kurzem zugelassen wurde, Langzeitbeobachtungen bei JIA jedoch fehlen. Im Säuglingsalter ist JIA jedoch selten, so dass diese Beobachtung klinisch nicht sehr relevant ist. Bei neu auf den Markt kommenden NSAR wird in der Regel gegen Naproxen verglichen, weil dieses Medikament nach dem ersten Lebensjahr als *state-of-the art*-Medikament zur initialen Behandlung der JIA gilt. Allerdings ist die Häufigkeit der Pseudoporphyrie unter Langzeitgabe von Naproxen mit 10-12 % beachtenswert [23,24].

■ Meloxicam

Eine neuere Alternative zu Naproxen ist Meloxicam, das im Kindes- und Jugendalter in einer Multicenterstudie untersucht wurde. Die geprüfte Dosis liegt bei 0,125-0,25 mg/kg als Einmalgabe täglich. Alle Gruppen (beide Dosen Meloxicam und 10 mg/kg/die Naproxen) führten über ein Jahr zu einer guten klinischen Antwort. Eine Sicherheitsstudie über 52 Wochen zeigte Effektivität und ein gutes Sicherheitsprofil [25,26].

■ Nebenwirkungen

Relevante gastrointestinale Nebenwirkungen der NSAR sind bei Kindern sehr selten und bei Jugendlichen selten, so dass ein Magenschutz erst bei Symptomen verabreicht werden muss. Damit fällt letztlich auch ein wesentliches Argument für den Einsatz von Coxiben als selektiven Hemmern der Cyclooxygenase II weg. Rofecoxib war bei Kindern wirksam und gut verträglich [27], Celecoxib ist im Dezember 2006 von der FDA für Kinder über 2 Jahren zugelassen worden.

Blande Analgetika wie Paracetamol können additiv verabreicht werden, sind aber nicht für die primäre Behandlung der Arthritis geeignet.

4.4.2. Kortikosteroide

Kortisonderivate sind sofort wirksam, sie führen jedoch bei systemischer Gabe zu signifikanten Nebenwirkungen, besonders im Kindes- und Jugendalter während des Körperwachstums. Diese Probleme führen zu einer kritischen Beurteilung des Langzeiteinsatzes bei Kindern und Jugendlichen. Dennoch sind systemische Kortikosteroide zumindest in der Behandlung der systemischen Verlaufsform der juvenilen idiopathischen Arthritis (sJIA) erforderlich. Ihr Einsatz ist aber auch bei anderen Formen der JIA erfolgreich.

Vor allem in der Therapie der bei Kindern weit selteneren seropositiven Form der JIA-Polyarthritis wird die Steroidstoßtherapie eingesetzt (10-30 mg/kg/Tag, maximal 1 g/Tag, an meist drei aufeinanderfolgenden Tagen). Symptomatische Besserungen werden beobachtet, ob sich der Langzeitverlauf verbessert, ist unklar.

Obwohl die Prednisolon- und Methylprednisolon-Stoßtherapie klinisch symptomatisch eindeutig wirksam sind, gibt es bei Kindern und Jugendlichen keine kontrollierten randomisierten Studien in Hinblick auf die Verminderung von Knochen- und Knorpelschäden, wie sie bei Erwachsenen nach niedrig dosiertem Langzeiteinsatz beschrieben wurde [28].

> Zunehmend kommt daher die lokale Verabreichung direkt in die Gelenke zum Einsatz [29-32]. Diese Therapie ist vor allem bei der Oligoarthritis mit Beginn vor dem 6. Lebensjahr sehr erfolgreich.

Die effektivste Medikation dürfte hier Triamcinolonhexacetonid sein [33-35]:

- 1 mg/kg in große Gelenke
- 0,5 mg/kg in kleine Gelenke
- kleinere Dosen für Finger- und Zehengelenke

Die Remissionsrate liegt bei fast 80 % [32,36]. Komplette Remissionen wurden bei 246 von 300 injizierten Gelenken erreicht [32].

Mehr als 60 % der Kniegelenke waren nach 6 Monaten noch in Remission [37]. Die Effekte halten für Kniegelenke zwischen 34 und 120 Wochen und für Hüftgelenke zwischen 11 und mehr als 48 Wochen an. Auch nach Injektion in Handgelenke war das Ansprechen gut [38]. Intraartikuläre Kortikosteroide sparen NSAR und vermindern das asymmetrische Längenwachstum [30], welches aus der Wachstumsbeschleunigung des Beines bei länger bestehender Gonarthritis resultiert. Daneben überbrückt diese Therapie die Zeit bis zum Wirkungseintritt von Basistherapeutika (☞ unten) und behandelt "aus der Reihe tanzende Gelenke". Eine erhaltene Knorpelintegrität in allen Gelenken mit 13 Monaten *Follow-up* nach intraartikulärer Steroidverabreichung wurden mit MRT nachgewiesen [39].

Auch die Steroidinjektion bei temporomandibulärer Arthritis war mit einem sehr guten Ansprechen verbunden. 10/13 Kinder zwischen 4 und 16 Jahren wurden schmerzfrei, und auch die Mundöffnung verbesserte sich deutlich [40].

Eine frühzeitige Steroidinjektion in Kniegelenke innerhalb von 6 Monaten nach Krankheitsbeginn hatte eine deutlich bessere Erfolgsrate als eine Injektion nach 6 Monaten. Dazuhin waren zirkulierende antinukleäre Antikörper mit einer schlechteren Erfolgsrate verbunden [41].

Synovektomien haben keinen Platz in der Routinetherapie bei JIA und sind nur bei verzweifelten Fällen ergänzend hilfreich.

4.4.3. DMARD Monotherapie

Alle wirksamen DMARDs hemmen das Fortschreiten radiologisch sichtbarer Schäden. Ähnlich der Situation bei Erwachsenen ist der optimale Zeitpunkt einer Basistherapie mit einem DMARD aber noch nicht wirklich geklärt. Die Vorteile einer möglichst frühen Therapie bei chronischen Verläufen stehen dem Risiko einer Überbehandlung bei möglicherweise selbstlimitierenden Erkrankungen gegenüber.

> Wenn keine plausible Ursache einer in typischer Weise selbstlimitierenden Erkrankung gefunden wird, halten wir eine Basistherapie spätestens drei Monate nach Beschwerdebeginn für notwendig. Für die selteneren Formen der Rheumafaktor-positiven symmetrischen Polyarthritis erscheint häufig ein noch früherer Beginn einer DMARD-Therapie sinnvoll.

Ist die Symptomatik mit NSAR nicht komplett zu beherrschen, sollte das Entscheidungsintervall aber in jedem Fall durch Steroidgabe überbrückt werden. Hiezu steht niedrig dosiertes orales Steroid oder eine Kombination von Steroidbolusgaben mit niedrig dosierten oralen Steroiden zur Verfügung. Bei Oligoarthritis kann auch eine intraartikuläre Injektion von Steroiden zu Langzeitremissionen führen und kann daher vor Beginn einer DMARD Therapie versucht werden.

■ Methotrexat

Methotrexat ist das einzige DMARD für Kinder und Jugendliche, dessen Wirkung durch einen systematischen Review belegt werden konnte [44]. Methotrexat wird einmal wöchentlich meist oral in einer Dosis von 10-15 mg/m² Körperoberfläche (maximal 20 mg/ Woche) verabreicht. Alternativ wird diese Dosis bei Kindern und Jugendlichen subkutan verabreicht [43].

In einer doppelblinden plazebokontrollierten Studie waren 10 mg/m^2 oral verabreichtes Methotrexat pro Woche mit einer Besserung verbunden, dahingegen war die niedrigere Dosis von 5 mg/m^2 pro Woche nicht besser als Plazebo [44]. 430 von 595 Patienten (72 %) erreichten auf 8-12,5 mg/m^2 Methotrexat pro Woche eine Verbesserung nach ACR (*pediatric*)30-Kriterien, 360 dieser Kinder (61 %) erreichten ACR50 und 225 (38 %) sogar ACR70-Kriterien [45].

Von 133 Patienten, die nicht mit zumindest einer ACR (*pediatric*)30 ansprachen, wurden 80 Patienten auf zwei höhere Methotrexat-Dosen randomisiert: 15 mg /m² (*intermediate dose*) gegenüber 30 mg/m^2 (*high dose*). Betrachtet man die ACR (*pediatric*)30-Response, erwies sich die Steigerung auf 15 mg/m^2 als sinnvoll: 25 von 40 ursprünglichen Non-Respondern (62,5 %) erreichten nun eine ACR (*pediatric*)30-Antwort [45].

Auf der anderen Seite zeigte diese Studie keinen zusätzlichen Effekt in der *high dose*-Methotrexat Gruppe: unter 30 mg/m^2 Methotrexat pro Woche erreichten hier 23 von 40 Patienten eine ACR (*pediatric*)30 -Response (57,5 %), was keinen zusätzlichen Nutzen gegenüber 15 mg/m^2 nahe legt. Eine ACR (*pediatric*)-50 Response erreichten 23 (58 %) der *intermediate dose*-Gruppe gegenüber 22 (55 %) in der *high dose*-Gruppe, eine ACR (*pediatric*)70-Response erreichten 18 (45 %) in erster Gruppe gegenüber 4 (10 %) in letzterer Gruppe. Auch hier schließen die Autoren, dass ein zusätzlicher Effekt einer Steigerung auf 30 mg/m^2 Methotrexat/Woche subkutan keinen weiteren Vorteil bringt [45].

> Insgesamt profitieren etwa zwei Drittel der Kinder mit JIA von einer Basistherapie mit Methotrexat [46-52]. Methotrexat ist damit die derzeit befriedigendste konventionelle Basistherapie für Kinder und Jugendliche mit JIA. Daneben ist Methotrexat auch eine wirksame Therapie der JIA-assoziierten Uveitis [53].

Neben Schwindelgefühl, Übelkeit und Magenschmerzen sowie lt. Fachinformation Auffälligkeiten im Bereich Blut, Nieren und Lunge verursacht Methotrexat wie bei Erwachsenen gelegentlich eine Erhöhung der Transaminasen. Dies ist aber nicht mit der Entwicklung einer Leberfibrose verbunden [54].

Bei Erwachsenen kann ein Teil dieser Nebenwirkungen durch die Gabe von Folat reduziert werden, was auch die Rate von Therapieabbrüchen vermindert [55]. Da dieses Vorgehen nicht zu einer relevanten Verschlechterung der Therapieergebnisse führt [56], ist die Begleittherapie mit Folsäure zur Vermeidung von Nebenwirkungen bei Erwachsenen üblich. Allerdings wurde in dieser Studie bei beiden Verum-Gruppen etwas mehr Methotrexat verabreicht - unter Folsäuregabe wurden pharmakologisch 20 % geringere Methotrexatspiegel über die Zeit (*area under the curve*) gemessen [57].

Bei Kindern gibt es keinen einheitlichen Konsens bezüglich einer Regelung der Gabe von Folsäure. Es ist offensichtlich, dass Nebenwirkungen unter Folsäuregabe abnehmen. Eine Besserung der Hyperhomocysteinämie von Kindern mit JIA durch die Gabe von Folsäure konnte aber nicht gezeigt werden [58], und eine gewisse Wirkungsverminderung ist nicht mit Sicherheit auszuschließen. Solange hier prospektive doppelblinde und plazebokontrollierte Daten fehlen, besteht daher die Alternative, entweder generell oder nur im Fall von Nebenwirkungen Folsäure zu geben. Um denkbare Interaktionen zu vermindern, wird Folsäure meist 24 Stunden nach der Gabe von Methotrexat verabreicht.

Unklar ist weiterhin, nach welcher Remissionsdauer versucht werden soll, Methotrexat auszuschleichen [59]. Meist wird nach 6 oder 12 Monaten klinischer Ruhe der Gelenkaktivität eine langsame Reduktion vorgenommen.

■ Leflunomid

Leflunomid bewirkte in einer offenen Studie mit einer Dosis von 10 bis 20 mg/1,73m² täglich nach dreitägiger Loading-Dose (100 mg/1,73m²) bei 13 von 27 Patienten mit polyarthritischer JIA, die auf MTX nicht ausreichend angesprochen oder intolerable Nebenwirkungen entwickelt hatten, am Ende der 26-wöchigen Studie eine ACR (*pediatric*)30-Response [60]. Allerdings brachen 10 von 27 Patienten die Therapie vorzeitig ab, und von 17 Patienten, die in die Verlängerungsphase übernommen wurden, beendeten 8 die Therapie vorzeitig [60].

In einer doppelblinden, MTX-kontrollierten Studie bei juveniler Polyarthritis mit 94 Kindern im Alter von 3-17 Jahren war LEF etwas weniger wirksam als MTX (68 % versus 89 % ACR (*pediatric*)30), vor allem bei Kindern unter 40 kg Körpergewicht [61]. 42 von 47 Patienten unter LEF (44/47 unter MTX) beendeten die ersten 16 Wochen, 24 von 47 (31/47 unter MTX) die komplette Studie inklusive 32 Wochen Verlängerung.

■ Azathioprin

Azathioprin war über viele Jahre eine Standardtherapie in der Behandlung der JIA, bei aber relativ geringer Evidenz. Signifikante Nebenwirkungen treten vor allem in den ersten zwei Monaten der AZA-Therapie auf [62, 63]. Obwohl kein Effekt auf eine parallel vorhandene Iridozyklitis gefunden wurde, sprechen die klinische Erfahrung und unkontrollierte Studien ebenfalls für eine Wirksamkeit bei Uveitis [64].

■ Sulfasalazin

Für Sulfasalazin ist die Wirksamkeit bei JIA, insbesondere bei HLA B27 assoziierter Oligoarthritis belegt [65,66]. SSZ soll nicht bei Kindern unter 2 Jahren verabreicht werden. Auch bei älteren Kindern führen häufig gastrointestinale Nebenwirkungen zu hohen Abbruchraten [65,66]. Um diese Nebenwirkungen möglichst gering zu halten, wird SSZ in der Regel in langsam steigender Dosierung verabreicht; dafür gibt es aber keine wirkliche Evidenz. Neben den gastrointestinalen Nebenwirkungen wurden bei Kindern und Jugendlichen schwere Leukopenien, fulminante Hepatitiden und Hypoimmunglobulinämien beschrieben [67, 68].

■ Ciclosporin A

Ciclosporin A zeigte in offenen Studien Wirksamkeit für die Allgemeinsymptome bei systemischer JIA [69] und für die Uveitis [70,71]. Als Alternativen kamen bisher die Hochdosis-Methylprednisolon-Stoßtherapie, Cyclophosphamid und Thalidomid in Frage, möglicherweise werden Biologics diese Probleme in Zukunft aber sehr viel effizienter und nebenwirkungsärmer kontrollieren können.

Für die Arthritis erscheint CYA am ehesten noch in Kombination mit Methotrexat erfolgversprechend [72]. Allerdings ist die Gabe von CYA mit einer relativ hohen Nebenwirkungsrate verbunden. Hypertrichose, Gingivitis, Gewichtsanstieg und

Nephrotoxizität sind zu erwarten. Im Vergleich zu Methotrexat und Etanercept scheint es in einer Phase IV post-marketing Studie bei 329 Patienten keinen Vorteil aufzuweisen [73].

■ Thalidomid

Thalidomid (2-5 mg/kg/Tag) wurde in der Behandlung von Kindern mit therapierefraktärer sJIA in unkontrollierten Studien erfolgreich eingesetzt. Thalidomid zeigte bei 11/13 Kindern einen Steroidreduktionseffekt und bei 10/13 Gelenken ein Ansprechen von > 50 % und war von einem Anstieg der Hämoglobin-Werte begleitet [74]. Das von den Erwachsenen bekannte Nebenwirkungspotential, insbesondere in Bezug auf schwere Polyneuropathien [75], sollte aber nicht vernachlässigt werden.

Monotherapie mit konventionellen DMARDs und Biologics		
Methotrexat	Ia	JIA [42]
	III	Uveitis [53]
Leflunomid	Ib	Polyarthritis [61]
Sulfasalazin	Ib	JIA [65]
	Ib	Juvenile Spondylarthropathien [66]
Azathioprin	Ib	JIA [62]
	III	Uveitis [64]
Ciclosporin A	IIb	Systemische JIA [69]
	IIb	Uveitis [70]
Thalidomid	IIb	Systemische JIA [74]
Etanercept	Ib	JIA [82]
	IIb	JIA [86]
Anakinra	IIb	Systemische JIA [102]
Tocilizumab	IV	JIA [107, Abstract]

Tab. 4.2: Evidenzbasierte Monotherapie der JIA mit DMARDs oder Biologics. Die einzelnen belegten Substanzen sind mit der Evidenzklasse für die differenzierbaren Indikationen bei Kindern und Jugendlichen und den relevanten Zitaten aufgezählt (Evidenzgrade nach ÄZQ).

■ Sonstige

Zu Chloroquin gibt es keine adäquaten Studien. Hydroxychloroquin und Penicillamin konnten in einer Studie mit 162 Kindern ebenfalls keine überzeugende Wirksamkeit gegenüber Plazebo zeigen [76]. Gold-Natrium-Thiomalat, Penicillamin und

Hydroxychloroquin waren in einer kontrollierten JIA-Studie mit 72 Patienten gleich (schlecht) wirksam [77], und Auranofin war in einer Studie mit 231 Kindern ebenfalls nicht wesentlich besser als Plazebo [78]. Hydroxychloroquin soll dazu nicht unter einem Alter von 6 Jahren verabreicht werden [76,79].

4.4.4. Biologics - Monotherapie

Die Monotherapie mit Etanercept ist bei Kindern und Jugendlichen derzeit nicht als Standard anzusehen [80]. In Anbetracht der für Erwachsene deutlich besseren Wirkung bei vergleichbarer Toxizität der Kombinationstherapie und erster ähnlicher Ergebnisse bei JIA-Patienten [81] erscheint eine Monotherapie für die meisten Biologics weniger effektiv, stellt aber eine therapeutische Alternative dar. Die einzige mögliche Ausnahme stellt der Einsatz des rekombinanten Interleukin-1-Rezeptor-Antagonisten Anakinra bei der systemischen Form der JIA dar, der aber auf Grund seiner Kombinationspflicht bei erwachsenen Patienten, ebenfalls nicht in Monotherapie eingesetzt werden sollte.

4.4.5. Kombinationstherapien DMARD/Biologics

Für Kinder, die auf NSAR und Methotrexat nach 12 Wochen nicht adäquat ansprechen, werden auf Grund der Datenlage immer häufiger Medikamente eingesetzt, die den Entzündungsmediator Tumornekrosefaktor-α (TNF-α) blockieren.

> TNF-α-Blocker werden bei der polyartikulären JIA häufig in Kombination mit Methotrexat eingesetzt. Diese Kombinationstherapie wird gut toleriert, die beobachtete milde Lebertoxizität ist nicht limitierend und scheint mit der Lebertoxizität unter Methotrexat-Monotherapie vergleichbar.

Für die Kombination von TNF-α-Blockern mit anderen DMARDs liegen keine prospektiven randomisierten Studien vor. Solche Kombination können daher derzeit nicht empfohlen werden.

■ Etanercept

Unter den TNF-α-Blockern ist für Kinder und Jugendliche derzeit nur das TNF-α-Rezeptor II-Immunglobulin-Fusionsprotein Etanercept zugelassen und wird daher am ehesten bei Patienten mit

Polyarthritis eingesetzt. Die Zulassung besteht für Kinder und Jugendliche ab 4 bis 17 Jahren. Als Indikation für den Einsatz bei Kindern und Jugendlichen wird derzeit unzureichendes Ansprechen auf zumindest 12 Wochen MTX betrachtet. Kinder und Jugendliche über 30 kg Körpergewicht erhalten 2x 0,4 mg/kg/Woche (maximal 25 mg) subkutan, bei einem Körpergewicht unter 30 kg wird die 1x wöchentliche Gabe von 0,8 mg/kg subkutan diskutiert [80].

In einer zweiphasigen Studie mit ETC bei Patienten mit MTX-refraktärer polyartikulärer JIA erreichten 51 von 69 Patienten (74 %) am Ende der dreimonatigen offenen Phase unter ETC die vordefinierten Ansprechkriterien (mindestens 30 % Besserung in mindestens drei von sechs Aktivitätsparametern) [82]. In der darauffolgenden vier Monate dauernden doppelblinden Phase wurden alle Patienten mit guter Antwort randomisiert, weiter ETC oder ein Plazebo zu erhalten. Von 25 ETC-behandelten Patienten erlitten 7 einen Krankheitsschub gegenüber 21 von 26 plazebobehandelten Patienten.

Im 2003 publizierten Zwischenbericht der offenen Folgestudie waren 48 von 58 Patienten (83 %) noch unter ETC [83]. Von den 43 Patienten (74 %), die bereits zwei Therapiejahre hinter sich hatten, erfüllten 35 (81 %) die 30 % JIA *definition of improvement* (DOI)-Kriterien und immerhin 29 (67 %) die DOI 70 %-Kriterien. Lovell et al. legten 2006 4-Jahres-Daten vor [86]. 34 Patienten waren nach ≥ 4 Jahren noch unter ETC; bei 32 wurde das Ansprechen mit "complete efficacy" bewertet. Von diesen 32 Patienten hatten zum Zeitpunkt der letzten Untersuchung 94 % die DOI 30 %-Kriterien und 78 % die DOI 70 %-Kriterien erreicht. In 225 Patientenjahren lag die Rate schwerer Nebenwirkungen bei 0,13 pro Patientenjahr und die schwerer Infektionen bei 0,04 pro Patientenjahr.

Stimulierend sind auch Beobachtungen, dass das Wachstum bei Kindern und Jugendlichen bei Einsatz einer effizienten TNF-α-Blocker-Therapie altersentsprechender verläuft und dass die radiologisch fassbare Gelenkdestruktion möglicherweise wie bei Erwachsenen verringert wird [84, 85].

Unter der Langzeitgabe von Etanercept ergab sich eine Rate an behandlungsbedürftigen Infektionen von 0,04 pro Patientenjahr bei 225 Patientenjahren [86]. Daten über die Infektionsanfälligkeit unter Etanercept in sehr frühen Kinderjahren, die gewöhnlich mit einer hohen Infektionsrate einhergehen, fehlen allerdings.

Die gute Wirksamkeit und Verträglichkeit der Kombination MTX und ETC wurde bei Erwachsenen mit rheumatoider Arthritis belegt [87], ähnliche Ergebnisse ergaben sich auch aus einer vergleichbaren Studie zur JIA [88]:

> Auch bei Kindern und Jugendlichen mit polyartikulärer JIA wirkt die Kombination MTX plus ETC deutlich besser als die ETC-Monotherapie.

In einer offenen Studie bei 15 Patienten mit MTX-refraktärer systemischer JIA erlitten 60 % auch unter dieser Kombination Krankheitsschübe, nachdem primär von 15 Patienten 14 nach durchschnittlich zwei Monaten auf die Kombinationstherapie angesprochen hatten [89]. Das schlechtere Ansprechen der systemischen Form der JIA auf ETC belegen auch zwei weitere Studien [90,91].

Nicht bewiesen werden konnte in einer kleinen kontrollierten Studie eine Wirksamkeit von ETC auf die Uveitis [91]. Dafür scheint das Ansprechen bei juvenilen Spondylarthropathien gut zu sein, diese Daten sind aber bisher nur in Abstract-Form publiziert [92].

Bei Kindern wurde die bei Erwachsenen offensichtliche Häufung schwerer Infektionen (vor allem Tuberkulose und andere intrazelluläre Infektionen) bisher nicht beobachtet. Derzeit gibt es auch keinen Hinweis darauf, dass kindliche Infektionen unter ETC komplikationsreicher verlaufen. Trotzdem sollte ETC bei schweren akuten Infekten und möglicherweise auch um operative Eingriffe pausiert werden. Die Pause sollte aber nach Möglichkeit nicht mehr als drei Wochen dauern [82-85,93-95]. Eine erhöhte Wachsamkeit unter langdauernder TNF-α-Blocker-Therapie ist auch bei Kindern und Jugendlichen notwendig.

Um die Sicherheit der ETC-Therapie besser abschätzen zu können, wurde in Deutschland eine Meldezentrale etabliert [88,93]. Die meisten der 451 registrierten JIA-Patienten wurden entsprechend den oben vorgestellten Überlegungen mit der Kombination ETC plus MTX behandelt. Die publizierten Ergebnisse belegen eine relativ nebenwirkungsarme Therapie, die Abbruchrate von 4 % bei 451 JIA-Patienten unterstreicht die sehr gute

Verträglichkeit [93]. In diesem Register waren die schwersten gemeldeten Komplikationen unter ETC eine schwere Pneumonie, ein Stevens-Johnson-Syndrom bei gleichzeitiger Gabe von oralen Kontrazeptiva, das unter Weiterführen von ETC und nach Absetzen des Kontrazeptivums nicht mehr auftrat, und ein neu aufgetretenes Schilddrüsenkarzinom [88,93].

In der Literatur wurden zudem Fälle von Optikusneuritis, schweren bakteriellen Infektionen, Varizellen-Meningitis, Hautvaskulitis und ETC-induziertem SLE beschrieben [83,96].

Die Empfehlung für die Therapie mit ETC wurde in der AG Kinder- und Jugendrheumatologie festgelegt:

> ETC wird verabreicht bei aktiver Polyarthritis nach Versagen einer Therapie mit MTX oder bei Unverträglichkeit von MTX ab einem Alter von 4 Jahren. ETC kann auch bei Psoriasisarthritis eingesetzt werden, was als "*off label use*" bezeichnet wird. Ansonsten kann ETC auch nach Versagen von MTX bei juveniler ankylosierender Spondylitis und bei inadäquatem Ansprechen einer Oligoarthritis auf intraartikuläre Steroidinjektionen zum Einsatz kommen. Bei Kindern unter 4 Jahren kann Etanercept ebenfalls bei therapierefraktärer Polyarthritis erwogen und bei resistenter Oligoarthritis "*off label*" unter Vorsicht verabreicht werden [94].

Eventuell kann Etanercept ein Mal pro Woche in doppelter Dosis verabreicht werden, doch ist dies bezüglich vergleichbarer Wirksamkeit noch prospektiv zu überprüfen, insbesondere weil metabolische Daten Erwachsener nicht auf (kleine) Kinder und Jugendliche übertragbar sind.

TNF-α-Blocker und sämtliche andere Biologics sollten nach 8-12 Wochen reevaluiert werden, bei Nichtansprechen muss ein Absetzen dieser Medikamente erwogen werden. Zu beachten ist allerdings, dass der maximale Effekt mitunter erst nach 6 Monaten erreicht wird.

■ Infliximab

Der chimäre monoklonale Anti-TNF-α-Antikörper Infliximab ist für Kinder und Jugendliche mit JIA bisher nicht zugelassen. Derzeit laufen kontrollierte Studien zum Einsatz von INX bei JIA. In Abstract-Form wurde publiziert, dass die Kombination von INX und MTX in einer kontrollierten Studie, in die 122 Patienten mit JIA eingeschlossen wurden, nach 28 und 52 Wochen jeweils ein ACR (*pediatric*)30-Ansprechen bei 70 % der Patienten zeigte [98].

Eine offene Studie der Kombination von INX und MTX mit 24 jungen PatientInnen mit MTX-refraktärer juveniler Polyarthritis (Alter zwischen 8 und 33 Jahren, die meisten bereits erwachsen) zeigte eine ACR20-Antwort bei mehr als der Hälfte (54 %) nach 2 Wochen und bei 87 % im achten Therapiemonat [99]. Nach einem Jahr Therapie konnten nur noch 9 PatientInnen evaluiert werden, davon erreichten zu diesem Zeitpunkt 78 % die ACR20- und ACR50-Kriterien, 44 % sogar eine ACR70.

Die Infusionen wurden zur Woche 0, 2, 6 und dann alle 8 Wochen verabreicht. 3 mg/kg wurden über mindestens 2 Stunden verabreicht. Dann wurde die Dosis gesteigert auf median 4,4 mg/kg (2,9-10). Die bei 79 % der Patienten zusätzlich median verabreichte Dosis von 0,15 mg/kg Prednisonäquivalent konnte reduziert werden und musste bei keinem Patienten erhöht werden. Infusionsreaktionen traten bei der Hälfte der Patientinnen auf [95], von denen ein Teil durch Prämedikation mit Kortikosteroiden vermeidbar sein sollte.

Vertretbar erscheint derzeit "*off label*"-Einsatz von INX bei Versagen von ETC bei JIA und – in Anbetracht der guten Ansprechraten bei der unkontrollierten Therapie von Uveitis-Patienten [100] – auch bei therapierefraktärer Uveitis (3-6 mg/kg, evtl. 10 mg/kg) zuerst alle 4 Wochen, nach Wirkeintritt schrittweise Verlängerung auf 8 Wochen Intervall.

Bei Erwachsenen ist bekannt, dass das Versagen eines TNF-Blockers kein Argument gegen die Wirksamkeit eines anderen TNF-Blockers ist. Zumindest prinzipiell gilt das vermutlich auch für die JIA: Aus einer Fallserie von 6 Patienten mit Etanercept-resistenter systemischer JIA-Erkrankung erreichte die Hälfte unter Infliximab pädiatrische ACR30-Kriterien, auch wenn die Therapie längerfristig nur bei zwei der sechs Patienten weitergeführt wurde [101].

Bei begleitender Uveitis könnten Infliximab und Adalimumab effektiver als Etanercept sein. Prospektive Studien hiezu sind nötig.

■ Anakinra

Der rekombinante Interleukin-1-Rezeptor-Antagonist Anakinra (ANR) wurde bei Kindern und Jugendlichen bisher leider nicht ausreichend untersucht. Anakinra kann derzeit nur "*off label*" verabreicht werden, insbesondere bei systemischer JIA und eventuell bei trotz Therapie mit MTX und TNF-α-Blocker therapierefraktärer Polyarthritis. Die Dosis beträgt 1-2 mg/kg (max. 100 mg) täglich subkutan. Nebenwirkungen sind vor allem Lokalreaktionen, weit seltener Kopfschmerzen, Fieber und Neutropenien.

In Fallserien wurde ein deutlicher Effekt von ANR auf die systemische Form der JIA beschrieben, zumindest teilweise in Monotherapie [102,103]. Nachdem ähnlich positive Erfahrungen auch bei Erwachsenen mit dem vergleichbaren Krankheitsbild (Adult Onset Still´s Disease) gemacht wurden [104], erscheint der "off label" Einsatz bei Kindern mit systemischer JIA gerechtfertigt.

■ Tocilizumab

Tocilizumab (TOZ), der humanisierte Antikörper gegen den IL-6-Rezeptor, hat in einer offenen Studie bei 10/11 japanischen Kindern mit systemischer JIA zu Entfiebern, Besserung der Arthritis und Reduktion der Entzündungsparameter geführt [105]. Drei Infusionen (2,4 oder 8 mg/kg) in zwei Wochen Intervall erzielten 8 Wochen nach Therapiebeginn mehr als ACR50-Besserung bei 91 % und eine ACR70-Besserung bei 63 % der Patienten. Die knapp 10 % der Patienten, die keine ACR (*pediatric*)50-Kriterien erfüllten, erreichten auch die ACR 30 nicht.

Eine Phase II Studie mit 18 Kindern mit 2,4 oder 8 mg/kg des Antikörpers wurde präsentiert und zeigte in dieser kleinen Fallzahl eine Wirksamkeit, 12 Kinder erhielten zusätzlich Methotrexat [106]. Eine Phase III Studie ist notwendig.

Bei Kindern mit polyartikulärer JIA nach initialer poly- oder oligoartikulärer Form wurde Tocilizumab als Monotherapie verabreicht und zeigte ein gutes Ansprechen [107].

Kombinationstherapie mit konventionellen DMARDs und Biologics		
MTX + CYA	IIb	JIA [72]
MTX + ETC	Ib*	JIA
	IIc	JIA [86]
MTX + INX	Ib	JIA [98, Abstract]
	IV	JIA [99]
	IIb	Uveitis [100]
MTX + ANR	IIb	Systemische JIA [102,103]
MTX + TOZ	IIb	Systemische JIA [105]

Tab. 4.3: Evidenzbasierte Kombinationstherapie der JIA mit DMARDs oder Biologics. Die einzelnen belegten Substanzkombinationen sind mit der Evidenzklasse für die differenzierbaren Indikationen bei Kindern und Jugendlichen und mit den relevanten Zitaten aufgezählt.
* für Etanercept-Monotherapie [82], aber zusätzlich Evidenz (III) für Überlegenheit der Kombination gegenüber der Monotherapie [88].

■ Sonstige

Das CTLA4-Ig Hybridmolekül Abatacept und der humane monoklonale TNF-α-Antikörper Adalimumab könnten auch im Kindes- und Jugendalter interessant sein.

Es fehlen für Patienten mit JIA publizierte Studien zu Kombinationstherapien von Biologics mit anderen DMARDs als Methotrexat.

Die autologe Stammzelltransplantation bei refraktärer JIA kann auf Grund vorliegender retrospektiver Daten nicht empfohlen werden: Die Mortalität beträgt 10-15 % und Rückfälle sind häufig [108, 109]. Nach Antithymozytenglobulin, Cyclophosphamid, niedrig dosierter Ganzkörperbestrahlung und T-Zelldepletierter autologer Gabe von Knochenmark wurden Virusinfektionen und tödliche Makrophagenaktivierungssyndrome (MAS) beschrieben. Von 22 Patienten starben 2 an MAS, 15 erreichten eine komplette (N=8) oder partielle Remission (N=7), 5 waren Therapieversager, davon starben 2 weitere Patienten an einer Infektion während fortgesetzter Immunsuppression [110].

Es ist daher zu hoffen, dass prospektive Studien folgen, die helfen, Biologics bei Kindern und Jugendlichen mit JIA möglichst optimal einzusetzen. Insbesondere bei der Uveitis als Komplikation der JIA sind Studien nötig.

4.5. Literatur

1. Duffy CM, Colbert RA, Laxer RM, Schanberg LE, Bowyer SL. Nomenclature and classification in chronic childhood arthritis. Time for a Change? Arthritis Rheum 2005; 52: 382-5.

2. Petty RE, Southwood TR, Manners P, et al. International League of Associations for Rheumatology Classification of Juvenile Idiopathic Arthritis: Second Revision, Edmonton, 2001. J Rheumatol 2004; 31: 390-2.

3. Malleson PN, Fung MY, Rosenberg AM. The incidence of pediatric rheumatic diseases: results from the Canadian Pediatric Rheumatology Association disease registry. J Rheumatol 1996; 23: 1981-7.

4. Huemer C, Huemer M, Dörner T et al. Incidence of pediatric rheumatic dieseases in a regional population in Austria. J Rheumatol 2001; 28: 2116-9.

5. Fantini F, Gerloni V, Gattinara M, Cimaz R, Arnoldi C, Lupi E. Remission in juvenile chronic arthritis: a cohort study of 683 consecutive cases with a mean 10 year followup. J Rheumatol 2003; 30: 579-84.

6. Mason T, Reed AM, Nelson AM, Thomas KB. Radiographic progression in children with polyarticular juvenile rheumatoid arthritis: a pilot study. Ann Rheum Dis 2005; 64: 491-3.

7. Bowyer SL, Roettcher PA, Higgins GC, et al. Health status of patients with juvenile rheumatoid arthritis at 1 and 5 years after diagnosis. J Rheumatol 2003; 30: 394-400.

8. Al-Matar MJ, Petty RE, Tucker LB, Malleson PN, Schroeder Ml, Cabral DA. The early pattern of joint involvement predicts disease progression in children with oligoarticular (pauciarticular) juvenile idiopathic arthritis. Arthritis Rheum 2002; 46: 2708-15.

9. Minden K, Niewerth M, Listing J, Biedermann T, Bollwo M, Schontube M. Zink A. Long term outcome in patients with juvenile idiopathic arthritis. Arthritis Rheum 2002; 46: 2392-401.

10. Plant MJ. Jones PW, Saklatvala J, Ollier WER, Dawes PT. Patterns of radiological progression in early rheumatoid arthritis: results of an 8 year prospective study. J Rheumatol 1998; 25: 417-26.

11. Packham JC, Hall MA. Long-term follow-up of 246 adults with juvenile idiopathic arthritis: functional outcome. Rheumatology 2002; 41: 1428-35.

12. Baum J. Aspirin in the treatment of juvenile arthritis. Am J Med 1983; 74: 10-15.

13. Zimmerman JH. Effects of aspirin and acetaminophen on the liver. Arch Intern Med 1981; 141: 333-42.

14. Cron RQ, Sharma S, Sherry DD. Current treatment by United States and Canadian pediatric rheumatologists. J Rheumatol 1999; 26: 2036-8.

15. Leak AM, Richter MR, Clemens LE, Hall MA, Ansell BM. A crossover study of naproxen, diclofenac and tolmetin in seronegative juvenile chronic arthritis. Clin Exp Rheumatol 1988;6:157-60.

16. Manners PJ, Ansell BM. Slow-acting antirheumatic drug use in systemic onset juvenile chronic arthritis. Pediatrics 1986; 77: 99-103.

17. Kvien TK, Hoyeraal HM, Sandstad B. Naproxen and acetylsalicylic acid in the treatment of pauciarticular and polyarticular juvenile rheumatoid arthritis. Assessment of tolerance and efficacy in a single-centre 24-week double-blind parallel study. Scand J Rheumatol 1984;13: 342-50.

18. Laxer RM, Silverman, St Cyr C, Tran MT, Lingam G. A six-month open safety assessment of a naproxen suspension formulation in the therapy of juvenile idiopathic arthritis. Clin Ther 1988;10: 381-7.

19. Autret-Leca E. A general overview of the use of ibuprofen in paediatrics. Int J Clin Pract 2003, 135: 9-12.

20. Giannini EH, Brewer EJ, Miller ML et al. Ibuprofen suspension in the treatment of juvenile idiopathic arthritis. Pediatric Rheumatology Collaborative Study Group. J Pediatr 1990; 117: 645-52.

21. Leak AM, Richter MR, Clemens LE, Hall MA, Ansell BM. A crossover study of naproxen, diclofenac and tolmetin in seronegative juvenile chronic arthritis. Clin Exp Rheumatol 1988; 6: 157-60.

22. Haapasaari J, Wuolijoki E, Ylijoki H. Treatment of juvenile idiopathic arthritis with diclofenac sodium. Scand J Rheumatol 1983; 12: 325-30.

23. De Silva B, Banney L, Uttley W et al. Pseudoporphyria and nonsteroidal anti-inflammatory agents in children with juvenile idiopathic arthritis. Pediatr Dermatol 2000; 17: 480-3.

24. Lang BA, Finlayson LA. Naproxen-induced pseudoporphyria in patients with juvenile idiopathic arthritis. J Pediatr 1994; 124: 639-42.

25. Földvari I, Burgos-Vargas R, Thon A, Tuerck D. High response rate in the phase I/II study of meloxicam in juvenile rheumatoid arthritis. J Rheumatol 2002; 29: 1079-83.

26. Ruperto N, Nikishina I, Pachanow ED, et al. A randomized, double-blind clinical trial of two doses of meloxicam compared with naproxen in children with juvenile idiopathic arthritis. Short- and long-term efficacy and safety results. Arthritis Rheum 2005; 52: 563-72.

27. Reiff A, Lovell DJ, Adelsberg JV. et al. Evaluation of the comparative efficacy and tolerability of rofecoxib and naproxen in children and adolescents with juvenile rheumatoid arthritis: a 12-week randomized controlled clinical trial. J Rheumatol 2006; 33: 985-95.

28. Kirwan JR, and the Arthritis and Rheumatism Council Low-Dose Glucocorticoid Study Group. The effect of glucocorticoids on joint destruction in rheumatoid arthritis. N Engl J Med 1995; 333: 142-6.

29. Allen RC, Gross KR, Laxer RM, Malleson PN, Beauchamp RD, Petty RE. Intraarticular triamcinolone hexacetonide in the management of chronic arthritis in children. Arthritis Rheum 1986; 29: 997-1001.

30. Sherry DD, Stein LD, Reed AM, et al. Prevention of leg length discrepancy in young children with pauciarticular juvenile rheumatoid arthritis by treatment with intraarticular steroids. Arthritis Rheum 1999; 42: 2330-4.

31. Cleary AG, Murphy HD, Davidson JE. Intra-articular corticosteroid injections in juvenile idiopathic arthritis. Arch Dis Child 2003; 88: 192-6.

32. Padeh S, Passwell JH. Intraarticular corticosteroid injection in the management of children with chronic arthritis. Arthritis Rheum 1998; 41: 1210-4.

33. Breit W, Frosch M, Meyer U, et al. A sub-group specific evaluation of the efficacy of intra-articular triamcinolone hexacetonide in juvenile chronic arthritis. J Rheumatol 2000; 27: 2696-702.

34. Zulian F, Martini G, Gobber D, et al. Triamcinolone acetonide and hexacetonide intra-articular treatment of symmetrical joints in juvenile idiopathic arthritis: a double-blind trial. Rheumatology 2004; 43: 1288-91.

35. Eberhard BA, Sison MC, Gottlieb BS, Ilowite NT. Comparison of the intraarticular effectiveness of triamcinolone hexacetonide and triamcinolone acetonide in treatment of juvenile rheumatoid arthritis. J Rheumatol 2004; 31: 2507-12.

36. Earley A, Cuttica RJ, McCullough C, et al. Triamcinolone into the knee joint in juvenile chronic arthritis. Clin Exp Rheumatol 1988; 6: 153-5.

37. Allen RC, Gross KR, Laxer RM, Malleson PN, Beauchamp RD, Petty RE. Intraarticular triamcinolon hexacetonide in the management of chronic arthritis in children. Arthritis Rheum 1986; 29: 997-1001.

38. Evans DM, Ansell BM, Hall MA. The wrist in juvenile arthritis. J Hand Surg 1991; 16: 293-304.

39. Huppertz HI, Pfüller H. Transient suppression of endogenous cortisol production after intraarticular steroid therapy for chronic arthritis in children. J Rheumatol 1997; 24: 1833-7.

40. Arabshahi B, Dewitt EM, Cahill AM et al. Utility of corticosteroid injection for temporomandibular arthritis in children with juvenile idiopathic arthritis. Arthritis Rheum 2005; 52:3563-9

41. Lepore L, Del Santo M, Malorgio C et al. Treatment of juvenile idiopathic arthritis with intra-articular triamcinolone hexacetonide: evaluation of clinical effectiveness correlated with circulating ANA and T gamma/delta +

and B CD5+ lymphocyte populations of synovial fluid. Clin Exp Rheumatol 2002;20:719-22

42. Takken T, Van der Net J, Helders PJ. Methotrexate for treating juvenile idiopathic arthritis. Cochrane Database Syst Rev 2001; 4: CD003129.

43. Niehuis T, Horneff G, Michels H, Sailer-Höck M, Schuchmann L. Evidenzbasierter Einsatz von Methotrexat bei Kindern mit rheumatischen Erkrankungen. Konsensusstatement der Arbeitsgemeinschaft Kinder- und Jugendrheumatologie Deutschland (AGKJR) und Arbeitsgemeinschaft Pädiatrische Rheumatologie Österreich. Monatsschr Kinderheilkd 2003: 151: 881-90 und Z Rheumatol 2004; 63: 147-59.

44. Giannini EH, Brewer EJ, Kuzmina N, et al. Methotrexate in resistant rheumatoid arthritis. Results of the U.S.A.-U.S.S.R. double-blind, placebo-controlled trial. N Engl J Med 1992; 326: 1043-9.

45. Ruperto N, Murray KJ, Gerloni V, et al. A randomised trial of parenteral methotrexate comparing an intermediate dose with a higher dose in children with juvenile idiopathic arthritis who failed to respond to standard doses of methotrexate. Arthritis Rheum 2004; 50: 2191-201.

46. Tugwell P, Bennett K, Gent M. Methotrexate in rheumatoid arthritis. Ann Int Med 1987; 107: 358-66.

47. Seeliger S, Niehues T, Harms E, Frosch M, Roth J. Methotrexat in der Behandlung der juvenilen idiopathischen Arthritis. Monatsschr Kinderheilkd 2002;150: 452-9.

48. Lahdenne P, Rapola J, Ylijoki H, Haapasaari J. Hepatotoxicity in patients with juvenile idiopathic arthritis receiving longterm methotrexate therapy. J Rheumatol 2002; 11: 2442-5.

49. Ramanan AV, Whitworth P, Baildam EM. Use of methotrexate in juvenile idiopathic arthritis. Arch Dis Child 2003; 88: 197-200.

50. Hamilton RA, Kremer JM. Why intramuscular methotrexate may be more efficacious than oral dosing in patients with rheumatoid arthritis. Br J Rheumatol 1997; 36: 86-90.

51. Jundt JW, Browne BA, Fiocco GP. A comparison of low dose methotrexate bioavailability: oral solution, oral tablet, subcutaneous and intramuscular dosing. J Rheumatol 1993; 20: 1845-9.

52. Woo P, Southwood TR, Prieur AM, et al. Randomized, placebo-controlled crossover trial of low-dose oral methotrexate in children with extended oligoarticular or systemic arthritis. Arthritis Rheum 2000; 43: 1849-57.

53. Foeldvari I, Wierk A. Methotrexate is an effective treatment for chronic uveitis associated with juvenile idiopathic arthritis. J Rheumatol 2005; 32: 362-5.

54. Hashkes PJ, Balistreri WF, Bove KE, et al. The relation of hepatotoxic risk factors and liver histology in methotrexate therapy for juvenile rheumatoid arthritis. J Pediatr 1999; 134: 47-52.

55. Whittle SL, Hughes RA. Folate supplementation and methotrexate treatment in rheumatoid arthritis: a review. Rheumatology 2004; 43: 267-71.

56. van Ede AE, Laan RF, Rood MJ, et al. Effect of folic or folinic acid supplementation on the toxicity and efficacy of methotrexate in rheumatoid arthritis: a forty-eight week, multicenter, randomized, double-blind, placebo-controlled study. Arthritis Rheum 2001; 44: 1515-24.

57. Bressolle F, Kinowski JM, Morel J, Pouly B, Sany J, Come B. Folic acid alters methotrexate availability in patients with rheumatoid arthritis. J Rheumatol 2000; 27: 2110-4.

58. Huemer M, Födinger M, Huemer C, et al. Hyperhomocysteinemia in children with juvenile idiopathic arthritis is not influenced by methotrexate treatment and folic acid supplementation: a pilot study. Clin Exp Rheumatol 2003; 21: 249-55.

59. Gottlieb BS, Keenan GF, Lu T, et al. Discontinuation of methotrexate treatment in juvenile rheumatoid arthritis. Pediatrics 1997; 100: 994-7.

60. Silverman E, Spiegel L, Hawkins D et al. Long-term open-label preliminary study of the safety and efficacy of leflunomide in patients with polyarticular-course juvenile rheumatoid arthritis. Arthritis Rheum 2005; 52: 554-62.

61. Silverman E, Mouy R, Spiegel L, et al. Leflunomide or methotrexate for juvenile idiopathic arthritis. N Engl J Med 2005; 352: 1655-66.

62. Kvien TK, Hoyeraal HM, Sandstad B. Azathioprine versus placebo in patients with juvenile rheumatoid arthritis: a single center double blind comparative study. J Rheumatol 1986; 13: 118-23.

63. Savolainen HA, Kautiainen H, Isomaki H, Aho K, Verronen P. Azathioprine in patients with juvenile chronic arthritis: a longterm followup study. J Rheumatol 1997; 24: 2444-50.

64. Jabs DA, Rosenbaum JT, Foster CS, et al. Guidelines for the use of immunosuppressive drugs in patients with ocular inflammatory disorders: recommendations of an expert panel. Am J Ophthalmol 2000; 130: 492-513.

65. van Rossum MA, Fiselier TJ, Fransen MJ, et al. Sulfasalazine in the treatment of juvenile chronic arthritis: a randomised, double-blind, placebo-controlled, multicenter study. Dutch Juvenile Chronic Arthritis Study Group. Arthritis Rheum 1998; 41: 808-16.

66. Burgos-Vargas R, Vazquez-Mellado J, Pachexo-Tena C, Hernandez-Garduno A, Goycochea-Robles MV. A 26 week randomised, double blind, placebo controlled exploratory study of sulfasalazine in juvenile onset spondyloarthropathies. Ann Rheum Dis 2002;61:941-2.

67. Jung JH, Jun JB, Yoo DH, et al. High toxicity of sulfasalazine in adult-onset Still's disease. Clin Exp Rheumatol 2000; 18: 245-8.

68. van Rossum MA, Fiselier TJ, Franssen MJ, et al. Effects of sulfasalazine treatment on serum immunoglobulin levels in children with juvenile chronic arthritis. Scand J Rheumatol 2001; 30: 25-30.

69. Gerloni V, Cimaz R, Gattinara M, Arnoldi C, Pontikaki I, Fantini F. Efficacy and safety profile of cyclosporin A in the treatment of juvenile chronic (idiopathic) arthritis. Results of a 10-year prospective study. Rheumatology 2001; 40: 907-13.

70. Kilmartin DJ, Forrester JV, Dick AD. Cyclosporin A therapy in refractory non-infectious childhood uveitis. Br J Ophthalmol 1998; 82: 737-42.

71. Schlote T, Dannecker G, Thiel HJ, Zierhut M. Cyclosporin A in der Therapie der chronischen Uveitis im Kindesalter. Ophthalmologe 1996 ; 93: 745-8.

72. Ravelli A, Moretti C, Temporini F, Rossi F, Magni-Manzoni S, Pistorio A, Martini A. Combination therapy with methotrexate and cyclosporine A in juvenile idiopathic arthritis. Clin Exp Rheumatol 2002; 20: 569-72.

73. Ruperto N, Ravelli A, Castell E et al. Cyclosporine A in juvenile idiopathic arthritis. Results of the PRCSG/PRINTO phase IV post marketing surveillance study. Clin Exp Rheumatol 2006;24:500-605

74. Lahman Th JA, Schechter ShJ, Sundel RP, et al. Thalidomide for severe systemic onset juvenile rheumatoid arthritis: a multicenter study. J Pediatr 2004; 145: 856-7.

75. Chaudhry V, Cornblath DR, Corse A, Freimer M, Simmons-O'Brien E, Vogelsang G. Thalidomide-induced neuropathy. Neurology 2002 Dec 24;59:1872-5.

76. Brewer EJ, Giannine EH, Kuzmina N, Alekseev L. Penicillamine and hydroxychloroquine in the treatment of severe juvenile idiopathic arthritis. Results of the U.S.A.-U.S.S.R. double-blind placebo-controlled trial. N Engl J Med 1986;314:1269-76.

77. Kvien TK, Hoyeraal HM, Sandstad B. Slow acting antirheumatic drugs in patients with juvenile rheumatoid arthritis-evaluated in a randomized, parallel 50-week clinical trial. J Rheumatol 1985; 12: 533-9.

78. Giannini EH, Brewer EJ Jr, Kuzmina N, Shaikov A, Wallin B. Auranofin in the treatment of juvenile rheumatoid arthritis. Results of the USA-USSR double-blind, placebo-controlled trial. The USA Pediatric Rheumatology Collaborative Study Group. The USSR Cooperative Children's Study Group. Arthritis Rheum 1990; 33: 466-76.

79. Laaksonen AL, Koskiahde V, Juva K. Dosage of antimalarial drugs for children with juvenile rheumatoid arthritis and systemic lupus erythematosus. A clinical study with determination of serum concentrations of chloroquine and hydroxychloroquine. Scand J Rheumatol 1974; 3: 103-8.

80. Horneff G, Forster J, Seyberth HW, Michels H. Empfehlungen der Arbeitsgemeinschaft Kinder- und Jugendrheumatologie zur Therapie mit Etanercept. Monatsschr Kinderheilkd 2001; 149: 1066-9.

81. Horneff G, Girschick H, Michels H, Rogalski B, Schmeling H. Factors associated with failure of etanercept therapy in systemic onset juvenile arthritis. Arthritis Rheum 2004; 50: S93-4 (Abstract).

82. Lovell DJ, Giannini EH, Reiff A, et al. Etanercept in children with polyarticular juvenile rheumatoid arthritis. N Engl J Med 2000; 342: 763-9.

83. Lovell DJ, Giannini EH, Reiff A, et al. Long-term efficacy and safety of etanercept in children with polyarticular-course juvenile rheumatoid arthritis: interim results from an ongoing multicenter, open-label, extended-treatment trial. Arthritis Rheum 2003; 48: 218-9.

84. Schmeling H, Seliger E, Horneff G. Growth reconstitution in juvenile idiopathic arthritis treated with etanercept. Clin Exp Rheumatol 2003; 21: 779-84.

85. Simonini G, Giani T, Stagi S, de Martino M, Falcini F. Bone status over 1 year of etanercept treatment in juvenile idiopathic arthritis. Rheumatology 2005; 44: 777-80.

86. Lovell DJ, Reiff A, Jones OY et al. Long-term safety and efficacy of etanercept in children with polyarticular-course juvenile rheumatoid arthritis. Arthritis Rheum. 2006; 54:1987-94

87. Weinblatt ME, Kremer JM, Bankhurst AD, et al. A trial of etanercept, a recombinant tumor necrosis factor receptor:Fc fusion protein, in patients with rheumatoid arthritis receiving methotrexate. N Engl J Med 1999; 340: 253-9.

88. Horneff G, Schmeling H, Biedermann T et al. The German etanercept registry for treatment of juvenile idiopathic arthritis. Ann Rheum Dis 2004;63:1638-44

89. Russo RA, Katsicas MM, Zelazko M. Etanercept in systemic juvenile idiopathic arthritis. Clin Exp Rheumatol 2002; 20: 723-6.

90. Kimura Y, Pinho P, Walco G et al. Etanercept treatment in patients with refractory systemic onset juvenile rheumatoid arthritis. J Rheumatol 2005; 32: 935-42.

91. Smith JA, Thompson DJ, Whitcup SM, et al. A randomized, placebo-controlled, double-masked clinical trial of etanercept for the treatment of uveitis associated with juvenile idiopathic arthritis. Arthritis Rheum 2005; 53: 18-23.

92. Horneff G, Schmeling H, Moebius D, Foeldvari I. Efficacy of etanercept in active refractory juvenile spondylarthropathy. Prospective open study of 40 patients. Arthritis Rheum 2005; 50: S91.

93. Horneff G, Schmeling H, Biedermann T, et al. The German etanercept registry for treatment of juvenile idiopathic arthritis. Ann Rheum Dis 2004; 63: 1638-44.

94. Horneff G. Einsatz von Biologika bei der juvenilen idiopathischen Arthritis. Z. Rheumatogie 2006;65:152-8.

95. Schmeling H, Mathony K, John V, et al. Combination of etanercept and methotrexate for the treatment of refractory juvenile idiopathic arthritis. Ann Rheum Dis 2001; 60: 410-2.

96. Tauber T, Daniel D, Barash J, Turetz J, Morad Y. Optic neuritis associated with etanercept therapy in two patients with extended oligoarticular juvenile idiopathic arthritis. Rheumatology 2005; 44: 405.

97. Lepore L, Marchetti F, Facchini S, Leone V, Ventura A. Drug-induced systemic lupus erythematosus associated with etanercept therapy in a child with juvenile idiopathic arthritis. Clin Exp Rheumatol 2003;21:276-7.

98. Ruperto N, Lovell DJ, Cuttica R, et al. Randomized trial of inliximab (IFX) plus methotrexate (MTX) for the treatment of polyarticular juvenile rheumatoid arthritis (JRA)). Ann Rheum Dis 2005; 64 (Suppl 3): 510-1.

99. Gerloni V, Pontikaki I, Gattinara M, et al. Efficacy of repeated intravenous infusions of an anti-tumor necrosis factor a monoclonal antibody, infliximab, in persistently active, refractory juvenile idiopathic arthritis. Arthritis Rheum 2005; 52: 548-553.

100. Murphy CC, Ayliffe WH, Booth A, Makanjuola D, Andrews PA, Jayne D. Tumor necrosis factor alpha blockade with infliximab for refractory uveitis and scleritis. Ophthalmology 2004; 111: 352-6.

101. Katsicas MM, Russo RA. Use of infliximab in patients with systemic juvenile idiopathic arthritis refractory to etanercept. Clin Exp Rheumatol 2005;23:545-8

102. Verbsky JW, White AJ. Effective use of the recombinant interleukin 1 receptor antagonist anakinra in therapy resistant systemic onset juvenile rheumatoid arthritis. J Rheumatol 2004; 31: 2071-5.

103. Irigoyen I, Olson J, Horn C, Ilowite NT. Treatment of systemic onset juvenile rheumatoid arthritis with anakinra. Arthritis Rheum 2004; 50: S437.

104. Fitzgerald AA, Leclercq SA, Yan A, Homik JE, Dinarello CA. Rapid responses to anakinra in patients with refractory adult-onset Still's disease. Arthritis Rheum 2005; 52: 1794-1803.

105. Yokota S, Miyamae T, Imagawa T, et al. Therapeutic efficacy of humanized recombinant anti-interleukin-6 receptor antibody in children with systemic-onset juvenile idiopathic arthritis. Arthritis Rheum 2005; 52: 818-825.

106. Woo P, Wilkinson N, Prieur A, et al. Open label phase II trial of single, ascending doses of MRA in Caucasian children with severe systemic juvenile idipathic arthritis: Proof of principle of the efficacy of IL-6 receptor blockade in this type of arthritis and demonstration of prolonged clinical improvement. Arthritits Res Ther. 2005; 7: R1281-8

107. Imagawa T, Ozawa R, Miyamae T et al. Efficacy and safety in 48-week treatment of tocilizumab in children with polyarticular course juvenile idiopathic arthritis with polyarticular or oligoarticular onset. Ann Rheum Dis 2007;66:s11: p550 (abstract).

108. De Kleer IM, Brinkman DM, Ferster A, et al. Autologous stem cell transplantation for refractory juvenile idiopathic arthritis: analysis of clinical effects, mortality, and transplant related morbidity. Ann Rheum Dis 2004; 63: 1318-26.

109. Wulffraat M, Vastert B, Tyndall A. Treatment of refractory autoimmune diseases with autologous stem cell transplantation: focus on juvenile idiopathic arthritis. Bone Marrow Transplantation 2005; 35 (Suppl 1): S27-29.

110, Brinkman DMC, deKleer IM, tenCate R et al. Autologous stem cell transplantation in chldren with severe progressive systemic or polyarticular juvenile idiopathic arthritis. Long-term followup of a prospective clinical trial. Arthritis Rheum 2007;56:2410-21

Spondylitis ankylosans

5. Spondylitis ankylosans

5.1. Einleitung

Die ankylosierende Spondylitis (AS) ist eine chronisch-entzündlich rheumatische Erkrankung, die sehr häufig das Achsenskelett befällt. Im deutschsprachigen Raum ist die Erkrankung auch als Morbus Bechterew bekannt. Die Behandlung der AS galt in den letzten Jahrzehnten allgemein hin als sehr schwierig. Als Standardtherapie wurden medikamentös im wesentlichen nicht-steroidale Antiphlogistika (NSAR) eingesetzt. Regelmäßige Krankengymnastik und Bewegungsübungen gelten ebenfalls als Standardbehandlung. Darüberhinaus kommt auch der Patientenschulung und den Selbsthilfegruppen eine wichtige Bedeutung zu.

> In den letzten Jahren sind neue medikamentöse Behandlungsstrategien entwickelt worden - insbesondere mit biologischen Präparaten, die den Tumornekrosefaktor-alpha (TNF-α) hemmen. Dies hat insgesamt einen deutlichen Fortschritt in der Behandlung der AS mit sich gebracht.

Grundsätzlich ist wichtig, dass die mit der Behandlung von AS-Patienten beschäftigten Gesundheitsberufe über den relativen Nutzen und das Risiko der verschiedenen Therapiemodalitäten informiert sind und sie in der Lage sind, die wirksamsten und sichersten Behandlungsstrategien zu identifizieren und individuell auf die Patienten anzuwenden. Um die damit verbundenen Fragestellungen mit vernünftiger Sicherheit beurteilen zu können, werden zunehmend die Mittel der evidenzbasierten Medizin eingesetzt.

Evidenzbasierte Medizin zielt auf die Schaffung der nach wissenschaftlichen und rechtlichen Gesichtspunkten besten aktuellen Evidenz für die Entscheidungsfindung hinsichtlich der Versorgung von Patienten mit einer bestimmten Erkrankung. Die Praxis der evidenzbasierten Medizin bedeutet die optimale Integration von individueller klinischer Expertise mit der verfügbaren "besten klinischen Evidenz", die durch systematische Evidenzsuche in (möglichst der ganzen verfügbaren) Literatur erreicht wird [1]. Was letztlich mit ‚bester Evidenz' gemeint ist, hängt gradlinig von der klinischen Fragestellung ab. Allgemein wird die Wirksamkeit einer Behandlung am besten durch randomisierte kontrollierte klinische Studien beschrieben bzw. durch Metaanalysen solcher Studien. Die Sicherheit bzw. Toxizität von Medikamenten wird dagegen am ehesten in Beobachtungsstudien erfasst. Schlussendlich wird die Häufigkeit von Erkrankungen am besten in Bevölkerungsstudien gemessen.

Das hier vorliegende Kapitel gibt einen Überblick über die aktuell vorliegende Evidenz für therapeutische Interventionen bei der Spondylitis ankylosans. Grundsätzlich kann aber nicht oft genug betont werden, dass es letztlich in der Verantwortung des zuständigen Klinikers liegt, die vorliegende Evidenz auf den individuellen Patienten zuzuschneiden und die adäquate therapeutische Intervention der aktuellen Krankheitsmanifestationen, der Intensität der Symptomatik und dem Gesamtkrankheitsbild, aber auch gegebenenfalls den Erwartungen und Vorstellungen des Patienten anzupassen.

5.2. Physikalische Therapie und Übungsbehandlungen

Physiotherapie und regelmäßige Bewegungsübungen stellen neben der parallelen medikamentösen Therapie mit NSAR traditionell die wesentliche Säule in den Behandlungskonzepten der AS dar. Dieses Gebiet ist vor kurzem intensiv von einer Cochrane-Gruppe untersucht worden, die einen umfassenden Bericht vorgelegt hat [2]. Drei randomisierte klinische Studien wurden unter häuslichen Bedingungen durchgeführt; dabei wurde die erfolgte Übungsbehandlung mit Patienten ohne Therapie verglichen [3-5]. In zwei Studien wurden Verbesserungen der körperlichen Funktionsfähigkeit festgestellt [3+5], aber nur in einer konnte gezeigt werden, dass durch die Übungsbehandlungen auch die Schmerzen abnahmen [5]. In einer weiteren Arbeit konnte die erreichte Funktionsverbesserung durch eine dauerhafte gering intensive Behandlung, bei der im Mittel nur 1,5 Visiten durch den Physiotherapeuten in 4 Monaten erforderlich waren, aufrecht erhalten werden [6]. Für das allgemeine Gesundheitsgefühl der Patienten waren Gruppenübungen mit physikalischer Therapie besser als eine Individualtherapie [7]. Im Vergleich zu zuhause durchgeführten Übungen zeigte sich in einer Studie nach einem 3-wöchigen Programm mit Gruppenphysiotherapie und Hydrotherapie eine kurzfristige Verbesserung der Schmerzen, dieser Effekt hielt aber nicht über 6 Monate hinaus an [8]. Andere randomisierte Studien zeigten keinen zusätzlichen Effekt einer solchen Intervention auf Schmerzen und Funktion [7,9].

Die Wirksamkeit auf die Wirbelsäulenbeweglichkeit war zwischen den Studien nicht konsistent. Die Gruppenphysiotherapie wurde als kosteneffektiv bewertet [10].

Eine 3-wöchige Rehabilitationsmaßnahme in einem speziellen Kurort (Heilstollen, Radontherapie), verglichen mit einem anderen Kurort und verglichen mit alleiniger ambulanter Physiotherapie, gefolgt von wöchentlichen Gruppen-Physiotherapiesitzungen über 37 Wochen, verbesserte Schmerzen und Allgemeinbefinden von AS-Patienten deutlicher und anhaltender als in den Vergleichsgruppen [11]. In einer damit verbundenen sozioökonomischen Analyse wurde darüber hinaus errechnet, dass bei parallel laufender konventioneller medikamentöser Behandlung die kombinierte Spezialkur- und kontinuierliche Gruppenphysiotherapie ein günstiges Kosten-Nutzenverhältnis und einen realen Nutzwert aufweist [12].

Spezifischere physiotherapeutische Interventionen sind bei AS bislang nicht sehr intensiv studiert worden. Die transkutane elektrische Nervenstimulation (TENS) im Vergleich zu einer simulierten TENS-Behandlung über 3 Wochen ergab im Rahmen einer randomisierten klinischen Studie keine signifikante Kurzwirksamkeit hinsichtlich Schmerzen in der Behandlungsgruppe [13]. In einer kontrollierten Studie wurden passive Stretchübungen erfolgreich eingesetzt, um die Beweglichkeit der Hüftgelenke zu verbessern [14], aber Schmerz und Funktion wurden dabei nicht gemessen. Ein gewisser Effekt einer Pulsmagnet-Feldtherapie hatte in einer anderen Studie einen positiven Einfluss auf die Schmerzangaben [15]. In einer kleinen aber kontrollierten Studie wurde die Ganzkörper-Kältetherapie für die Schmerzen von AS-Patienten als nicht effektiv angesehen [16].

Generell ist es schwierig, die Ergebnisse von einzelnen Studien direkt zu vergleichen, weil die Art und Weise der Interventionen und der verwendeten Outcome-Parameter oft unterschiedlich ist. Insgesamt suggeriert die vorhandene aktuelle Datenlage, dass verschiedene Arten von Übungsbehandlungen sehr wohl bestimmte Outcome-Parameter bei Patienten mit AS beeinflussen können. Eine grundsätzliche Schwierigkeit bei der Interpretation der vorhandenen Daten besteht in der Abwesenheit von Plazeboarmen im Studiendesign.

5.3. **Nicht-steroidale Antirheumatika**

Die Behandlung mit NSAR ist grundsätzlich wirksam für die Kontrolle von Symptomen, im wesentlichen geht es hierbei um die Reduktion von Schmerz. Zahlreiche randomisierte kontrollierte Studien haben gezeigt, dass verschiedene NSAR besser als Plazebo die Schmerzen an der Wirbelsäule [17,18] und an peripheren Gelenken [19] beeinflussen, und in begrenztem Umfang auch die körperliche Funktionsfähigkeit günstig positiv beeinflussen [17,18]. Dies gilt allerdings nur für einen kurzen Zeitraum von 6 bis 12 Wochen. Die in den letzten Jahren auch für die AS eingeführten selektiven COX II-Inhibitoren (Coxibe) sind für Wirbelsäulenschmerzen und Funktionsverbesserungen gleichermaßen wirksam [20-22]. Sowohl konventionelle NSAR als auch Coxibe haben einen klinisch relevanten symptomatischen Effekt auf die Achsenskelettsymptome von AS-Patienten. Nach einer neueren Studie ist dies unabhängig von der Gegenwart einer peripheren Arthritis. Patienten, die zusätzlich eine Synovitis hatten, zeigten aber weniger Besserung bei den WS-Schmerzen [23].

Die meisten randomisierten Studien über NSAR in der Behandlung von AS-Patienten vergleichen verschiedene Substanzen miteinander. Hierbei wird das sog. "flare-design" verwendet. Bis jetzt gibt es allerdings keine klare Evidenz, dass ein NSAR besser ist als das andere. Bei solchen Studien ist vor allen Dingen auch die Vergleichbarkeit von verschiedenen Dosierungen bei den einzelnen Präparaten problematisch.

In einer kürzlich durchgeführten randomisierten kontrollierten Studie wurde die Wirksamkeit von einer kontinuierlichen Therapie mit NSAR, meistens (in 70 %) handelte es sich um Celecoxib, im Vergleich zu einer Bedarfstherapie untersucht. Hierbei ergaben sich deutliche Anhaltspunkte, dass die kontinuierliche Therapie einen günstigeren Einfluss auf die Röntgenprogression an der Wirbelsäule nach 2 Jahren hatte [24]. Dies ist die erste Studie, in der ein möglicherweise krankheitsmodifizierender Effekt einer Therapie mit NSAR auf der Basis einer kontrollierten Studie festgestellt wurde. Diese Beobachtung bedarf zweifellos weiterer guter prospektiver klinischer Untersuchungen.

Die Sicherheit der Behandlung mit NSAR ist ein besonders wichtiger Punkt, wenn man eine Behandlungsform in Betracht zieht, die über einen längeren Zeitraum durchgeführt werden muss. Die gastrointestinale Toxizität von NSAR gegenüber Coxiben ist inzwischen häufig untersucht worden, NSAR haben insgesamt ein erhöhtes Risiko von ernsten gastrointestinalen Nebenwirkungen wie gastrointestinale Blutungen, dieses ist weitgehend dosisabhängig. Coxibe haben insgesamt ein geringeres Risiko von ernsten gastrointestinalen Nebenwirkungen im Vergleich zu konventionellen NSAR. Konventionelle NSAR in Kombination mit Protonenpumpenhemmern schneiden aber ähnlich gut ab, direkte Vergleichsstudien stehen jedoch aus. Die gastrointestinale Toxizität der NSAR ist durch zusätzliche Risikofaktoren kompliziert: Alter, gleichzeitige Einnahme von Glukokortikoiden, Anamnese von GI-Problemen, Komorbidität, Nikotinabusus und andere. Die AS selber weist ein erhöhtes Risiko für Morbus Crohn-ähnliche Darmläsionen auf, ein direkt krankheitsassoziiertes erhöhtes Risiko für Probleme im Bereich von Magen und Duodenum sind aber nicht bekannt.

In den letzten Jahren gab es zunehmend Hinweise auf eine wenn auch begrenzte kardiovaskuläre Toxizität von Coxiben. Nach neuesten Erkenntnissen betrifft dies aber nicht nur die Coxibe, sondern alle bzw. viele NSAR, am wenigsten wohl das Naproxen. Die Auswahl des NSAR oder Coxibs sollte daher grundsätzlich in Kenntnis des gastrointestinalen und kardiovaskulären Risikos des Patienten erfolgen.

5.4. Krankheitsmodifizierende antirheumatische Medikamente

Im Gegensatz zur rheumatoiden Arthritis, bei der die Behandlung mit Basistherapeutika oder DMARDs, wie z.B. Methotrexat, sehr erfolgreich ist, konnten DMARDs bei der Spondylitis ankylosans nie überzeugende Resultate erzielen (☞ Tab. 5.1).

DMARD	Evidenz-grad*	Evidenz-stärke*
Sulfasalazin	Ia±	A
Methotrexat	Ib-	A
Ciclosporin A	III+	D
Azathioprin	III+	D
Hydroxychloroquin	-	-
Auranofin	III-	C
Cyclophosphamid	III+	D
Leflunomid	Ib-	A
D-Penicillamin	Ib-	A
Pamidronat	IIb	C
Thalidomid	III+	C
Methylprednisolon (i.v.)	III+	D

Tab. 5.1: Evidenzangaben der verfügbaren DMARDs für die Therapie der AS (☞ auch Tab. 1.1+1.2).
+ Evidenz für Nutzen bei Schmerz und/oder Funktionsbeeinträchtigung bei AS vorhanden.
- keine Evidenz für Nutzen bei Schmerz und/oder Funktionsbeeinträchtigung bei AS.
± Evidenz ist widersprüchlich.

Die beste Evidenz gibt es für Sulfasalazin: in einer Metaanalyse von 12 randomisierten kontrollierten Studien bei Patienten mit aktiver AS wurde geschlussfolgert, dass es insgesamt keine Evidenz für einen klinisch relevanten Benefit auf die Wirbelsäulensymptome oder die Wirbelsäulenfunktion gibt, dass aber Sulfasalazin sehr wahrscheinlich eine Rolle in der Behandlung der aktiven peripheren Arthritis im Rahmen der AS und anderer Spondylarthritiden (SpA) hat [25].

Da die Studien leider wegen der Verwendung verschiedener Outcome-Parameter schwierig vergleichbar sind und die Qualität der Studien ebenfalls variiert, sind generelle Aussagen allerdings schwierig. Einige Studien zeigen aber eine Wirksamkeit von Sulfasalazin bei peripherer Arthritis an [25-27] und in einer Langzeitstudie über 3 Jahre traten unter Sulfasalazin weniger Episoden von peripheren Gelenkbeschwerden auf als bei den mit Plazebo behandelten Patienten [28]. Darüber hinaus wurde gezeigt, dass eine Sulfasalazin-Therapie das Auftreten von akuten Episoden einer anterioren Uveitis bei AS-Patienten verhindert [29]. Grundsätzlich gibt es aber keine Evidenz für eine Wirksamkeit bei anderen extraartikulären Manifestationen der Erkrankung. Eine Ausnahme bildet eine kürzlich publizierte Studie, in der vor allem Patienten mit undifferenzierter AS mit Sulfasalazin oder Plazebo behandelt wurden [30]. Hierbei ergaben sich begrenzte Anhaltspunkte, dass Patienten mit entzündlichem Rückenschmerz und einer Krankheitsdauer < 5 Jahre von einer Sulfasalazinbehandlung profitieren.

Methotrexat ist für die Wirbelsäulensymptome von AS-Patienten ebenfalls nicht effektiv im Vergleich zu Plazebo [31-34], und keine der 3 randomisierten kontrollierten Studien bei Patienten mit AS hatte eine ausreichende Fallzahl, um einen Effekt auf die periphere Gelenksymptomatik zu zeigen. Vor kurzem wurde auch eine hohe Dosis von MTX mit 20 mg s.c./Woche ohne Erfolg hinsichtlich der Achsenskelettsymptomatik eingesetzt [34]. Auch die Studien zum Leflunomid zeigen keine Evidenz für Wirksamkeit auf die Wirbelsäulensymptomatik [35,36]. Insgesamt gibt es keine überzeugende Evidenz, um den Gebrauch von anderen traditionellen DMARDs bei Patienten mit AS zu unterstützen; dies schließt Gold, Hydroxychloroquin, D-Penicillamin, Ciclosporin A und Leflunomid ein.

Andere neue Therapien wie die intravenöse Gabe des Bisphosphonats Pamidronat sind ermutigender. Allerdings muss die kürzlich vorgelegte positive Studie noch bestätigt werden. In dieser randomisierten kontrollierten Studie wurden 10 mg mit 60 mg intravenös verabreichtem Pamidronat alle 4 Wochen für 6 Monate verglichen. Mit der höheren Dosis wurden signifikant bessere Wirkungen sowohl für Wirbelsäulenschmerzen als auch für Funktionen ermittelt [37]. Auch diese Studie war nicht darauf ausgerichtet, einen Effekt auf periphere Gelenksymptome zu ermitteln. Da die Behandlung mit Pamidronat mit transienten Gelenkschmerzen und Muskelschmerzen nach der Infusion bei der Mehrheit der Patienten assoziiert ist,

ist eine prospektive randomisierte kontrollierte Studie daher kaum möglich.

Auch das ja bekanntermaßen embryotoxische Thalidomid scheint eine gewisse Wirksamkeit bei AS zu haben, möglicherweise durch seine TNF-α-hemmende Wirkkomponente. Thalidomid hatte einen positiven Effekt auf Wirbelsäulenschmerzen und Funktion in zwei offenen Studien [38, 39]. Der Einsatz dieses Präparates ist aber durch erhebliche Nebenwirkungen gekennzeichnet: Schwindelzustände, Sicca-Symptomatik, Kopfschmerzen, Verstopfung, Übelkeit und periphere Neuropathie sind nicht selten.

5.5. Biologics

Die Evidenz für den Einsatz von TNF-α-Inhibitoren bei Spondylitis ankylosans ist zunehmend überzeugend. Es gibt mehrere große randomisierte kontrollierte Doppelblindstudien, die den Einsatz von

* Etanercept [40-45] und
* Infliximab [46,47]
* Adalimumab bei AS [48-50]

für Wirbelsäulenschmerzen, Funktionen und periphere Gelenkbeteiligung bei Patienten mit aktiver AS über 3-6 Monate untermauern. Die Wirkstärken der drei verschiedenen TNF-α-Hemmer sind sehr hoch und die Anzahl der zu behandelnden Patienten um eine Verbesserung zu erzielen (*number needed to treat* = NNT), ist sehr klein und bewegt sich zwischen 2 und 3 behandelten Patienten, um ein zumindest 20 %iges Ansprechen entsprechend der Kriterien der *Assessment in AS* (ASAS)-Gruppe (ASAS20) zu erreichen. Bei diesen in den letzten 4 Jahren durchgeführten Studien wurden insgesamt sehr viel stringentere Kriterien angelegt als bei vielen der früheren Studien mit NSAR. Zunehmend werden auch die Standards für klinische kontrollierte Studien eingehalten und vergleichbare Outcome-Parameter gemessen, was viel fundiertere Aussagen hinsichtlich der Wirksamkeit und der Vergleichbarkeit der Studien und der eingesetzten Medikamente ermöglicht.

Der Beginn der klinischen Wirksamkeit von TNF-α-Inhibitoren ist relativ schnell, und es konnte inzwischen in mehreren offenen Studien gezeigt werden [51-54], dass die Wirksamkeit mindestens 3 Jahre lang anhält. Ein Absetzen der Therapie

Parameter	Erläuterung
Patientenparameter	

Diagnose	Patient erfüllt die modifizierten New York-Kriterien für eine AS
	Modifizierte New York-Kriterien (van der Linden et al.):
	• Radiologische Kriterien
	  - Sacroiliitis, Grad > II bilateral oder Grade III bis IV unilateral
	• Klinische Kriterien (2 von 3)
	  - Tiefer Rückenschmerz und Steifigkeit im thorakolumbalen Bereich für >3 Monate, die sich durch Krankengymnastik bessern, aber nicht durch Ruhephasen
	  - Eingeschränkte Lumbalbeweglichkeit in der sagittalen und frontalen Ebene
	  - Eingeschränkte Thoraxdehnung im Vergleich zur entsprechenden Normalpopulation (alters- und geschlechtskorrigiert)

Aktive Erkrankung	• Aktive Erkrankung über ≥ 4 Wochen • BASDAI ≥ 4 (0-10) und Expertenmeinung[*], dass eine Anti-TNF-α-Therapie eingeleitet werden sollte[†]

Mangelndes Ansprechen	• All Patienten müssen eine adäquate Therapie mit mind. 2 NSAR erhalten haben. "Adäquate Therapie" ist definiert als
	  - Antientzündliche Behandlung für ≥ 3 Monate mit maximal empfohlener oder tolerierter Dosis sofern nicht kontraindiziert
	  - Behandlung für < 3 Monate, wobei diese wegen Nichttoleranz, Toxizität oder Kontraindikationen abgebrochen wurde
	• Patienten mit symptomatischer peripherer Arthritis (mangelndes Ansprechen auf lokale Steroidinjektion bei oligoartikulärem Befall) müssen eine adäquate Therapie sowohl mit NSAR als auch Sulfasalazin erhalten haben[‡]
	• Patienten mit symptomatischer Enthesitis müssen eine adäquate Therapie mit mindestens zwei lokalen Steroidinjektionen erhalten haben, sofern nicht kontraindiziert.

Kontraindikation	• Schwangerschaft und Stillzeit (effektive Kontrazeption muss gewährleistet sein!)
	• aktive Infektion
	• Patienten mit hohem Infektionsrisiko einschließlich:
	  - chronischem Ulcus cruris
	  - vorbekannter Tuberkulose (Beachte: unterschiedliche regionale Empfehlungen für Prophylaxe und Therapie!)
	  - Septische Arthritis eines nicht operativ oder traumatisch veränderten Gelenks innerhalb der letzten 12 Monate
	  - Septische Arthritis eines künstlichen Gelenks innerhalb der letzten 12 Monate (insbesondere auch wenn das künstliche Gelenk nicht entfernt wird)
	  - bestehende oder wiederkehrende pulmonale Infektionen
	  - liegender Harnkatheter
	• anamnestisch vorbekannter Lupus erythematodes oder Multiple Sklerose
	• Tumorerkrankung oder Präkanzerose ausgenommen
	  - Basaliom
	  - anamnestisch vorbekannte Tumorerkrankung > 10 Jahren mit hoher Wahrscheinlichkeit einer Ausheilung

Krankheitsbeurteilung	
ASAS-Score (tägliche Praxis)	• Körperliche Funktion (BASFI oder *Dougados Functional Index*) • Schmerz (VAS, in der vergangenen Woche, Wirbelsäule nachts; bezogen auf die AS: und VAS, in der vergangenen Woche, Wirbelsäule; bezogen auf die AS) • Rückenbeweglichkeit (Thoraxbeweglichkeit und modif. Schober-Test, Hinterhaupt-Wand-Abstand und seitliche Lumbalflexion) • Gesamtbeurteilung der Patienten (VAS, in der vergangenen Woche) • Rückensteife (Dauer der Morgensteife, VAS, in der vergangenen Woche) • periphere Gelenke und Enthesen (Anzahl der geschwollenen Gelenke [44 Gelenke werden gezählt], Enthesitis-Score nach Maastricht, Berlin, oder San Francisco) • Akute-Phase-Reaktion (BSG oder CRP) • Leistungsminderung (VAS)
BASDAI	• VAS Leistungsminderung/Müdigkeit in der vergangenen Woche • VAS der AS-bezogenen Hals-, Rücken oder Hüftschmerzen in der vergangenen Woche • VAS Schmerz/Anschwellen von Gelenken außerhalb des Hals-, Rücken oder Hüftbereiches in der vergangenen Woche • VAS Druck- oder Berührungsschmerz in der vergangenen Woche • VAS Morgensteife ab dem Erwachen in der vergangenen Woche • Dauer und Intensität (VAS) der Morgensteife ab dem Erwachen über 120 Minuten
Beurteilung des Ansprechens	
Responder-kriterien	BASDAI: 50 % relative Veränderung oder absolute Veränderung von 2 (Skala 0–10) und Expertenmeinung*: Fortführung ja/nein
Zeitraum der Einschätzung	zwischen 6 und 12 Wochen

Tab. 5.2: ASAS-Richtlinien zur Initiierung einer Anti-TNFα-Therapie bei AS-Patienten.

VAS: visuelle Analogskala; alle VAS´s können auch durch eine numerische Skala ersetzt werden.

* Als Experte gilt ein Arzt, normalerweise Rheumatologe, mit Erfahrung in der Therapie von entzündlichem Rückenschmerz und in der Anwendung von Biologics. Er sollte regional anerkannt sein.

† Eine Expertenmeinung setzt sich zusammen aus klinischen Daten (Anamnese und Untersuchung), Entzündungsparametern im Labor oder bildgebenden radiologischen/MRT-Befunden einer raschen Progression der Entzündung.

‡ Über > 4 Monate bei Standarddosen von 3 g/Tag, oder mit maximal tolerierter Dosis sofern nicht kontraindiziert. Behandlung für < 3 Monate, wobei diese wegen Nichttoleranz, Toxizität oder Kontraindikationen abgebrochen wurde.

führt zu einem hohen Prozentsatz zu klinischen Rückfällen [55]; diese treten zum Teil bereits nach 7 Wochen auf, die mittlere Zeit bis zum Rückfall betrug aber 17 Wochen.

Während bei der rheumatoiden Arthritis die Kombination von Methotrexat mit den TNF-α-Blockern die Therapieantwort verbessert, scheint das bei der AS nicht der Fall zu sein [56].

Die Wirksamkeit von anti-TNF-Therapien führt auch zu einer vermehrten Produktivität der behandelten Patienten [57].

Durch magnetresonanztomographische Untersuchungen wurde die klinische Wirksamkeit der TNF-Blocker in Kurz- und Langzeitstudien [52, 58, 59] bestätigt.

Die ersten radiologischen Verlaufsuntersuchungen ergaben keinen Hinweis auf eine deutliche Hemmung der Röntgenprogression [60,61], ließen aber die Möglichkeit einer Beeinflussung der Knochenneubildung im Sinne einer Verlangsamung offen. Die Interpretation der vorliegenden Studien ist durch das Fehlen von Kontrollgruppen erschwert.

Es gibt Hinweise auf eine partiell unterschiedliche Wirksamkeit der TNF-Blocker hinsichtlich eines Schubs einer anterioren Uveitis [62] bzw. Kolitis im Rahmen einer chronisch entzündlichen Darmerkrankung [63]. Alle drei TNF-Antagonisten sind bei Psoriasis und Psoriasisarthritis wirksam. Bisher unerklärt ist, dass es in wenigen Fällen von anti-TNF-Behandlung zum Neuauftreten einer Schuppenflechte gekommen ist [64].

Der Wechsel von einem TNF-Antagonisten zu einem anderen scheint insgesamt möglich und partiell erfolgreich zu sein [65,66].

Nach dem aktuellen Erkenntnisstand scheint eine unter TNF-Blockern aufgetretene Schwangerschaft nicht problematisch im Sinne von Teratogenität bzw. Embryotoxizität zu sein [67].

Von der ASAS-Gruppe wurde auf der Basis der vorliegenden Erkenntnisse ein evidenzbasiertes Konsensus-Statement für die Initiierung einer Anti-TNF-α-Therapie bei Patienten mit AS publiziert [68,69] (☞ Tab. 5.2). Dies gibt auch Hinweise, wie geeignete Kandidaten für eine Anti-TNF-α-Therapie möglicherweise zu identifizieren sind. Hierfür gibt es allerdings noch keine gute Datenlage.

Andere Biologics sind bisher nur wenig erprobt worden. Es gibt 3 offene Studien mit dem Interleukin-1-Inhibitor Anakinra. Diese haben keine konsistenten Ergebnisse gezeigt [70, 71]. Größere randomisierte Studien sind erforderlich, um einen therapeutischen Effekt sicher zu belegen.

5.6. Zusammenfassung

Insgesamt gibt es eine starke Evidenz für den Gebrauch von nicht-steroidalen Antiphlogistika und TNF-α-Inhibitoren bei Patienten mit aktiver Spondylitis ankylosans. Die Evidenz für den Einsatz von nichtpharmakologischen Therapien wie regelmäßige Übungsbehandlungen, Gruppen-Physiotherapie und Rehabilitationsmaßnahmen für die Behandlung von AS-Patienten ist zwar insgesamt begrenzt, aber die Tendenz ist eindeutig positiv und jeder Experte empfiehlt und unterstützt diese Maßnahmen.

Die meisten pharmakologischen Studien sind bei Patienten mit aktiver Erkrankung und zum Teil schwerem Wirbelsäulenbefall durchgeführt worden. Dies muss bei der Auswahl der besten Therapie berücksichtigt werden.

Die mögliche Rolle von nicht-steroidalen Antiphlogistika und TNF-α-Inhibitoren hinsichtlich des Aufhaltens von Strukturschäden ist besonders kritisch zu betrachten. Im Moment gibt es eine tendenziell positive Datenlage, die Datenlage ist aber noch nicht ausreichend, um eine Evidenzbasierte Aussage machen zu können.

Wenn die Evidenz auf der Basis von Literaturrecherchen in den klinischen Alltag transportiert wird (☞ Tab. 5.3), ist es wichtig sich klar zu machen, dass das Fehlen von Evidenz nicht notwendigerweise bedeutet, dass es klinisch falsch ist, eine bestimmte Maßnahme durchzuführen oder nicht.

	WS-Symptome	Periphere Arthritis	Periphere Enthesitis
Physikalische Therapie	+	+	?
NSAR	+	+	(+)
Steroide systemisch	- (?)	(+) ?	(+) ?
Steroide lokal	+ (?)	+	+
DMARDs	-	+ (SSZ)	-
Biologics	+	+	+

Tab. 5.3: Überblick der unterschiedlichen Evidenzen für die verfügbaren Medikamente in der Therapie der AS (+ = positiver Effekt).

Die internationale *Assessments in AS* (ASAS)-Arbeitsgruppe hat in Zusammenarbeit mit der Europäischen Liga gegen den Rheumatismus (EULAR) deshalb Empfehlungen für die Behandlung von AS auf der Basis von Literaturevidenz [72] und klinischer Expertise entwickelt, die jetzt der Öffentlichkeit zur Verfügung stehen [73]. Darüberhinaus ist vor kurzem eine zusammenfassende Darstellung der AS publiziert worden [74].

5.7. Literatur

1. Sackett DL, Rosenberg WMC, Gray JAM, Haynes RB, Richardson WS. Evidence based medicine: what it is and what it isn't. BMJ 1996;312:71-2

2. Dagfinrud H, Hagen KB, Kvien TK. Physiotherapy interventions for ankylosing spondylitis. *The Cochrane Database of Systematic Reviews* 2004, Issue 4. Art. No.: CD002822. DOI: 10.1002/14651858.CD002822.pub2.

3. Kraag G, Stokes B, Groh J, Helewa A, Goldsmith C. The effects of comprehensive home physiotherapy and supervision on patients with ankylosing spondylitis - a randomized controlled trial. J Rheumatol 1990;17:228-33.

4. Sweeney S, Taylor G, Calin A. The effect of a home based exercise intervention package on outcome in ankylosing spondylitis: a randomized controlled trial. J Rheumatol 2002;29:763-6.

5. Lim H-J, Moon Y-I, Lee MS. Effects of home-based daily exercise therapy on joint mobility, daily activity, pain, and depression in patients with ankylosing spondylitis. Rheumatol Int 2005;25:225-29.

6. Kraag G, Stokes B, Groh J, Helewa A, Goldsmith CH. The effects of comprehensive home physiotherapy and supervision on patients with ankylosing spondylitis – an 8-month followup. J Rheumatol 1994;21:261-63.

7. Hidding A, van der Linden S, Boers M, Gielen X, de Witte L, Kester A, Dijkmans B, Moolenburgh D. Is group physical therapy superior to individualized therapy in ankylosing spondylitis? A randomized controlled trial. Arthritis Care Res 1993;6:117-25.

8. Helliwell P, Abbott CA, Chamberlain MA. A randomised trial of three different physiotherapy regimes in ankylosing spondylitis. Physiotherapy 1996 82:85-90.

9. Analay Y, Ozcan E, Karan A, Diracoglu D, Aydin R. The effectiveness of intensive group exercise on patients with ankylosing spondylitis. Clin Rehabilitat 2003;17:631-6.

10. Bakker C, Hidding A, van der Linden S, van Doorslaer E. Cost effectiveness of group physical therapy compared to individualized therapy for ankylosing spondylitis. A randomized controlled trial. J Rheumatol 1994;21:264-68.

11. Van Tubergen A, Landewe R, van der HD, Hidding A, Wolter N, Asscher M, et al. Combined spa-exercise therapy is effective in patients with ankylosing spondylitis: a randomized controlled trial. Arthritis Rheum 2001;45:430-8.

12. Van Tubergen A, Boonen A, Landewe R, Rutten-Van Molken M, Van Der Heijde D, Hidding A, Van Der Linden S. Cost effectiveness of combined spa-exercise therapy in ankylosing spondylitis: a randomized controlled trial. Arthritis Rheum 2002;47:459-67.

13. Gemignani G, Olivieri I, Ruju G, Pasero G. Transcutaneous electrical nerve stimulation in ankylosing spondylitis: a double-blind study. Arthritis Rheum 1991;34:788.99.

14. Bulstrode SJ, Barefoot J, Harrison RA, Clarke AK. The role of passive stretching in the treatment of ankylosing spondylitis. Br J Rheumatol 1987;26:40-42.

15. Trotta F, Bassoli J, Manicardi S. Effect of pulsed magnetic fields on the pain of seronegative spondyloarthritis. Bioelectrochem Bioenerg 1985;14:183-86.

16. Samborski W, Sobieska M, Mackiewicz T, Stratz T, Mennet M, Muller W. Can thermal therapy of ankylosing spondylitis induce an activation of the disease? Z Rheumatol 1992;51:127-31.

17. Sturrock RD, Hart FD. Double-blind cross-over comparison of indomethacin, flurbiprofen and placebo in ankylosing spondylitis. Ann Rheum Dis 1974; 33:129-31.

18. Dougados M, Caporal R, Doury P, Thiesce A, Pattin S, Laffez B et al. A double blind crossover placebo controlled trial of ximoprofen in AS. J Rheumatol 1989; 16:1167-69.

19. Dougados M, Nguyen M, Caporal R, Legeais J, Bouxin-Sauzet A, Pellegri-Guegnault B et al. Ximoprofen in ankylosing spondylitis. A double blind placebo control-

led dose ranging study. Scand J Rheumatol 1994; 23:243-48.

20. Dougados M, Behier JM, Jolchine I, Calin A, van der Heijde D, Olivieri I et al. Efficacy of celecoxib, a cyclooxygenase 2-specific inhibitor, in the treatment of ankylosing spondylitis: a sex-week controlled study with comparison against placebo and against a conventional nonsteroidal anti-inflammatory drug. Arthritis Rheum 2001;44:180-85.

21. Sieper J, Klopsch T, Richter M, Kapelle A, Rudwaleit M, Schwank S, Regourd E, May M. Comparison of 2 different dosages of celecoxib with diclofenac for the treatment if active ankylosing spondylitis: results of a 12-week randomised double-blind controlled study. Ann Rheum Dis. 2007 Jul 6; [Epub ahead of print]

22. van der Heijde D, Baraf HSB, Ramos-Remus C, Calin A, Weaver AL, Schiff M et al. Evaluation of the efficacy of etoricoxib in ankylosing spondylitis: results of a 52-week randomized controlled study. Arthritis Rheum 2005;52: 1205-15.

23. Gossec L, van der Heijde D, Melian A, Krupa DA, James MK, Cavanaugh Jr PF, Reicin AS, Dougados M. The Efficacy of Cyclooxygenase-2 Inhibition by Etoricoxib and Naproxen on the Axial Manifestations of Ankylosing Spondylitis in the Presence of Peripheral Arthritis. Ann Rheum Dis. 2005;64:1563-1567.

24. Wanders A, van der Heijde D, Landewé R, Béhier J-M, Calin A, Olivieri I et al. Nonsteroidal antiinflammatory drugs reduce radiographic progression in patients with ankylosing spondylitis. Arthritis Rheum 2005; 52: 1756-1765.

25. Chen J, Liu C. Sulfasalazine for ankylosing spondylitis. *The Cochrane Database of Systematic Reviews* 2005, Issue 2. Art. No.: CD004800. DOI: 10.1002/14651858. CD004800.pub2.

26. Dougados M, van der Linden S, Leirisalo-Repo M, Huitfeldt B, Juhlin R, Veys E et al. Sulfasalazine in the treatment of spondyloarthropathy. A randomized, multicentre, double-blind, placebo-controlled study. Arthritis Rheum 1995; 38:618-27.

27. Clegg DO, Reda DJ, Abdellatif M. Comparison of sulfasalazine and placebo for the treatment of axial and peripheral articular manifestations of the seronegative spondylarthropathies: a Department of Veterans Affairs Cooperative study. Arthritis Rheum 1999; 42:2325-29.

28. Kirwan J, Edwards A, Huitfeldt, Thompson P, Currey H. The course of established ankylosing spondylitis and the effects of sulfasalazine over 3 years. Br J Rheumatol 1993;32:729-33.

29. Benitez-Del-Castillo JM, Garcia-Sanchez J, Iradier T, Banares A. Sulfasalazine in the prevention of anterior uveitis associated with ankylosing spondylitis. Eye 2000; 14:340-343.

30. Braun J, Zochling J, Baraliakos X, Alten RH, Burmester GR, Grasedyck K, Brandt J, Haibel H, Hammer M, Krause A, Mielke F, Tony HP, Ebner W, Gomor B, Hermann J, Zeidler H, Beck E, Baumgaertner M, Sieper J. Efficacy of sulfasalazine in patients with inflammatory back pain due to undifferentiated spondyloarthritis and early ankylosing spondylitis: a multicentre randomized controlled trial. Ann Rheum Dis 2006;65:1147-1153.

31. Altan L, Bingol U, Karakoc Y, Aydiner S, Yurtkuran M, Yurtkuran M. Clinical investigation of methotrexate in the treatment of ankylosing spondylitis. Scand J Rheumatol 2001;30:255-59.

32. Roychowdhury B, Bintley-Bagot S, Bulgen DY, Thompson RN, Tunn EJ, Moots RJ. Is methotrexate effective in ankylosing spondylitis? Rheumatology 2002; 41:1330-32.

33. Gonzalez-Lopez L, Garcia-Gonzalez A, Vazquez-Del-Mercado M, oz-Valle JF, Gamez-Nava JI. Efficacy of methotrexate in ankylosing spondylitis: a randomized double blind, placebo controlled trial. J Rheumatol 2004; 31:1568-74.

34. Haibel H, Brandt HC, Song IH, Brandt A, Listing J, Rudwaleit M, Sieper J. No efficacy of subcutaneous methotrexate in active ankylosing spondylitis: a 16-week open-label trial. Ann. Rheum. Dis. 2007;66:419-21.

35. Haibel H, Rudwaleit M, Braun J, Sieper J. Six months open label trial of leflunomide in active ankylosing spondylitis. Ann. Rheum. Dis. 2005;64:124-6.

36. van Denderen JC, van der Paardt M, Nurmohamed MT, de Ryck YM, Dijkmans BA, van der Horst-Bruinsma IE. Double blind, randomised, placebo controlled study of leflunomide in the treatment of active ankylosing spondylitis. Ann. Rheum. Dis. 2005; 64:1761-4.

37. Maksymowych WP, Jhangri GS, Fitzgerald AA, LeClercq S, Chiu P, Yan A et al. A six-month randomized, controlled, double-b.ind, dose-response comparison of intravenous pamidronate (60mg versus 10mg) in the treatment of nonsteroidal anti-inflammatory drug-refractory ankylosing spondylitis. Arthritis Rheum 2002;46: 766-73.

38. Wei JC, Chan TW, Lin H, Huang F, Chou C. Thalidomide for severe refractory ankylosing spondylitis: a 6-month open-label trial. J Rheumatol 2003; 30:2627-31.

39. Huang F, Gu J, Zhao W, Zhu J, Zhang J, Yu DTY. One-year open-label trial of thalidomide in ankylosing spondylitis. Arthritis Care Res 2002; 47:15.

40. Gorman JD, Sack KE, Davis JC, Jr. Treatment of ankylosing spondylitis by inhibition of tumor necrosis factor alpha. N Engl J Med 2002; 346:1349-1356.

41. Davis JC, Jr., van der Heijde D, Braun J, Dougados M, Cush J, Clegg DO et al. Recombinant human tumor ne-

crosis factor receptor (etanercept) for treating ankylosing spondylitis: a randomized, controlled trial. Arthritis Rheum 2003; 48:3230-3236.

42. Brandt J, Khariouzov A, Listing J, Haibel H, Sorensen H, Grassnickel L et al. Six-month results of a double-blind, placebo-controlled trial of etanercept treatment in patients with active ankylosing spondylitis. Arthritis Rheum 2003; 48:1667-1675.

43. Calin A, Dijkmans BA, Emery P, Hakala M, Kalden J, Leirisalo-Repo M et al. Outcomes of a multicentre randomised clinical trial of etanercept to treat ankylosing spondylitis. Ann Rheum Dis 2004; 63:1594-1600.

44. van der Heijde D, Da Silva JC, Dougados M, Geher P, van der Horst-Bruinsma I, Juanola X, Olivieri I, Raeman F, Settas L, Sieper J, Szechinski J, Walker D, Boussuge MP, Wajdula JS, Paolozzi L, Fatenejad S; Etanercept Study 314 Investigators. Etanercept 50 mg once weekly is as effective as 25 mg twice weekly in patients with ankylosing spondylitis. Ann. Rheum. Dis. 2006; 65:1572-7.

45. Braun J, McHugh N, Singh A, Wajdula JS, Sato R. Improvement in patient-reported outcomes for patients with ankylosing spondylitis treated with etanercept 50 mg once-weekly and 25 mg twice-weekly. Rheumatology. 2007 Mar 27; [Epub ahead of print]

46. Braun J, Brandt J, Listing J, Zink A, Alten R, Golder W et al. Treatment of active ankylosing spondylitis with infliximab: a randomised controlled multicentre trial. Lancet 2002; 359:1187-1193.

47. van der Heijde D, Dijkmans B, Geusens P, Sieper J, DeWoody K, Williamson P et al. Efficacy and safety of infliximab in patients with ankylosing spondylitis. Results of a randomized controlled trial (ASSERT). Arthritis Rheum 2005; 52:582-591.

48. Haibel H, Brandt HC, Rudwaleit M, Listing J, Braun J, Kupper H et al. Efficacy and safety of adalimumab in the treatment of active ankylosing spondylitis: preliminary results of an open-label, 20-week trial. Arthritis Rheum 2004;50:S217.

49. van der Heijde D, Kivitz A, Schiff MH, Sieper J, Dijkmans BA, Braun J, Dougados M, Reveille JD, Wong RL, Kupper H, Davis JC; ATLAS Study Group. Efficacy and safety of adalimumab in patients with ankylosing spondylitis: results of a multicenter, randomized, double-blind, placebo-controlled trial. Arthritis Rheum. 2006;54:2136-46.

50. Haibel H, Rudwaleit M, Brandt HC, Grozdanovic Z, Listing J, Kupper H, Braun J, Sieper J. Adalimumab reduces spinal symptoms in active ankylosing spondylitis: clinical and magnetic resonance imaging results of a fifty-two-week open-label trial. Arthritis Rheum 2006; 54:678-81.

51. Davis Jr JC, van der Heijde DM, Braun J, Dougados M, Cush J, Clegg D, Inman RD, Kivitz A, Zhou L, Solin-ger A, Tsuji W. Sustained durability and tolerability of etanercept in ankylosing spondylitis for 96 weeks. Ann Rheum Dis. 2005;64:1557-62.

52. Baraliakos X, Davis J, Tsuji W, Braun J. Magnetic resonance imaging examinations of the spine in patients with ankylosing spondylitis before and after therapy with the tumor necrosis factor alpha receptor fusion protein etanercept. Arthritis Rheum 2005;52:1216-1223.

53. Braun J, Brandt J, Listing J, Zink A, Alten R, Burmester G et al. Two year maintenance of efficacy and safety of infliximab in the treatment of ankylosing spondylitis. Ann Rheum Dis 2005; 64:229-234.

54. Braun J, Baraliakos X, Brandt J, Listing J, Zink A, Alten R, Burmester G, Gromnica-Ihle E, Kellner H, Schneider M, Sörensen H, Zeidler H, Sieper J. Persistent clinical response to the anti-TNF-alpha antibody infliximab in patients with ankylosing spondylitis over 3 years. Rheumatology. 2005;44:670-6.

55. Baraliakos X, Listing J, Brandt J, Zink A, Alten R, Burmester G, Gromnica-Ihle E, Kellner H, Schneider M, Sörensen H, Zeidler H, Rudwaleit M, Sieper J, Braun J. Clinical response to discontinuation of anti-TNF therapy in patients with ankylosing spondylitis after 3 years of continuous treatment with infliximab. Arthritis Res Ther 2005;7:R439-44.

56. Marzo-Ortega H, McGonagle D, Jarrett S, Haugeberg G, Hensor E, O'Connor P et al. Infliximab in combination with methotrexate in active ankylosing spondylitis. A clinical and imaging study. Ann Rheum Dis. 2005; 64:1568-75.

57. van der Heijde D, Han C, DeVlam K, Burmester G, van den Bosch F, Williamson P, Bala M, Han J, Braun J. Infliximab improves productivity and reduces workday loss in patients with ankylosing spondylitis: results from a randomized, placebo-controlled trial. Arthritis Rheum. 2006;55:569-74.

58. Braun J, Landewe R, Hermann KG, Han J, Yan S, Williamson P, van der Heijde D; ASSERT Study Group. Major reduction in spinal inflammation in patients with ankylosing spondylitis after treatment with infliximab: results of a multicenter, randomized, double-blind, placebo-controlled magnetic resonance imaging study. Arthritis Rheum. 2006;54:1646-52.

59. Sieper J, Baraliakos X, Listing J, Brandt J, Haibel H, Rudwaleit M, Braun J. Persistent reduction of spinal inflammation as assessed by magnetic resonance imaging in patients with ankylosing spondylitis after 2 yrs of treatment with the anti-tumour necrosis factor agent infliximab. Rheumatology. 2005;44:1525-30.

60. Baraliakos X, Listing J, Rudwaleit M, Brandt J, Sieper J, Braun J. Radiographic progression in patients with ankylosing spondylitis after 2 years of treatment with the

tumour necrosis factor alpha antibody infliximab. Ann. Rheum. Dis. 2005t;64:1462-6.

61. Baraliakos X, Listing J, Brandt J, Haibel H, Rudwaleit M, Sieper J, Braun J. Radiographic progression in patients with ankylosing spondylitis after 4 yrs of treatment with the anti-TNF-{alpha} antibody infliximab. Rheumatology. 2007 Jul 10; [Epub ahead of print].

62. Braun J, Baraliakos X, Listing J, Sieper J. Decreased incidence of anterior uveitis in patients with ankylosing spondylitis treated with the anti-tumor necrosis factor agents infliximab and etanercept. Arthritis Rheum. 2005; 52:2447-51.

63. Braun J, Baraliakos X, Listing J, Davis J, van der Heijde D, Haibel H, Rudwaleit M, Sieper J. Differences in the incidence of flares or new onset of inflammatory bowel diseases in patients with ankylosing spondylitis exposed to therapy with anti-tumor necrosis factor alpha agents. Arthritis Rheum. 2007;57:639-47.

64. Cohen JD, Bournerias I, Buffard V, Paufler A, Chevalier X, Bagot M, Claudepierre P. Psoriasis induced by tumor necrosis factor-alpha antagonist therapy: a case series. J. Rheumatol. 2007;34:380-5.

65. Delaunay C, Farrenq V, Marini-Portugal A, Cohen JD, Chevalier X, Claudepierre P. Infliximab to etanercept switch in patients with spondyloarthropathies and psoriatic arthritis: preliminary data. J. Rheumatol. 2005; 32:2183-5.

66. Conti F, Ceccarelli F, Marocchi E, Magrini L, Romana Spinelli F, Spadaro A, Scrivo R, Valesini G. Switching TNF{alpha} antagonists in patients with ankylosing spondylitis and psoriatic arthritis: an observational study over a five-year period. Ann Rheum Dis. 2007 Jul 5; [Epub ahead of print]

67. Skomsvoll JF, Wallenius M, Koksvik HS, RA Cdevand E, Salvesen KA, Spigset O, Kvien TK. Drug insight: Anti-tumor necrosis factor therapy for inflammatory arthropathies during reproduction, pregnancy and lactation. Nat Clin Pract Rheumatol. 2007;3:156-64

68. Braun J, Pham T, Sieper J, Davis J, van der Linden S, Dougados M et al. International ASAS consensus statement for the use of anti-tumour necrosis factor agents in patients with ankylosing spondylitis. Ann Rheum Dis 2003; 62:817-824.

69. Braun J, Davis J, Dougados M, Sieper J, van der Linden S, van der Heijde D et al. First update of the International ASAS Consensus Statement for the use of anti-TNF agents in patients with ankylosing spondylitis. Ann Rheum Dis. 2006;65:316-20.

70. Tan AL, Marzo-Ortega H, O'Connor P, Fraser A, Emery P, McGonagle D. Efficacy of anakinra in active ankylosing spondylitis: a clinical and magnetic resonance imaging study. Ann Rheum Dis 2004; 63:1041-45.

71. Haibel H, Rudwaleit M, Listing J, Sieper J. Open label trial of anakinra in active ankylosing spondylitis over 24 weeks. Ann Rheum Dis 2005; 64:296-98.

72. Zochling J, van der Heijde D, Burgos-Vargas R, Collantes E, Davis J, Dijkmans B, et al. ASAS/EULAR recommendations for the management of ankylosing spondylitis. Ann Rheum Dis 2006;65:442-52.

73. Zochling J, van der Heijde D, Dougados M, Braun J. Current evidence for the management of ankylosing spondylitis. A systematic literature review for the ASAS/EULAR management recommendations in ankylosing spondylitis. Ann Rheum Dis 2006;65:423-32.

74. Braun J, Sieper J. Ankylosing spondylitis. Lancet. 2007;369:1379-90.

Psoriasisarthritis

6. Psoriasisarthritis

6.1. Einleitung

Die Psoriasisarthritis (PsA) ist eine chronisch ver-laufende entzündliche Arthritis zumeist ohne Nachweis von Rheumafaktoren, die als eigenstän-dige klinische Entität angesehen wird. Ihre Häufig-keit variiert zwischen 6 und 39 % aller Patienten mit Psoriasis, je nach untersuchter Population und diagnostischen Kriterien. Nahezu 2 % der Bevöl-kerung in Nordamerika und Europa sind wieder-um von einer kutanen Psoriasis betroffen [1]. Die unterschiedlichen Prävalenzangaben beruhen dar-auf, dass Gelenkbeschwerden bei Patienten mit kutaner Psoriasis auch auf einer gleichzeitig beste-henden rheumatoiden Arthritis (RA) oder Arthro-se begründet sein können. Unbehandelt nimmt die PsA meist einen progressiven Verlauf und führt zu einem erheblichen Gelenkschaden, Deformitäten und einer Beeinträchtigung der Lebensqualität [2].

Die Pathophysiologie der PsA zeigt Ähnlichkeiten, aber auch Unterschiede im Vergleich zur rheuma-toiden Arthritis einerseits, sowie zwischen Haut- und Gelenkmanifestationen der Psoriasis anderer-seits. Untersuchungen zur Pathogenese der Er-krankung haben die zentrale Rolle proinflamma-torischer Zytokine wie TNF-α sowie die Bedeu-tung aktivierter T-Zellen auch bei der PsA hervor-gehoben und diese als mögliche Zielstrukturen verschiedener therapeutischer Modalitäten identi-fiziert. Histologisch findet sich jedoch in der Syn-ovialmembran bei der PsA im Vergleich zur RA eine geringere Hyperplasie der Synoviozyten sowie eine geringere Anzahl von Makrophagen, jedoch eine ausgeprägte Vaskularisation und ein Über-wiegen von CD8$^+$ T-Zellen in der synovialen Flüs-sigkeit.

Neben der seit mehr als 30 Jahren bekannten klini-schen Einteilung der PsA nach Moll und Wright [3] entwickelte eine internationale Arbeitsgruppe neue Klassifikationskriterien für die PsA, die auf Daten von mehr als 500 Patienten mit PsA und mehr als 500 Patienten mit anderen entzündlichen Gelenkerkrankungen basieren. Diese CASPAR-Kriterien (☞ **Tab. 6.1**) werden als spezifischer, aber weniger sensitiv im Vergleich zu anderen Klassifikationskriterien angesehen [4].

Entzündliche Gelenkerkrankung (Gelenke, Enthesitis, Wirbelsäule) *plus*:	
Kategorie	Punkte
Psoriasis	
- aktuell	2
- anamnestisch	1
- familiär bei Verwandten 1. oder 2. Grades	1
Nageldystrophie	1
negative Rheumafaktoren	1
Daktylitis	
- aktuell	1
- anamnestisch (von Rheumatologe diagnostiziert)	1
Röntgen - Hände, Füße mit juxtaartikulärer Knochenneubildung (keine Osteophyten)	1

Tab. 6.1: CASPAR-Klassifikationskriterien für die PsA (2006). Um die CASPAR-Kriterien zu erfüllen, muss ein Patient eine entzündliche Gelenkerkrankung haben, die jeweiligen Scores sind in den Klammern angege-ben. Die Spezifität der Kriterien ist 98,7 %, die Sensitivi-tät ist 91,4 %.

Die Entwicklung neuer zielgerichteter Therapien hat, insbesondere im Hinblick auf die bereits bei der RA zu beobachtenden Therapieerfolge, das In-teresse an der Entwicklung diagnostischer und kli-nischer Verlaufsparameter sowie Etablierung ei-genständiger Scoring Systeme geweckt. Obgleich ursprünglich nicht für den Einsatz in klinischen Studien validiert, werden zur Zeit meist die *Psoria-tic Arthritis Response Criteria* (PsARC) [5] bei der Evaluation neuer Therapiestrategien verwendet. Diese Kriterien beinhalten die Zahl der schmerz-haften und geschwollenen Gelenke (wobei beide eine mindestens 30 % Verbesserung zeigen müs-sen) sowie eine Beurteilung der Krankheitsaktivi-tät durch Arzt und Patient (hierbei wird eine Ver-besserung von mindestens 1 auf einer Skala von 0 bis 5 gefordert).

Ein Ansprechen gemäß PsARC bedeutet, dass ein Patient eine Verbesserung in mindestens 2 von 4 Kriterien (wobei die Verbesserung mindestens eines Gelenkindex dabei ist) erreichen muss und keine Verschlechterung aufzeigen darf.

Zur Beurteilung der Hautmanifestation wird der PASI (*Psoriasis Area and Severity Index*) sowie die Evaluation einer Targetläsion eingesetzt [6].

Kürzlich wurde ein Konsensus hinsichtlich der optimalen Anforderungen an randomisierte kontrollierte klinische Studien für Patienten mit PsA formuliert. Zu den essentiellen Kernparametern wird der periphere Gelenkstatus, der Hautbefund, die Evaluation des Schmerzes, die globale Patienteneinschätzung, die physische Funktion und der HAQ gerechnet. Als zusätzliche wichtige Domäne wurden die spinale Beteiligung, die Daktylitis, Enthesitis, Müdigkeit (Fatigue), Nagelbefall, Radiologie, die globale Arzteinschätzung und die serologischen Akutphaseparameter angeführt [7]. Es wurde vorgeschlagen, MRT und Ultraschall zu validieren und histologische Beurteilungen von Haut- und Synovialgewebe zu integrieren.

Bei kontrollierten klinischen Studien an Patienten mit PsA wird der Therapieerfolg häufig mit Parametern wie der ACR-Response oder dem DAS- bzw. EULAR-Ansprechen erfasst. Dabei muss bedacht werden, dass diese Responsekriterien nicht für die PsA entwickelt bzw. validiert wurden. PsA-spezifische Manifestationen wie die Enthesitis, Daktylitis oder axiale Beteiligung werden damit nicht erfasst. Die unterschiedlichen Responsekriterien (ACR, EULAR und PsARC) wurden kürzlich anhand von zwei TNF-Blocker-Studien verglichen. Dabei zeigte sich, dass der Unterschied zwischen TNF-Blocker und Plazebo besser mit Hilfe der EULAR- als mit den ACR-Kriterien erfasst wurde. Beide Kriterien waren dem PsARC und der Evaluation der Einzelkomponenten überlegen [8].

Prinzipiell wird heute auch für die PsA eine rasche Diagnose und Therapieeinleitung gefordert, mit dem Ziel, Gelenkschäden zu minimieren oder zu verhindern. Auch für die PsA konnte gezeigt werden, dass Gelenkveränderungen mit einer Beeinträchtigung der Funktion und Lebensqualität einhergehen. Zusätzlich belastend sind für den Patienten die zum Teil sehr ausgeprägten Hautveränderungen. Ein ideales Therapeutikum bei der PsA sollte daher sowohl die Gelenk- wie auch die kutanen Manifestationen der Psoriasis und hinsichtlich der Arthritis sowohl periphere wie axiale Manifestationen einschließlich Enthesitis und Daktylitis positiv beeinflussen. Im folgenden Kapitel soll aufgezeigt werden, inwieweit heute beim Einsatz klassischer DMARDs und Biologics im Hinblick auf klinische und radiologische Effektivität von einer evidenzbasierten Therapie ausgegangen werden kann.

6.2. DMARD Monotherapie

Die Therapie der PsA mit klassischen DMARDs hat sich überwiegend an Therapieprinzipien der RA orientiert, die Studienlage im eigentlichen Sinne ist mit einer deutlich geringeren Anzahl an großen kontrollierten Studien jedoch als wesentlich schlechter zu bezeichnen. Die meisten klassischen DMARDs sind daher auch zur Therapie der PsA nicht zugelassen. Auffällig ist eine hohe Abbruchrate klassischer DMARDs wegen Ineffektivität und/oder Nebenwirkungen bei Patienten mit PsA, wobei die Abbruchrate unter Methotrexat (MTX) deutlich geringer ist als unter Sulfasalazin, Gold oder Hydroxychloroquin [9].

6.2.1. Methotrexat

Der weit verbreitete Einsatz von MTX zur Behandlung der RA, basierend auf zahlreichen Studien, die neben einem klinischen Benefit eine Verlangsamung der radiologischen Progression aufzeigten, führten bereits früh zum Einsatz von MTX bei der Behandlung der PsA. Interessanterweise fehlen jedoch bis heute große klinische Studien bei der PsA, die eine radiologische und klinische Verbesserung auch wissenschaftlich belegen könnten. Lediglich zwei randomisierte, plazebokontrollierte Studien mit MTX zur Therapie der PsA sind publiziert. Die Effektivität von MTX in der Therapie der PsA wurde erstmals in einer 1964 publizierten doppelblinden, plazebokontrollierten Studie an 21 Patienten mit aktiver Erkrankung sowohl der Gelenke wie auch der Haut aufgezeigt. Über einen Beobachtungszeitraum von 3 Monaten wurde parenterales MTX in einer Dosis von 1, 2 und 3 mg/kg verteilt auf drei Einzelgaben jeweils alle 10 Tage mit Plazebo verglichen. Unter dieser ungewöhnlich hohen MTX-Dosis verstarb ein Patient mit Panzytopenie und Hämatemesis. Ein anderer Patient verstarb Wochen nach Ende der Studie an einer zerebralen Thrombose. Zu beobachten war unter MTX eine signifikante Verbesserung der Zahl der schmerzhaften Gelenke, der Hautsymptomatik sowie der serologischen Entzündungsaktivität. Nach Ende der Studie war allerdings bei den meisten Patienten ein erneuter Schub innerhalb der nächsten 4 Monate zu verzeichnen [10]. Eine andere Studie untersuchte MTX in einer heute eher gebräuchlichen Dosierung von 7,5 bis 15 mg/Woche oral im Vergleich zu Plazebo über 12 Wochen bei 37 Patienten. Diese Studie zeigte eine bessere Verträglichkeit, allerdings eine Überlegenheit des MTX-Armes nur hinsichtlich der ärztlichen Einschätzung der Arthritisaktivität und der Hautbeteiligung. Kritisch betrachtet muss die tatsächlich eingesetzte MTX-Dosis als zu gering angesehen werden, zudem wurden, bezogen auf die statistischen Anforderungen, zuwenig Patienten rekrutiert [11]. Eine retrospektive Analyse von 40 Patienten über einen Zeitraum von 12 Jahren zeigte bei einer mittleren wöchentlichen MTX-Dosis von 11,2 mg bei 38 Patienten ein gutes bis ausgezeichnetes Ansprechen der Gelenke, bei 36 Patienten eine Verbesserung der Haut und lediglich bei 2 Patienten relevante Nebenwirkungen im Sinne einer Stomatitis und Leukopenie. Bei 7 Patienten wurden insgesamt 11 Leberbiopsien durchgeführt, dabei zeigte sich nur in einem Falle eine Leberzirrhose, die im weiteren Verlauf jedoch trotz fortgeführter MTX-Therapie konstant blieb [12]. Eine prospektive Fallkontrollstudie an 38 Patienten über 24 Monate konnte keinen klinischen und radiologischen Benefit von MTX, bei allerdings einer mittleren wöchentlichen Dosis von nur 10,6 mg, aufzeigen [13]. In einer anderen Studie zeigte sich unter MTX nicht nur eine signifikante Besserung der Zahl der geschwollenen Gelenke und des CRP, sondern eine Verlangsamung der radiologischen Progression, welche mit Hilfe eines neuentwickelten PsA spezifischen Scores evaluiert wurde [14]. Interessanterweise ergeben sich die meisten in Studien erhobenen Belege für eine Wirksamkeit von MTX aus neueren Studien, bei denen MTX z.B. mit Ciclosporin A (CyA) verglichen wurde [15]. Eine Cochrane-Analyse zum Einsatz von klassischen DMARD bei der PsA legt einen signifikanten Benefit lediglich für parenteral hochdosiertes Methotrexat und Sulfasalazin nahe [16], wobei zu diesem Zeitpunkt Leflunomid noch nicht be-

rücksichtigt werden konnte. Der weit verbreitete Einsatz von MTX bei Rheumatologen als Mittel erster Wahl zur Therapie der PsA kontrastiert daher eindrucksvoll zu der spärlichen Datenlage.

> Bezüglich der klinischen Wirksamkeit von MTX bei der PsA gemäß der vorliegenden publizierten Daten ergibt sich ein Evidenzgrad Ib.

Eine prospektive Evaluation von 550 Patienten mit RA und 69 Patienten mit PsA zeigt, dass Patienten mit PsA im Vergleich zu Patienten mit RA eine höhere Hepatotoxizität mit Anstieg der Transaminasen (14,5 % versus 9,8 %) ohne Korrelation zum Alkoholgebrauch zeigen [17]. Auch das Auftreten einer MTX-assoziierten Pneumonitis wurde sowohl bei Patienten mit RA wie auch bei Patienten mit PsA beschrieben.

Eine prospektive Kohortenstudie untersuchte insgesamt 1380 Patienten mit Psoriasis, die initial mit PUVA bzw. zusätzlich später mit MTX behandelt wurden. Dabei stellte sich ein 7fach erhöhtes Lymphomrisiko, insbesondere für Non-Hodgkin Lymphome, für die Patienten heraus, die länger als 36 Monate mit MTX behandelt wurden. Leider war eine Datenanalyse hinsichtlich des Lymphomrisikos unter oralen Retinoiden, CyA bzw. TNF-Blocker im Vergleich nicht möglich [18].

6.2.2. Leflunomid

Leflunomid hemmt die Dihydroorotat-Dehydrogenase und damit die Pyrimidinsynthese, so dass unter anderem die Proliferation aktivierter T-Lymphozyten gehemmt wird. LEF wurde zunächst zur Behandlung der RA zugelassen und erst später im Rahmen einer klinischen Studie zur Behandlung der PsA untersucht. Eine erste Pilotstudie zeigte einen positiven Effekt auf Haut- und Gelenksymptomatik innerhalb von 2 bis 3 Monaten bei 8 von 12 Patienten [19]. In einer großen multizentrischen plazebokontrollierten Studie erhielten 190 Patienten mit PsA und mindestens 3 % Hautbeteiligung entweder LEF in einer täglichen Dosis von 20 mg (nach einer initialen Dosis von 100 mg täglich über 3 Tage) oder Plazebo. Ein signifikant besseres Ansprechen gemäß der PsARC-Kriterien wurde bei 59 % der Patienten unter LEF, jedoch nur bei 30 % der Patienten unter Plazebo beobachtet (p<0.0001). Ein Ansprechen gemäß dem ACR20 zeigte sich bei 29 Patienten unter LEF, jedoch nur bei 16 Patienten unter Plazebo (p<0.0138) und ein PASI50 bzw. PASI75 wurde bei 30 % bzw. 17 % aller Patienten unter LEF, hingegen nur bei 19 % bzw. 8 % der Patienten in der Plazebo-Gruppe erreicht (☞ **Abb. 6.1**). Eine noch genauere Analyse des dermatologischen Ansprechens zeigt, dass Leflunomid zu einem signifikant besseren PASI 90 führt als Plazebo (9,8 % versus 2,2 %) und Leflunomid sowohl Erythem, Infiltration und Desquamation beeinflusst. Der Zeitverlauf des Ansprechens hinsichtlich der kutanen Symptomatik und der Gelenke war vergleichbar [20].

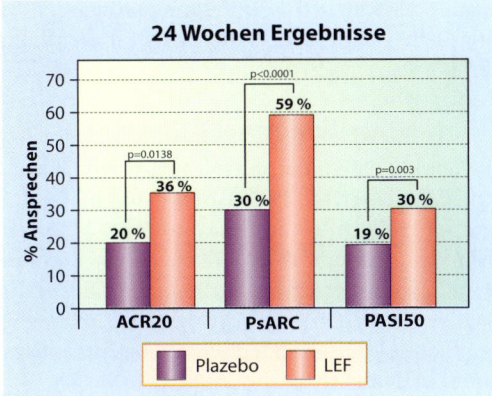

Abb. 6.1: Prozentsatz der Patienten mit klinischer Besserung gemäß ACR20, PsARC und PASI50 unter Plazebo bzw. LEF nach 24 Wochen (modif. nach [12]).

Insgesamt zeigte LEF in diesem Patientenkollektiv eine gute Verträglichkeit, ein vermehrtes Auftreten von Diarrhoen und Anstieg der Leberwerte wurde allerdings bei 13 % der Patienten beobachtet und führte zum Studienabbruch bei 2 Patienten [21]. Auf der Basis dieser Studie wurde LEF für die Behandlung der PsA in Europa zugelassen.

> Für die Wirksamkeit von Leflunomid bei der PsA liegt somit ein Evidenzgrad Ib vor.

6.2.3. Ciclosporin A

Vor mehr als 15 Jahren legten kleinere, offene Studien an Patienten mit PsA eine Wirksamkeit von CyA nahe. Eine kontrollierte und randomisierte, aber offene Studie verglich die Therapie mit CyA in einer Dosis von 3 bis maximal 5 mg/kg/Tag mit Methotrexat in einer Dosis von 7,5 bis 15 mg wöchentlich über ein Jahr bei 35 Patienten mit PsA und im Vordergrund stehender peripherer Arthri-

tis. Eine signifikante Verbesserung der Zahl der schmerzhaften und geschwollenen Gelenke, der Morgensteifigkeit, der Griffstärke sowie von CRP, PASI und Patienten-/Arzteinschätzung zeigte sich in beiden Therapiearmen im Vergleich zu den Ausgangsparametern. Eine Reduktion der BSG, jedoch gleichzeitig ein Anstieg der Leberwerte zeigte sich lediglich bei den mit Methotrexat behandelten Patienten. Trotzdem war die Abbruchrate nach einem Jahr in beiden Therapiearmen mit 41,2 % (CyA) und 27.8 % (MTX) relativ hoch [15].

Eine spätere Studie untersuchte die Effektivität und Verträglichkeit von CyA im Vergleich zu Sulfasalazin und einer alleinigen symptomatischen Therapie. In einer multizentrischen randomisierten, aber offenen Studie über 24 Wochen wurden 99 Patienten mit aktiver Psoriasisarthritis eingeschlossen. Die Patienten erhielten entweder CyA (3 mg/kg täglich) oder SSZ (2.000 mg täglich) zusammen mit einer symptomatischen Therapie (NSAR, Analgetika oder Prednison bis maximal 5 mg pro Tag) oder eine alleinige symptomatische Therapie. Nach 6 Monaten zeigte sich eine signifikante Verbesserung des Schmerzscores bei den mit CyA behandelten Patienten (p=0.05) im Vergleich zu den beiden anderen Behandlungsarmen. Wurden die mit CyA behandelten Patienten mit den allein symptomatisch behandelten Patienten verglichen, so zeigte sich eine signifikante Verbesserung ebenfalls für die Zahl der schmerzhaften (p=0.01) und geschwollenen Gelenke (p=0.05), die Arzt- und Patienteneinschätzung der Krankheitsaktivität von mindestens einem Punkt sowie bezüglich der ACR50- und ACR70-Response (p=0.02, p=0.05) und des CRP-Abfalls (p=0.006). Der PASI-Score war ebenfalls signifikant besser in der CyA-Gruppe im Vergleich zu den beiden anderen Behandlungsarmen. An Nebenwirkungen wurde am häufigsten ein milder, jedoch reversibler Anstieg des Kreatinins benannt [22].

> In Zusammenschau aller Studien ist somit von einem Evidenzgrad Ib bezüglich der klinischen Wirksamkeit von Ciclosporin A bei der Psoriasisarthritis auszugehen.

Die gute Datenlage, die sich aufgrund der oben genannten klinischen Studien für die Wirksamkeit von CyA ergibt, darf jedoch nicht darüber hinwegsehen lassen, dass eine längerfristige Therapie in der klinischen Praxis durch das Auftreten von Nebenwirkungen wie Anstieg der Retentionswerte, Entwicklung bzw. Verschlechterung einer arteriellen Hypertonie, Gingivitis, Hypertrichose oder Hyperurikämie begleitet sein kann und daher eine engmaschige Kontrolle der Patienten erfordert.

6.2.4. Sulfasalazin

Sulfasalazin wird als DMARD sowohl bei der RA wie auch bei seronegativen Arthritiden eingesetzt. Eine klinische Effektivität bei der PsA konnte in Pilotstudien wie auch in frühen plazebokontrollierten kleineren Studien nachgewiesen werden [23, 24]. Dabei schienen insbesondere die Patienten mit polyartikulärem Befall und hohen Entzündungsparametern zu profitieren. Ein klinisches Ansprechen wurde mitunter schon innerhalb von 4 Wochen beobachtet [24]. Eine größere, multizentrische und doppelblinde, plazebokontrollierte Studie an 221 Patienten mit aktiver PsA zeigte im Verlauf über 36 Wochen einen positiven Trend zugunsten der SSZ-Therapie in einer Dosis von 2.000 mg täglich, eine statistisch signifikante Besserung konnte hinsichtlich des klinischen Ansprechens (PsARC) (57,8 % für SSZ versus 44,6 % in der Plazebo-Gruppe) und der serologischen Entzündungsaktivität nachgewiesen werden. Auffallend ist einerseits eine relativ hohe Plazeboansprechrate sowie eine Verbesserung insbesonders subjektiver, patientenbezogener Parameter (☞ Abb. 6.2).

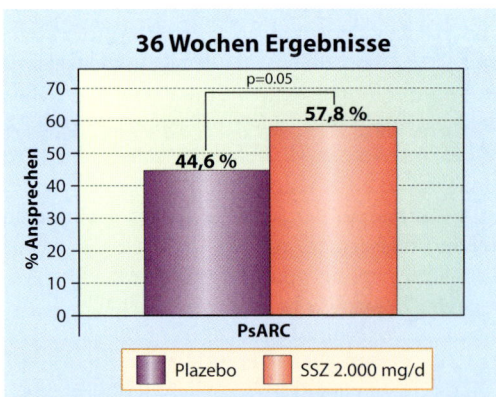

Abb. 6.2: Prozentsatz der Patienten mit klinischer Besserung nach PsARC unter Plazebo bzw. SSZ nach 36 Wochen (modif. nach [5]).

Andere Studien beobachteten eine Verbesserung der PsA in Dosierungen von bis zu 3000 mg täglich. In der weiter oben bereits im Detail beschriebenen Studie von Salvarani [22] wurde SSZ in Kombina-

tion mit einer symptomatischen Therapie mit CyA und einer alleinigen symptomatischen Therapie bei 99 Patienten mit aktiver Psoriasisarthritis verglichen. CyA zeigte im Vergleich zu SSZ eine signifikant bessere ACR50- und ACR70-Response. Im Vergleich zu den nur symptomatisch behandelten Patienten zeigten die mit SSZ therapierten Patienten lediglich eine Verbesserung des Spondylitis-Funktionsindex (p=0.03).

Zusammenfassend scheinen sich jedoch insbesondere Patienten mit peripherer Arthritis, weniger als die Patienten mit axialer Beteiligung, unter SSZ zu bessern. Verbesserungen wie auch Verschlechterungen der kutanen Manifestationen wurden in Einzelfällen berichtet. Radiologische Daten zum Verlauf unter SSZ sind nicht publiziert. In allen Studien wurde auf die relativ gute Verträglichkeit auch in diesem Patientenkollektiv verwiesen [5].

In einer kürzlich publizierten offenen Studie wurden 20 Patienten mit Psoriasisarthritis und Enthesitis mit SSZ über einen Zeitraum von 6 Monaten behandelt. Ein signifikanter Effekt auf die Enthesitis war jedoch nicht zu beobachten [25]. Die bereits oben erwähnte Cochrane-Analyse [16] zeigt eine signifikante klinische Effektivität neben parenteralem MTX lediglich noch für SSZ jedoch ohne Berücksichtigung von Leflunomid und Ciclosporin A auf.

Die Therapie der PsA mit Sulfasalazin ist daher, insbesondere bei überwiegend peripherer Manifestation, Evidenzgrad Ia basiert. Bereits die oben aufgeführten Studien zeigen jedoch, dass beim Vergleich von Sulfasalazin mit anderen Basistherapeutika, Sulfasalazin als weniger effektiv angesehen werden muss.

6.2.5. Chloroquin

Eine kanadische Studie untersuchte den Einsatz von Chloroquin bei 24 Patienten mit PsA und konnte in einem Zeitraum von 6 Monaten bei 75 % der Patienten eine mindestens 30 % Verbesserung des Gelenkstatus zeigen, allerdings auch bei 14 von 24 Patienten (58 %) der Kontrollgruppe. Diese ungewöhnlich hohe Ansprechrate in der Kontrollgruppe lässt einen signifikanten Effekt auf die Arthritis eher zweifelhaft erscheinen, erfreulicherweise zeigte sich kein Hinweis für eine Verschlechterung der kutanen Symptomatik [26].

Bezüglich der Wirksamkeit von Chloroquin bei der PsA ist daher von einem Evidenzgrad IV auszugehen.

6.2.6. Gold

Deutlich umfangreichere Untersuchungen finden sich zur Therapie der PsA mit Goldpräparaten. Eine prospektive multizentrische Studie untersuchte plazebokontrolliert und doppelblind den Einsatz von oralem Gold (Auranofin®) über 24 Wochen bei 238 Patienten mit Psoriasisarthritis, wobei 90 % unter einer peripheren Polyarthritis (mehr als fünf betroffene Gelenke) litten. Die Studie zeigte eine gute Verträglichkeit der Auranofin-Therapie bei allerdings nur geringem klinischen Benefit gegenüber einer alleinigen symptomatischen Therapie mit NSAR [27]. Diese nur geringe klinische Effektivität zeigt, dass orales Gold in der Praxis keine sinnvolle Therapieoption darstellt. Ältere Studien legen nahe, dass parenterales Gold eine klinische Effektivität hinsichtlich Verbesserung des Gelenkstatus und der Entzündungsaktivität hat, die Therapie bei der Mehrzahl der Patienten im Verlauf jedoch wegen des Auftretens von Nebenwirkungen abgebrochen werden muss. Hinweise für eine Verlangsamung der radiologischen Progression unter Gold über einen Zeitraum von zwei Jahren zeigten sich nicht [28]. Eine randomisierte plazebokontrollierte Studie an 82 Patienten mit aktiver PsA zeigt eine Besserung des Gelenkstatus, des Schmerzes sowie der serologischen Entzündungsaktivität nur unter parenteralem Gold, nicht aber bei den mit Auranofin® oder Plazebo behandelten Patienten [20]. Vergleicht man die Langzeiteffektivität und -toxizität von parenteralem Gold und MTX, so zeigte eine retrospektive kanadische Analyse, dass die Wahrscheinlichkeit eines klinischen Ansprechens unter MTX um 8,9-fach wahrscheinlicher ist als unter Gold und andererseits die Wahrscheinlichkeit, die Therapie wegen Nebenwirkungen vorzeitig abzusetzen, unter Gold 5-fach höher ist als unter MTX. Die Verweildauer unter MTX war mit 16 Monaten deutlich höher im Vergleich zur Goldtherapie, die im Mittel nach 6 Monaten abgebrochen wurde. Die Studie schließt jedoch, dass trotz Überlegenheit von MTX auch parenterales Gold als sichere und effektive Therapie der PsA anzusehen ist [30].

Die klinische Effektivität von parenteralem Gold kann daher in Zusammenschau aller Studien mit einem Evidenzgrad IIb angesehen werden.

Ähnlich wie bei der RA ist aber auch bei der Therapie der PsA bei parenteralem Gold die hohe Rate an Nebenwirkungen und die dadurch erforderlichen engmaschigen Verlaufskontrollen zu beachten. Mitunter kann eine Verschlechterung der kutanen Psoriasis unter Gold beobachtet werden.

6.2.7. Azathioprin

Sowohl Azathioprin wie auch sein Derivat 6-Mercaptopurin sind Purinanaloga und wurden zur Therapie der PsA eingesetzt. Obgleich die berichteten Ergebnisse durchaus positiv sind, ist zu beachten, dass die Patientenkohorten klein bzw. die Studien nicht plazebokontrolliert durchgeführt wurden. So zeigte eine doppelblinde Cross-over-Studie an 6 Patienten über 12 Monate mit AZA in einer Dosis von 3 mg/kg täglich eine Verbesserung des Gelenkstatus bei allen Patienten sowie der Hautsymptomatik bei vier dieser Patienten. Allerdings war im Verlauf eine Dosisreduktion aufgrund einer Leukopenie bei 5 Patienten erforderlich [31]. In einer anderen Studie zeigten 11 von 13 Patienten, die mit 6-Mercaptopurin behandelt wurden, eine Verbesserung von Haut und Gelenken innerhalb von drei Wochen nach Therapiebeginn [32].

Diese Studien ergeben nicht mehr als einen Evidenzgrad IIIb für die Behandlung der PsA mit Azathioprin bzw. 6-Mercaptopurin.

6.2.8. Retinoide, PUVA

◼ Etretinat

Etretinat, ein Vitamin A-Derivat und Prodrug von Acitretin, wurde in einer kanadischen Pilotstudie zur Therapie der PsA bei 40 Patienten eingesetzt. Dabei zeigte sich in einem Zeitraum von 8 bis 24 Wochen eine signifikante Verbesserung hinsichtlich der Zahl der schmerzhaften Gelenke sowie der Morgensteifigkeit und anderer klinischer Parameter. Mukokutane Nebenwirkungen wie trockene und aufgesprungene Lippen, Nasenbluten oder Mundtrockenheit waren jedoch bei nahezu allen

Patienten zu beobachten und führten bei 9 Patienten zum Therapieabbruch [33].

> Für die Wirksamkeit von Retinoiden bei der Therapie der Psoriasisarthritis besteht daher ein Evidenzgrad IV; zu beachten ist unbedingt die Akkumulation, Toxizität und Teratogenität der Retinoide, die daher bei Frauen in gebärfähigem Alter nicht zum Einsatz kommen sollten.

■ Acitretin

Etretinat wurde 1998 aus Toxizitätsgründen vom Markt genommen und durch Acitretin ersetzt. Für Acitretin gibt es allerdings keine Hinweise einer Effektivität bei der PsA. Ein Fallbericht eines Patienten mit langjähriger Einnahme von Acitretin berichtet von der Ausbildung einer Acitretin-induzierten Enthesitis mit Hyperostosen [34]. Interessanterweise zeigt sich unter Photochemotherapie mit Psoralen-UVA-Bestrahlung eine Verbesserung der peripheren Arthritis bei 49 % der Patienten, jedoch keine Beeinflussung der axialen Manifestationen [35]. Diese Beobachtung unterstreicht den klinischen Zusammenhang zwischen Haut und Gelenkmanifestation zumindest bei einer Subgruppe von Patienten.

6.3. Kombinationstherapien DMARD/DMARD

6.3.1. Ciclosporin A + Methotrexat

Eine kürzlich publizierte Studie untersucht multizentrisch, randomisiert und plazebokontrolliert den Einsatz von CyA bei 72 Patienten mit aktiver Psoriasisarthritis trotz fortlaufender Methotrexattherapie. Dabei erhielten die Patienten entweder Plazebo (n = 34) oder CyA (n = 38) über 12 Monate. Eine signifikante Verbesserung bei den mit CyA behandelten Patienten zeigte sich hinsichtlich der Zahl der geschwollenen Gelenke von im Mittel 11,7 auf 6,7 (p<0.001), des C-reaktiven Proteins von 17,4 auf 12,7 mg/l (p<0.05) sowie des PASI-Scores (unter CyA von 2 auf 0,8, in der Plazebo-Gruppe von 2,2 auf 1,9) (p<0.001). In einem Zentrum wurden 285 Gelenke an 33 Patienten zusätzlich sonographisch untersucht, dabei zeigte sich eine Besserung der Synovitis um 33 % unter CyA, jedoch nur um 6 % in der Plazebo-Gruppe. Interessanterweise fand sich keine Veränderung hinsichtlich HAQ, Schmerzempfinden (VAS) oder der Zahl der schmerzhaften Gelenke. Bei einem Drittel der Patienten, davon mehrheitlich in der mit CyA behandelten Gruppe, war ein vorzeitiger Studienabbruch zu konstatieren, auch wenn Veränderungen in Blutdruck und Serumkreatinin nur marginal zu beobachten waren [36].

6.4. Biologics Monotherapie/Kombinationstherapie mit MTX

Die Biologics, die derzeit zur Therapie der PsA eingesetzt werden, sind vornehmlich TNF-α-Inhibitoren. Der Nachweis von hohen TNF-α-Spiegeln sowohl in Hautläsionen wie auch in der Synovialflüssigkeit und entzündeten Sehnenansätzen spricht dafür, dass TNF-α bei der PsA, ähnlich wie bei der RA, als proinflammatorisches Zytokin eine zentrale Bedeutung bei der Gelenkdestruktion und den kutanen Läsionen hat. Die unten im Detail beschriebenen Studien belegen eindrucksvoll die Effektivität von TNF-α-Inhibitoren sowohl bei der Therapie der kutanen wie auch der artikulären Krankheitsmanifestationen und haben bislang zur Zulassung von Etanercept, Infliximab und Adalimumab für diese Indikationen geführt. Die Verträglichkeit der TNF-α-Hemmern bei Patienten mit PsA ist ähnlich gut wie bei Patienten mit RA, allerdings wurde kürzlich über das Auftreten aggressiver kutaner T-Zell-Lymphome bei 2 Patienten unter TNF-α-Hemmern berichtet [37]. Die publizierten Studien zur Effektivität von TNF-α-Inhibitoren bei der Therapie der PsA schließen sowohl Patienten ein, bei denen diese Substanzen als Monotherapie zum Einsatz kommen, wie auch Patienten, bei denen trotz fortbestehender MTX-Therapie eine aktive Erkrankung vorliegt. Aus diesen Gründen wird auf Unterteilung der Kapitel in Mono- bzw. Kombinationstherapie verzichtet.

6.4.1. Etanercept

Etanercept ist ein humanes Fusionsprotein, welches aus dem extrazellulären Anteil des p75 TNF-α-Rezeptors verbunden mit dem Fc-Fragment von humanem IgG1 besteht. Dieses Fusionsprotein kann lösliches TNF-α sowie Lymphotoxin binden und inaktivieren. Etanercept ist u.a. zur Therapie der PsA und Psoriasis zugelassen.

In einer randomisierten, plazebokontrollierten Studie wurden 60 Patienten mit PsA mit ETC in einer Dosis von 25 mg zweimal wöchentlich subkutan im Vergleich zu Plazebo über 12 Wochen behandelt. Die Fortsetzung einer zuvor begonnenen Therapie mit MTX und/oder Steroiden in gleichbleibender Dosierung war erlaubt. Dabei zeigte sich eine signifikante Verbesserung unter ETC im Vergleich zu Plazebo; 73 % der ETC-Patienten zeigten eine ACR20-Verbesserung nach 3 Monaten, jedoch nur 13 % der Patienten unter Plazebo. Ein Ansprechen gemäß PsARC zeigten 87 % der mit ETC behandelten Patienten, jedoch nur 23 % der Patienten im Plazeboarm (p< 0.0001). In einer Subgruppe von Patienten mit einer kutanen Beteiligung von ≥ 3 % der Körperoberfläche zeigten 26 % der mit ETC behandelten Patienten, jedoch kein Patient in der Plazebo-Gruppe, eine Verbesserung des PASI um 75 % [38]. Die Verbesserung des PASI betrug im Median 46,2 % für die Patienten unter ETC und 8,7 % für die Patienten in der Plazebo-Gruppe. Die mittlere Verbesserung einer vorher definierten Zielläsion betrug unter ETC 50 % und 0 % in der Plazebo-Gruppe.

Eine sich danach anschließende multizentrische doppelblinde, plazebokontrollierte Studie an 205 Patienten über 24 Wochen zeigte ein Ansprechen gemäß PsARC bei 72 % der ETC-behandelten Patienten im Vergleich zu 31 % der Plazebopatienten nach 3 Monaten. Zu diesem Zeitpunkt zeigte sich ein signifikant besseres Ansprechen gemäß ACR20 bei 59 % der Patienten in der ETC-Gruppe im Vergleich zu 15 % der Patienten im Plazeboarm bei vergleichbarer Nebenwirkungsrate (p<0.0001) [39]. 41 % der Patienten waren zum Studienbeginn unter Therapie mit MTX. 66 Patienten in der ETC-Gruppe sowie 62 Patienten in der Plazebo-Gruppe zeigten eine Hautbeteiligung von initial ≥ 3 % der Körperoberfläche. Bei diesen Patienten zeigte sich unter ETC eine Verbesserung des PASI um 42 %, bei den Plazebopatienten jedoch eine Verschlechterung von 8,1 %. Auch in dieser Studie zeigten 23 % der mit ETC behandelten Patienten, jedoch kein Patient in der Kontrollgruppe, eine Verbesserung des PASI um 75 %. Der HAQ, obgleich formell für die RA als Messinstrument für die Funktionsfähigkeit validiert, zeigte bei den mit Etanercept behandelten Patienten im Mittel einen Abfall von 1,1 auf 0,6, wobei eine Verbesserung von 0,3 bei der PsA als signifikant angesehen wird (☞ **Abb. 6.3a-c**).

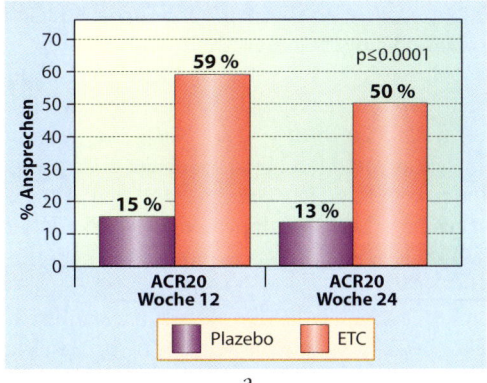

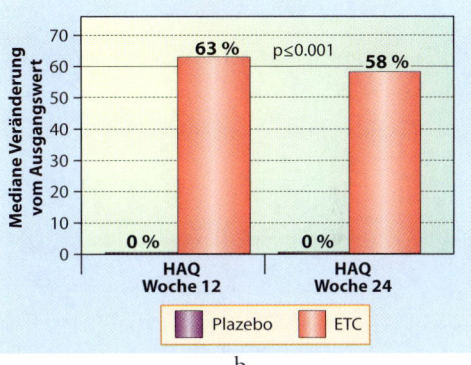

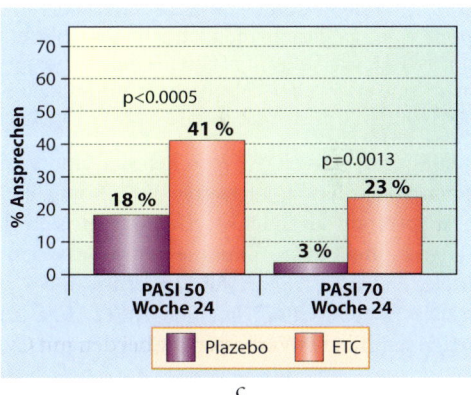

Abb. 6.3a-c: Prozentsatz der Patienten mit Besserung gemäß ACR20 (**a**) und HAQ (**b**) nach 12 und 24 Wochen sowie PASI 50 und 70 nach 24 Wochen (**c**) (modif. nach [40]).

Auch nach Verlängerung der Studie über 2 Jahre zeigte sich bei den mit ETC behandelten Patienten eine ACR20-Response von 64 %, ein Ansprechen nach PsARC von 80 % und ein PASI50 von 62 % [40]. In dieser Studie wurde zusätzlich die radiologische Progression evaluiert. Nach einem Behandlungsjahr zeigte sich bei den mit ETC behandelten Patienten keine radiologische Progression im Gesamt-Sharp Score (TSS; TSS im Mittel -0,03), hingegen verschlechterten sich die Patienten im Plazeboarm (TSS im Mittel + 1,0). Nach 2 Jahren und Umstellung der Plazebopatienten auf ETC nach 6 Monaten verblindeter Therapie fand sich in keiner der beiden Therapiegruppen eine signifikante radiologische Verschlechterung (☞ **Abb. 6.4**). Hinsichtlich Nebenwirkungen wurden, ähnlich wie in den RA-Studien, Lokalreaktionen an der Einstichstelle (bei 2-5 %) und eine geringfügige Häufung von Infektionen der oberen Atemwege beobachtet.

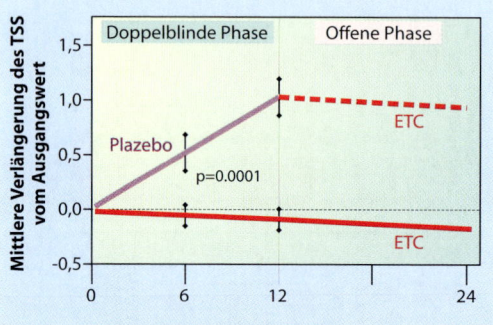

Abb. 6.4: In den ersten 12 Monaten der Studie zeigt sich in der Plazebo-Gruppe im Gegensatz zu der ETC-Gruppe eine signifikante radiologische Verschlechterung, nach Umstellung auf ETC ist in beiden Therapiearmen keine weitere Verschlechterung zu verzeichnen (nach [40]).

Auffällig war, dass ein Ansprechen der Hautsymptomatik sich häufig langsamer manifestierte als ein Ansprechen der Gelenke, ebenso zeigte sich ein rascherer Effekt auf die kutane Symptomatik bei initialer Anwendung höherer Dosierungen wie 50 mg zweimal wöchentlich in einer großen Dosisfindungsstudie zur Therapie der kutanen Psoriasis.

> Zusammenfassend liegt für die Therapie der PsA mit Etanercept sowohl hinsichtlich der klinischen Aktivität wie auch hinsichtlich der radiologischen Effektivität ein Evidenzgrad Ib vor.

6.4.2. Infliximab

Infliximab ist ein chimärer monoklonaler Antikörper, der lösliches und membranassoziiertes TNF-α binden und neutralisieren kann. Verschiedene offene Studien haben einen günstigen therapeutischen Effekt von INX in der Monotherapie bei Patienten mit refraktärer PsA bzw. kutaner Psoriasis in einer Dosis von 3 bis 5 mg/kg Körpergewicht zu Beginn sowie nach 2 und weiteren 4 Wochen nachweisen können (41, 42). Eine weitere Pilotstudie untersuchte immunhistochemisch die Veränderungen an Haut und Synovialmembran bei Patienten mit PsA nach einer Infusion INX (3 mg/kg). Im Vergleich zu Plazebo fand sich nach Infliximab eine signifikante Verminderung infiltrierender T-Zellen und Makrophagen, jedoch ohne Hinweis für eine vermehrte Apoptose [43]. Eine andere Studie zeigte im Synovialgewebe Hinweise für einen antiangiogenetischen Effekt von INX mit einer verminderten Expression von VEGF [44].

In einer Phase II-Studie (IMPACT) wurden 104 Patienten mit aktiver polyartikulärer PsA eingeschlossen, von diesen erhielten 64 % der Patienten zusätzlich ein DMARD, zumeist MTX (bei 46 %). Voraussetzung für die Studienteilnahme war, dass die Patienten auf mindestens ein klassisches DMARD nicht angesprochen hatten. INX wurde gegen Plazebo in einer Dosis von 5 mg/kg Körpergewicht in der Woche 0, 2, 6 und 14 untersucht, danach erfolgte die weitere Therapie alle 8 Wochen. Nach 16 Wochen erfolgte eine Zwischenauswertung; ein Cross-over der bis dahin mit Plazebo behandelten Patienten war möglich. Nach 16 Wochen erreichten 65 % der mit INX behandelten Patienten, jedoch nur 10 % der Patienten in der Plazebo-Gruppe ein ACR20-Ansprechen (p<0.001). Ansprechraten gemäß ACR50 und ACR70 fanden sich bei 49 % bzw. 29 % der mit INX behandelten Patienten, jedoch nicht in der Plazebo-Gruppe [45] (☞ **Abb. 6.5a+b**).

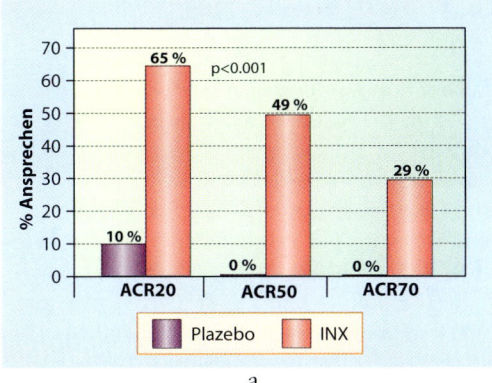

a

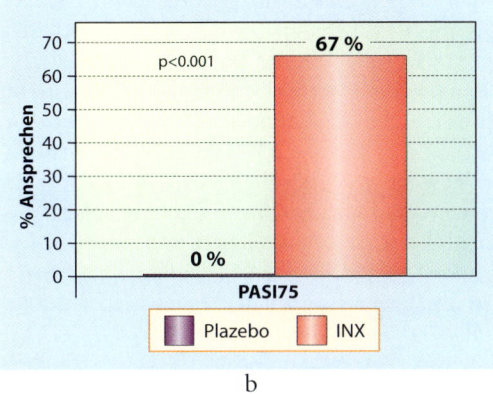

b

Abb. 6.5a+b: Prozentsatz der Patienten mit klinischer Besserung gemäß ACR20, ACR50 und ACR70 in Woche 16 (**a**) und der Prozentsatz von Patienten, die einen PASI75 (**b**) in der IMPACT Studie (n = 104) erreichten (modif. nach [45]).

Einen PASI75 erreichten 67 % der Patienten unter Infliximab, jedoch kein Patient in der Plazebo-Gruppe. Verbesserungen hinsichtlich Enthesitiden und Daktylitiden zeigten sich ebenfalls bei den mit INX behandelten Patienten. Eine radiographische Kontrolle nach 50 Wochen zeigte eine jährliche radiologische Progressionsrate (PsA-modifizierter van der Heijde-Sharp-Sore) von -2,03 bei den initial mit INX behandelten Patienten sowie von -1,58 bei den erst nach 16 Wochen mit INX therapierten Patienten. So zeigte sich in beiden Gruppen keine radiologische Verschlechterung, was am ehesten durch den Switch der Plazebopatienten in den Verumarm nach 16 Wochen zu erklären ist [46]. Bei zwei Patienten war ein Studienabbruch zu verzeichnen: in einem Fall kam es zu einer Infusionsreaktion, der andere Patient erkrank-

te nach einer intraartikulären Injektion an einer septischen Arthritis.

In einer nachfolgenden Phase III-Studie (IMPACT II), wurden weitere 200 Patienten gemäß oben genannten Therapieschema (5 mg/kg Woche 0, 2, 6 und danach alle 8 Wochen) mit Möglichkeit des Cross-over nach 16 Wochen (47 Patienten im Plazeboarm, 9 Patienten im Infliximabarm). In der Woche 14 zeigte sich ein ACR20-Ansprechen bei 58 % der INX-behandelten Patienten im Vergleich zu 11 % der Plazebopatienten (p< 0.001). Bei den Patienten, die mindestens eine ACR20-Antwort erreichten und mittels PASI evaluiert werden konnten, betrug die PASI-Verbesserung im Median 87 %. Patienten, die kein ACR20-Ansprechen hinsichtlich der Gelenke erreichten, zeigten im Mittel eine PASI-Verbesserung von 74 %, was zeigt, dass ein Ansprechen der kutanen Manifestationen auch ohne Verbesserung der Gelenksymptomatik möglich ist. Unter INX war eine statistisch signifikante Verbesserung auch der Daktylitiden und Enthesitiden zu verzeichnen. Radiologisch zeigte sich in keiner der Gruppen eine Verschlechterung, was durch die relativ kurze Plazebophase von 16 Wochen erklärt ist [47].

Eine kürzlich erschienene Publikation fasst die Ergebnisse nach einem Jahr zusammen, wobei nach 24 Wochen alle Patienten INX erhielten. Es überrascht daher nicht, dass vergleichbare Ansprechraten für ein ACR 20 Ansprechen von 58,9 % (INX) bzw. 61,4 % (Plazebo, dann INX) und einen PASI 75 von 50 % bzw. 60,3 % beobachtet wurden. In der Plazebo-Gruppe wurde ein Basalzellkarzinom der Haut und unter INX ein Hodgkinlymphom (Stadium I) beobachtet [48]. INX gehört ebenso wie die anderen TNF-α-Blocker zu den teuren Therapiemodalitäten. Daher finden Daten, die den Erhalt der Produktivität bzw. einen geringeren Arbeitsausfall unter TNF-α-Blockern zeigen, zunehmend Interesse. In dieser Studie konnte gezeigt werden, dass nach 14 Wochen die subjektiv empfundene Produktivität bei den mit INX behandelten Patienten signifikant im Vergleich zur Plazebo-Gruppe anstieg, zusätzlich zeigte sich ein Trend hinsichtlich des Anteils vollzeitbeschäftigter versus teilzeitbeschäftigter Patienten und eine geringere Zahl von Tagen mit Krankschreibung [49].

Neben erosiven Veränderungen finden sich bei der PsA typischerweise auch Enthesitiden, proliferative Anbauten, Syndesmophyten und Osteitiden. Charakteristischerweise findet sich im MRT neben der Synovitis ein Knochenmarködem, was diesen Veränderungen vorausgeht. Parallel zum klinischen Ansprechen konnte in einer MRT Studie an 18 Patienten mit PsA nach Gabe von INX ein signifikanter Rückgang des Knochenmarködems und der Synovitis beobachtet werden [50].

Eine kürzlich publizierte Studie untersuchte an 69 Patienten mit MTX-refraktärer PsA das klinische Ansprechen nach Gabe von INX. Ein ACR 50 Ansprechen wurde bei 44 % der Patienten beobachtet. Prädiktiv für das Ansprechen zeigte sich eine hohe Entzündungsaktivität (CRP), das Fehlen einer Beteiligung der großen Gelenke sowie eine geringe körperliche Beeinträchtigung vor Therapiebeginn [51].

> In Zusammenschau dieser Studien ist ein Evidenzgrad Ib für den Einsatz von INX bei der Therapie der PsA hinsichtlich klinischer und radiologischer Effektivität gegeben.

Erwähnt werden sollen außerdem Einzelfallberichte von Patienten mit relevanten Komorbiditäten. So wird von zwei Patienten mit sekundärer IgA Nephropathie und PsA berichtet, bei denen ein Rückgang der Proteinurie unter INX zu beobachten war [52]. Über die sichere und effektive Anwendung von INX in Kombination mit MTX bei zwei HIV-infizierten Patienten mit therapierefraktärer PsA unter antiretroviraler Therapie wird ebenfalls berichtet [53]. Bei Therapieversagen unter ETC kann ein Wechsel auf INX zu einem therapeutischen Ansprechen führen [54].

6.4.3. Adalimumab

Adalimumab ist ein vollständig humaner monoklonaler Antikörper gegen TNF-α, der in einer Dosis von 40 mg subkutan alle zwei Wochen gegeben wird. In einer offenen Studie wurden 15 Patienten mit PsA mit ADM behandelt. Eine signifikante Verbesserung der Gelenke, Haut sowie Funktionalität und Lebensqualität wurden beobachtet [55]. Eine deutlich größere, plazebokontrollierte Studie, (ADEPT) über 24 Wochen untersucht den Einfluss von ADM bei 313 Patienten mit PsA [55]. Eine Basistherapie mit MTX war erlaubt, aber nicht vorgeschrieben und wurde von 50 % aller Patienten in beiden Therapiearmen eingesetzt. Nach 3 bzw. 6 Monaten erreichten 58 % bzw. 57 % der mit ADM behandelten Patienten eine ACR20-Response, hingegen nur 14 % bzw. 15 % der Patienten in der Plazebo-Gruppe (p<0.001). Ein Ansprechen gemäß ACR50 und ACR70 wurde bei 39 % und 23 % der mit ADM behandelten Patienten gesehen, jedoch lediglich bei 6 % bzw. 1 % der Patienten im Plazeboarm (p<0.001) nach 24 Wochen. Einen PASI 75 erreichten 59 % der Patienten unter ADM, jedoch nur 1 % der Plazebopatienten. Ein Ansprechen sowohl der Haut wie auch der Gelenksymptomatik wurde bereits nach 2 Wochen erkennbar. Interessanterweise zeigte sich das klinische Ansprechen unabhängig von der MTX-Begleittherapie. So zeigte sich eine ACR20-, ACR50- und ACR70-Response nach 24 Wochen bei 59 %, 42 % und 23 % der mit ADM allein behandelten Patienten. In der Kombinationstherapie mit MTX zeigte sich eine vergleichbare ACR20-, ACR50- und ACR70-Response mit 55 %, 36 % und 22 % [57] (☞ **Abb. 6.6a-c**).

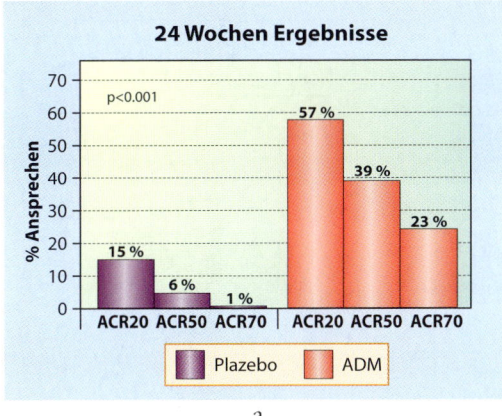

a

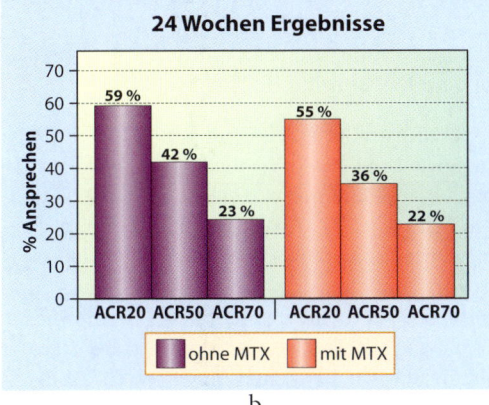

b

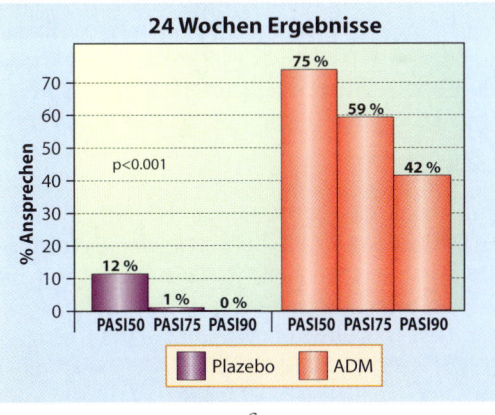

c

Abb. 6.6a-c: Prozentsatz der Patienten mit klinischer Besserung gemäß ACR20, ACR50 und ACR70 im Vergleich Adalimumab (ADM) versus Plazebo (**a**) sowie bei Patienten unter ADM mit und ohne MTX-Begleittherapie (**b**) und Prozentsatz der Patienten, die einen PASI50, PASI75 und PASI90 erreichten (**c**; modif. nach [55]).

Radiologisch war im Plazeboarm ein Anstieg des Gesamt-Sharp-Scores (TSS) im Beobachtungszeitraum von +1,0 zu beobachten, die mit ADM behandelten Patienten zeigten hingegen keine radiologische Verschlechterung (TSS -0,2, p<0.001). Eine Verlängerung der Studie über weitere 24 Wochen erlaubte auch den Patienten im Plazeboarm, ADM zu erhalten. Nach 48 Wochen zeigte sich bei den bereits initial mit ADM behandelten Patienten ein Ansprechen gemäß ACR20, 50 und 70 bei 56 %, 44 % und 30 %. Ein Ansprechen der kutanen Symptomatik mit Besserung des PASI im Sinne eines PASI 75, 90 und 100 war bei 58 %, 46 % und 33 % zu beobachten. Eine erneute radiologische Evaluation nach 48 Wochen zeigte in beiden Armen ein Sistieren der radiologischen Progression [58].

Eine andere kürzlich publizierte plazebokontrollierte Studie an Patienten mit PsA und therapeutischem Versagen auf konventionelle DMARDs bestätigt die signifikant bessere klinische Effektivität von ADM versus Plazebo über 12 Wochen, danach wurden alle Patienten weiter mit ADM behandelt. In der Woche 24 zeigte sich ein ACR20-Ansprechen von 65 % im Adalimumab-Arm sowie von 57 % bei den zunächst mit Plazebo und später mit ADM behandelten Patienten [59].

> Die Datenlage erlaubt einen Evidenzgrad Ib für die Therapie mit Adalimumab sowohl für die Monotherapie als auch für die Kombinationstherapie mit MTX anzugeben.

6.4.4. Anakinra

Neben TNF-α spielt wahrscheinlich auch IL-1 eine wesentliche Rolle in der Pathogenese der Psoriasis und PsA. Eine vermehrte Expression von IL-1 findet sich in der psoriatischen Hautläsion sowie in der synovialen Flüssigkeit. IL-1 kann eine epidermale Hyperproliferation und eine ausgeprägte Osteodestruktion induzieren. In einer Pilotstudie mit 10 Patienten zeigte sich nach 12 Wochen ein Ansprechen nach PsARC mit einer Reduktion der mittleren Krankheitsaktivität von 5,3 (3,8 bis 7,2) auf 4,2 (2,3 bis 6) (p=0.027), jedoch ohne Beeinflussung des PASI [Fitzgerald OM, persönliche Mitteilung]. In einer Pilotstudie an unserer Klinik an 20 Patienten zeigten 30 % der Patienten ein Ansprechen nach PsARC nach 24 Wochen, bei weiteren 15 % der Patienten war bis zur Woche 12 ein vorübergehendes Ansprechen zu beobachten, so dass der Stellenwert von ANR in der Therapie des PsA noch offen ist [60].

> Der Evidenzgrad von Anakinra zur Therapie der PsA kann daher nur als IV eingestuft werden.

6.4.5. Alefacept

Alefacept ist ein humanes LFA-3/IgG1-Fusionsprotein, welches an den CD2 Rezeptor auf T-Zellen bindet und dessen Interaktion mit LFA-3 auf antigen-präsentierenden Zellen und somit die Aktivierung von T-Zellen blockiert. Zusätzlich vermittelt der IgG1-Anteil des Proteins nach Bindung an FcγRIII-Rezeptoren auf NK-Zellen eine Apoptose der T-Zellen, so dass ein Abfall der $CD4^+$ T-Zellen unter Therapie beobachtet werden kann. ALC ist zur Behandlung der Psoriasis zugelassen.

Eine offene Studie an 11 Patienten mit PsA, die mit ALC in einer Dosis von 12,5 mg intramuskulär wöchentlich über 12 Wochen behandelt wurden, zeigte eine ACR20-Antwort bei 7 Patienten [61]. Immunhistochemische Untersuchungen der Synovialmembran vor und nach Therapie zeigten eine Reduktion von infiltrierenden $CD4^+$ und $CD8^+$ T-Zellen, interessanterweise auch von synovialen Makrophagen.

Eine randomisierte plazebokontrollierte Phase II Studie an 185 MTX-refraktären PsA Patienten über 12 Wochen (jedoch Auswertung nach 24 Wochen) zum Einsatz von ALC (15 mg wöchentlich i.m.) in Kombination mit MTX wurde kürzlich publiziert. In der Woche 24 zeigten 54 % der Patienten unter MTX und ALC (n = 123) eine ACR20 Response, hingegen nur 23 % der Patienten unter MTX/Plazebo (p < 0.001). Bei den Patienten mit relevantem Hautbefund konnte ein PASI 50 nach 14 Wochen bei 53 % der Patienten unter ALC beobachtet werden, jedoch nur bei 17 % der Patienten im Plazeboarm (p < 0.001) [62]. Ein Benefit hinsichtlich Haut- und Gelenksymptomatik war auch nach Absetzen von ALC bis in der Woche 24 nachweisbar (☞ Abb. 6.7).

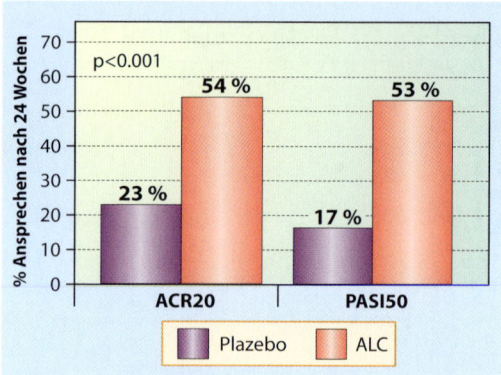

Abb. 6.7: Prozentsatz der Patienten, die unter Alefacept (ALC) bzw. Plazebo in Kombination mit MTX einen ACR20 bzw. PASI50 erreichten (modif. nach [62]).

> Für die Kombination ALC und MTX besteht daher ein Evidenzgrad Ib.

Opportunistische Infekte oder maligne Erkrankungen wurden nicht beobachtet, es wird jedoch empfohlen, Patienten mit gleichzeitigen Malignomen nicht mit ALC zu behandeln. Lebendimpfungen werden unter ALC nicht empfohlen, die Impfantwort auf Recallantigene wie Tetanus und Diphterie war nicht eingeschränkt [63]. Ein Abfall der CD4+ T-Zellen auf < 250/ml war bei 7 % der mit Alefacept behandelten Patienten zu beobachten [62]. Längere Studien an größeren Patientenkollektiven unter Einschluss von radiographischen Daten sowie Evaluation von Krankheitsmanifestationen wie Daktylitis, Nagelbeteiligung und Enthesitis werden erforderlich sein, den Stellenwert von ALC bei der Therapie der PsA zu definieren.

6.4.6. Efalizumab

Efalizumab ist ein humanisierter monoklonaler Antikörper gegen LFA-1 (CD11a), der die Interaktion zwischen LFA-1 auf T-Zellen und ICAM-1 auf antigen-präsentierenden Zellen blockiert und damit die T-Zellaktivierung und Migration hemmt. EFZ ist zur Therapie der Psoriasis zugelassen. Eine plazebokontrollierte Studie über 12 Wochen an 107 Patienten mit PsA zeigte eine ACR20-Response nach 3 Monaten bei 28 % der EFZ-Patienten, jedoch auch bei 19 % der Plazebopatienten. Dieser Unterschied war statistisch nicht signifikant [64].

Efalizumab ist zur Therapie der moderaten und schweren Plaquapsoriasis zugelassen, kann jedoch basierend auf den oben genannten Daten nicht zur Therapie der PsA empfohlen werden.

6.4.7. Anti-CD3

T-Zellen gehören charakteristischerweise zum entzündlichen Infiltrat sowohl in der Haut wie auch im Synovium. Eine modifizierte anti-CD3-Therapie mit einem nicht-Fc Rezeptorbindenden humanisierten Derivat des murinen anti-CD3-Antikörpers huOKT3γ1 zeigte in einer kleinen offenen Studie eine signifikante Verbesserung der Gelenkentzündung bei 6 von 7 behandelten Patienten innerhalb von einem Monat. Interessanterweise entwickelte der einzige Non-Responder in dieser Studie später eine seropositive rheumatoide Arthritis, was nahe legt, dass eine anti-CD3-Therapie verschiedene Effekte bei der RA und PsA aufweisen könnte [65].

Die Beurteilung der modifizierten anti-CD3-Therapie erfordert sicher größere kontrollierte Studien und kann derzeit nur einen Evidenzgrad IV haben.

6.4.8. Onercept

Onercept ist ein rekombinantes humanes p55-TNF-α-bindendes Protein, welches sich aktuell in der klinischen Entwicklung befindet. In einer Phase II-Studie wurden 126 Patienten mit PsA mit ONC behandelt. Zwei Dosierungen, 50 mg und 100 mg subkutan dreimal wöchentlich, wurden mit Plazebo verglichen. Ein ACR20-Ansprechen wurde bei 67 % der Patienten in der 100 mg Gruppe, hingegen nur bei 31 % der Plazebopatienten beobachtet. Weitere Studien werden bezüglich ONC erwartet [66].

Der Evidenzgrad für die Wirksamkeit von Onercept ist derzeit als IIb anzusehen.

6.4.9. Abatacept

Abatacept ist ein Fusionsprotein bestehend aus CTLA-4 und einem IgG Fc Fragment, welches die Interaktion von CD28 auf T-Zellen und CD80/CD86 auf antigenpräsentierenden Zellen blockiert. Abatacept ist seit Mai 2007 zur Behandlung von Patienten mit anti-TNF-refraktärer RA zuge-

lassen. Eine offene Studie bei Patienten mit Psoriasis zeigte einen günstigen Effekt [67], weitere Studien zum Einsatz bei der PsA werden in Zukunft erwartet.

6.5. Kombinationstherapien DMARD/Biologics

6.5.1. TNF-α-Inhibitoren: Notwendigkeit von Methotrexat?

Die publizierten Studien zur Therapie der PsA mit Etanercept und Infliximab erlaubten den Einschluss von Patienten mit aktiver Erkrankung trotz fortbestehender MTX-Therapie ebenso wie den Einschluss von Patienten ohne gleichzeitige Basistherapie. Dieses Studiendesign erschwert eine differenzierte Gegenüberstellung dieser TNF-α-Inhibitoren in der Monotherapie und in der Kombination mit MTX. Bezüglich der Details dieser Studien sei daher auf Abschnitt 6.4.1. bis 6.4.3. verwiesen. Die gleichmäßige Verteilung von MTX vorbehandelten Patienten in beide Studienarme lässt jedoch darauf schließen, dass die Wirksamkeit von ETC und INX nicht von einer gleichzeitigen MTX-Therapie abhängig ist. Ob ein therapeutischer Synergismus zwischen MTX und ETC bzw. INF vorliegt, kann aufgrund der vorliegenden Studien und der Datenlage zu Patienten mit RA vermutet werden, ist aber formell nicht gezeigt.

Die in der ADEPT-Studie durchgeführte Subanalyse des Therapieerfolges je nach MTX-Komedikation zeigt jedoch, dass die Wirksamkeit von Adalimumab in der Monotherapie mit der Wirksamkeit in der Kombinationstherapie vergleichbar ist. Ein kürzlich publizierter Review [68] bezüglich der Effektivität von Infliximab und Etanercept in der Therapie der PsA kommt zu der Schlussfolgerung, dass die Effektivität nicht abhängig von einer gleichzeitig durchgeführten MTX-Therapie ist. Formell wäre allerdings zur Beantwortung dieser Frage eine Studie erforderlich, bei der MTX-naive Patienten mit PsA auf MTX versus TNF-α-Blocker versus MTX + TNF-α-Blocker randomisiert werden würden.

6.5.2. Vergleich der TNF-α-Blocker bezüglich Effektivität

Bisher gibt es keine Studie, die einen direkten Vergleich zwischen verschiedenen Biologics bei der PsA ermöglicht. Ein Vergleich der Effektivität an-

Studie	Patienten (n) Verum/Plazebo	MTX Pat (%)	Studien-dauer (w)	PsARC (%)	ACR50 (%)	ACR70 (%)	PASI75 (%)
Etanercept							
Ref. 38	30/30	47/47	12	87/23	50/3	13/0	26
Ref. 39	101/104	42/43	12	72/31	38/-	-	-
Infliximab							
Ref. 45	52/52	63/79	16	75/21	46/0	29/0	68/0
Ref. 47	100/100	47/45	14	77/27	36/3	15/1	64/2
Adalimumab							
Ref. 56	151/162	51/50	12	62/26	36/4	17/1	59/1

Tab. 6.2: Ergebnisse der kontrollierten Studien zur Therapie der PsA mit TNF-Hemmern.

hand der jeweils gegen Plazebo durchgeführten Studien ist formell nicht erlaubt. In Tab. 6.2 sind die Ergebnisse der kontrollierten Studien zum Einsatz von TNF-α-Blockern bei der PsA zusammengefasst. Insgesamt fällt bei der näheren Betrachtung dieser Studien auf, dass die Ansprechraten in den Plazebogruppen im Allgemeinen im Vergleich zu RA-Studien geringer sind. Die Ansprechraten hinsichtlich der Gelenksymptomatik erscheinen vergleichbar, hingegen scheint der Benefit bei der kutanen Plaque-Psoriasis bei den monoklonalen Antikörpern höher zu sein als bei Etanercept. Ob dieser Unterschied verschiedene Mechanismen bei den kutanen und Gelenkmanifestationen der Erkrankung widerspiegelt oder lediglich eine Dosisfrage ist, muss derzeit unklar bleiben.

Das Vorgehen bei einem therapeutischen Versagen auf einen TNF-α-Blocker ist unklar. Der Wechsel von einem TNF-α-Inhibitor auf einen anderen bei Nebenwirkungen oder fehlendem Ansprechen wird bei der RA nicht selten versucht. Die Datenlage zu dieser Fragestellung bei der PsA ist limitiert [69].

6.5.3. Pustulöse Dermatitis und Auftreten einer Psoriasis unter TNF-α-Blockern

Die Besserung kutaner Psoriasismanifestationen ist für alle drei zugelassenen TNF-α-Blocker hinreichend dokumentiert. Im Gegensatz dazu stehen Berichte von Patienten, die unter TNF-α-Blocker-Therapie (z.B. zur Behandlung ihrer RA) neue psoriatische Hautläsionen oder eine Exazerbation bei vorbekannter Psoriasis entwickelten [70]. Dies ist für Patienten mit RA, entzündlichen Darmerkrankungen, ankylosierender Spondylitis oder Morbus

Behçet berichtet. Nach Wechsel auf einen anderen TNF-α-Blocker kam es bei einem Teil der Patienten zu einem erneuten Auftreten der Hauteffloreszenzen.

In der Literatur wird von insgesamt 43 Patienten unter Anwendung aller drei TNF-α-Blocker berichtet. Zum Zeitpunkt der Erstmanifestation der psoriasiformen Veränderungen waren die Patienten zwischen 2 Wochen und 48 Monaten unter TNF-α-Blockern. Ein erstmaliges Auftreten der Psoriasis ist bei 24 Patienten dokumentiert. 28 der 43 publizierten Patienten zeigten eine palmoplantare Psoriasis pustulosa, daneben sind alle anderen Formen der kutanen Psoriasis beschrieben. 16 Patienten wurden topisch behandelt und konnten ihre TNF-α-Blocker-Therapie fortsetzen. 9 Patienten mussten die TNF-α-Blocker-Therapie abbrechen. Immunhistochemisch fanden sich Hinweise für eine vermehrte kutane IFNα-Produktion bei diesen Patienten.

6.5.4. Konsensus-Empfehlungen zur anti-TNF-α-Therapie bei Patienten mit Psoriasisarthritis

Die Therapie der Psoriasisarthritis mit Infliximab, Adalimumab und Etanercept wird hinsichtlich der symptomatischen Besserung, der Funktionsverbesserung (HAQ) und der radiologisch dokumentierten Hemmung der Krankheitsprogression als Kategorie A Evidenz bewertet [71].

Die Empfehlungen der französischen Gesellschaft für Rheumatologie sind detaillierter: Gefordert wird, neben der sicheren Diagnose einer PsA, eine aktive Erkrankung, dokumentiert über mindestens vier Wochen. Die globale Arzteinschätzung der Krankheitsaktivität sollte > 4/10 sein bzw. es sollten mindestens drei geschwollene und schmerzhafte Gelenke vorliegen. Die Patienten sollten auf mindestens eine DMARD-Therapie in optimaler Dosierung (MTX, Leflunomid, Sulfasalazin) über 4 Monate nicht angesprochen haben. Die Verlaufskontrolle hinsichtlich Effektivität und Sicherheit sollte bei einem Rheumatologen erfolgen. Ein Therapieversagen wird als Verbesserung von weniger als 30 % (hinsichtlich der Zahl der geschwollenen und schmerzhaften Gelenke) nach 6-12 Wochen definiert [72]. Auch die Empfehlungen der DGRh zum Einsatz der TNF-α-Blocker schließen die Psoriasisarthritis ein. Dabei sollten TNF-α-Blocker erst eingesetzt werden, wenn ein adäquater Versuch einer Basistherapie in der Regel über 6 Monate vorausgegangen ist. Dabei sollten weiterhin mindestens drei geschwollene bzw. schmerzhafte Gelenke, oder auch eine schwere therapierefraktäre Mono- oder Oligoarthritis bzw. Enthesitiden vorliegen [73].

6.5.5. TNF-α-Inhibitoren in der Entwicklung

Aktuell befinden sich auch einige neue TNF-α-Blocker in klinischer Erprobung an Patienten mit PsA. Dazu gehören Golimumab, ein humaner monoklonaler Antikörper, der subkutan gegeben wird, sowie ein PEGyliertes Fab-Fragment eines monoklonalen Antikörpers (Certolizumab Pegol CDP870) und orale Substanzen mit TNF-α-inhibitorischer Aktivität.

6.6. Phänotypisch-spezifische, evidenzbasierte Therapieempfehlungen

Die Ergebnisse der GRAPPA-Gruppe, die sich um umfassende und phänotypisch-spezifische Therapieempfehlungen der PsA bemüht hat, wurden 2006 publiziert [74]. Eine Zusammenfassung dieser Therapieempfehlungen und eine Wichtung des Evidenzgrades ist in Tab. 6.3 gegeben.

Manifestation	Therapie
Periphere Arthritis	NSAR (1a, A), Steroide (4, D)
	MTX (1b-3, B)
	Sulfasalazin (1b, A)
	Ciclosporin A (1b-3, B)
	Leflunomid (1b, A)
	Anti-TNF-α (1b, A)
Axiale Begleitung	NSAR (1a, B)
	Physikalische Therapie (1a, A)
	Anti-TNF-α (1b, A)
Daktylitis	NSAR (4, D)
	Injektionen (4, D)
	Anti-TNF-α (1b, B)
Enthesitis	NSAR (4, D)
	Injektionen (4, D)
	Anti-TNF-α (1b, A)
Kutane Psoriasis	Topische Therapie, PUVA/UVB
	MTX (1b, A)
	Ciclosporin A (1b, A)
	Leflunomid (1b, A)
	Anti-TNF-α (1b, A)
	Alefacept (1b, A)
	Efalizumab (1b, A)

Evidenzkategorien, basierend auf	
1a	Metaanalyse von RCT
1b	≥ 1 RCT
2a	> 1 kontrollierte Studie (ohne Randomisierung)
2b	andere gut kontollierte Studien
3	nicht-experimentelle Studien, z.B. Fall-kontrollstudien
4	Expertenmeinung, klinische Erfahrung

Empfehlungsgrad	
A	Kategorie 1 Evidenz
B	Kategorie 2 Evidenz oder Extrapolation von Kategorie 1
C	Kategorie 3 Evidenz oder Extrapolation von Kategorie 1, 2
D	Kategorie 4 Evidenz oder Extrapolation von Kategorie 2, 3

Tab. 6.3: GRAPPA: Manifestations-orientierte Therapierichtlinien (2006).

6.7. **Zusammenfassung**

Die PsA wird zunehmend als progredient und destruktiv verlaufende Gelenkerkrankung wahrgenommen. Verbunden mit dem Ziel, Patienten mit einer PsA früh zu diagnostizieren, ist daher der therapeutische Imperativ nach einer effektiven Basistherapie. Idealerweise sollte eine derartige Therapie sowohl artikuläre wie auch kutane Symptome günstig beeinflussen. Klassische DMARDs wurden vielfach in Analogie zur Therapie der RA auch zur Behandlung der PsA eingesetzt, obwohl sich beide Krankheitsentitäten in mehreren Aspekten unterscheiden. Therapeutika, die bei der Behandlung einer Erkrankung sicher und effektiv sind, müssen bei der Therapie einer anderen Erkrankung nicht notwendigerweise das gleiche Wirksamkeits- und Toxizitätsspektrum zeigen. Ein Beispiel ist die signifikant höhere Hepatotoxizität von MTX in der Therapie von Patienten mit PsA im Vergleich zu RA-Patienten. Es ist überraschend, dass die Datenlage hinsichtlich des Einsatzes klassischer DMARDs in Mono- und Kombinationstherapie trotz der Tatsache, dass die Psoriasisarthritis eine eher häufige Erkrankung darstellt, nicht besser ist. Trotz der breiten praktischen Anwendung von MTX im klinischen Alltag begründet sich die MTX-Therapie bei der PsA nur auf wenigen kontrollierten klinischen Studien. Bezüglich der klassischen Basistherapeutika zeigen, basierend auf einer Cochrane-Analyse, nur parenterales MTX und Sulfasalazin eine Effektivität. Ciclosporin A und Leflunomid wurden in dieser Metaanalyse nicht berücksichtigt, müssen aber aufgrund der vorliegenden klinischen Studien ebenfalls als effektiv angesehen werden. Chloroquin, Gold, Azathioprin oder Retinoide haben sich nicht als Standardtherapeutika der PsA etabliert, allerdings legen die publizierten Studien eine gewisse Effektivität nahe, so dass diese Präparate im Einzelfall bei Ineffektivität oder Intoleranz der oben genannten DMARDs in Betracht kommen können. Keines der traditionellen DMARDs konnte zeigen, dass der radiologische Progress durch seinen Einsatz moduliert oder verhindert wird. Ebenso zeigen die publizierte Daten keinen signifikanten Effekt beim Vorliegen einer axialen Beteiligung, Enthesitis oder Daktylitis.

Den Durchbruch bei der Therapie der Psoriasisarthritis haben, ähnlich wie bei der rheumatoiden Arthritis, die Einführung der Biologics in den klinischen Alltag gebracht. Fast alle Studien mit TNF-α-Inhibitoren haben Patienten mit PsA mit langjährigem Verlauf, vielfach erfolgloser DMARD-Vortherapie und mehrheitlich polyartikulärem und serologisch entzündlichen Verlauf eingeschlossen. Aus Kohortenanalysen ist andererseits bekannt, dass Patienten mit aktiver PsA im Verlauf ihrer Erkrankung eher polyartikulär werden [75]. Die PsARC-Kriterien wurden ursprünglich von Clegg zur Evaluierung der Effektivität von Sulfasalazin entwickelt und scheinen, aufgrund der hohen Wirksamkeit der TNF-α-Inhibitoren, zur Erhebung der klinischen Effektivität der Biologics eher ungeeignet. Daher werden vielfach die ACR-Kriterien in Analogie zur Bewertung bei der RA herangezogen, obwohl diese formell nie für die PsA und entsprechende Therapiestudien validiert wurden. Alle Studien mit Etanercept, Infliximab und Adalimumab sind doppelblind und plazebokontrolliert und erfüllen so alle Standards, die an klinische Studie angelegt werden. Im Gegensatz zu den klassischen DMARDs zeigen sie nicht nur eine Besserung des Gelenkstatus, der Haut und der Lebensqualität, sondern verlangsamen bzw. inhibieren den radiologischen Progress. Aktuell stehen klinische Studien aus, um TNF-α-Inhibitoren mit klassischen DMARDs als Mono- oder sogar Kombinationstherapie zu vergleichen, sie stellen jedoch in jedem Fall einen Meilenstein in der Therapie der PsA dar. Am Horizont sind nicht nur bei der RA, sondern auch bei der PsA neue Biologics mit anderen Zielstrukturen in der Entwicklung. Biologics wie Tocilizumab (ein humanisierter anti-IL6-Rezeptorantikörper), monoklonale Antikörper gegen IL-1 oder IL-15 sind auch bei der PsA vielversprechend.

6.8. **Literatur**

1. Mease PJ. Psoriatic arthritis therapy advances. Curr Opin Rheumatol 2005; 17: 426-432.

2. Husted JA, Gladman DD, Farewell VT, Cook RJ. Health-related quality of life of patients with psoriatic arthritis: a comparison with patients with rheumatoid arthritis. Arthritis Rheum 2001; 45: 151-158.

3. Moll JM, Wright V. Psoriatic arthritis. Semin Arthritis Rheum 1973; 3: 55-78.

4. Taylor W, Gladman D, Helliwell P et al. Classification criteria for psoriatic arthritis: development of new crite-

ria from a large international study. Arthritis Rheum 2006; 54: 2665-73.

5. Clegg DO, Reda DJ, Mejias E, Cannon GW et al. Comparison of sulfasalazine and placebo in the treatment of psoriatic arthritis. A Department of Veterans Affairs Cooperative Study. Arthritis Rheum. 1996; 39: 2013-20.

6. Fredriksson T, Petterson U. Severe psoriasis – oral therapy with a new retinoid. Dermatologica 1978; 157: 238-44.

7. Gladman DD, Mease PJ, Strand V et al. Consensus on a core set of domains for psoriatic arthritis. J Rheumatol 2007; 34: 1167-70.

8. Fransen J, Antoni C, Mease PJ et al. Performance of response criteria for assessing peripheral arthritis in patients with psoriatic arthritis: analysis of data from randomised controlled trials of two tumour necrosis factor inhibitors. Ann Rheum Dis 2006; 65: 1373-1378

9. Marguerie L, Flipo RM, Grardel B et al. Use of disease-modifying antirheumatic drugs in patients with psoriatic arthritis. Joint Bone Spine 2002; 69: 275-81.

10. Black RL, O'Brien WM, Van Scott EJ et al. Methotrexate therapy in psoriatic arthritis: double-blind study on 21 patients. JAMA 1964, 189: 743-7.

11. Willkens RF, Williams HJ, Ward JR et al. Randomized, double-blind, placebo controlled trial of low-dose pulse methotrexate in psoriatic arthritis. Arthritis Rheum. 1984;27:376-81.

12. Espinoza LR, Zakraoui L, Espinoza CG et al. Psoriatic arthritis: Clinical response and side effects to methotrexate therapy. J Rheumatol. 1992;19:872-7.

13. Abu-Shakra M, Gladman DD, Thorne JC et al. Long-term methotrexate therapy in psoriatic arthritis: clinical and radiological outcome. J Rheumatol. 1995;22:241-5.

14. Wassenberg S, Fischer-Kahle V, Herborn G, Rau R. A method to score radiographic change in psoriatic arthritis. Z Rheumatol 2001; 60: 156-166.

15. Spadaro A, Riccieri V, Sili-Scavalli A et al. Comparison of cyclosporin A and methotrexate in the treatment of psoriatic arthritis: a one-year prospective study. Clin Exp Rheumatol. 1995; 13: 589-93.

16. Jones G, Crotty M, Brooks P. Interventions for psoriatic arthritis. Cochrane Database Syst Rev. 2000; CD000212.

17. Tilling L, Townsend S, David J. Methotrexate and hepatic toxicity in rheumatoid arthritis and psoriatic arthritis. Clin Drug Investig 2006; 26: 55-62.

18. Stern RS. Lymphoma risk in psoriasis. Results of the PUVA follow-up study. Arch Dermatol 2006; 142: 1132-1135

19. Liang GC, Barr WG. Open trial of leflunomide for refractory psoriasis and psoriatic arthritis. J Clin Rheumatol 2001; 7: 366-70.

20. Nash P, Thaci D, Behrens F et al. Leflunomide improves psoriasis in patients with psoriatic arthritis: an in-depth analysis of data from the TOPAS study. Dermatology 2006; 212: 238-249

21. Kaltwasser JP, Nash P, Gladman D et al. Efficacy and safety of leflunomide in the treatment of psoriatic arthritis and psoriasis. Arthritis Rheum 2004; 50: 1939-1950.

22. Salvarani C, Macchioni P, Olivieri I et al. A comparison of cyclosporine, sulfasalazine, and symptomatic therapy in the treatment of psoriatic arthritis. J Rheumatol. 2001; 28: 2274-82.

23. Farr M, Kitas GD, Waterhouse L et al. Sulphasalazine in psoriatic arthritis: a double-blind placebo-controlled study Br J Rheumatol. 1990;29:46-9.

24. Fraser SM, Hopkins R, Hunter JA et al. Sulphasalazine in the management of psoriatic arthritis.Br J Rheumatol. 1993;32:923-5.

25. Kumar N, Kay LJ, Walker DJ. The treatment of enthesitis in psoriatic arthritis. J Rheumatol 2004; 31: 2311-2312.

26. Gladman DD, Blake R, Brubacher B, Farewell VT. Chloroquine therapy in psoriatic arthritis. J Rheumatol. 1992; 19:1724-6.

27. Carette S, Calin A, McCafferty JP, Wallin BA. A double-blind placebo-controlled study of auranofin in patients with psoriatic arthritis. Arthritis Rheum. 1989; 32: 158-65.

28. Mader R, Gladman DD, Long J et al. Does injectable gold retard radiologic evidence of joint damage in psoriatic arthritis? Clin Invest Med. 1995;18:139-43.

29. Palit J, Hill J, Capell HA, Carey J et al. A multicentre double-blind comparison of auranofin, in-tramuscular gold thiomalate and placebo in patients with psoriatic arthritis. Br J Rheumatol. 1990;29:280-3.

30. Lacaille D, Stein HB, Raboud J, Klinkhoff AV. Long-term therapy of psoriatic arthritis: intra-muscular gold or methotrexate? J Rheumatol. 2000;27:1922-7.

31. Levy J, Paulus HE, Barnett EV et al. A double-blind controlled evaluation of azathioprine treatment in rheumatoid arthritis and psoriatic arthritis. Arthrits Rheum 1972; 15: 116-17

32. Baum J, Hurd E, Lewis D et al. Treatment of psoriatic arthritis with 6-mercaptopurine. Arthritis Rheum 1973; 16: 139-47.

33. Klinkhoff AV, Gertner E, Chalmers A et al. Pilot study of etretinate in psoriatic arthritis. J Rheumatol. 1989;16:789-91.

34. Vincent V, Zabraniecki L, Loustau O, Godfrin B, et al. Acitretin-induced enthesitis in a patient with psoriatic arthritis. Joint Bone Spine 2005; 72: 326-329.

35. Valquist C, Larsson M, Ernerudh J et al. Treatment of psoriatic arthritis with extracorporal photochemotherapy and conventional psoralen-ultraviolet A irradiation. Arthritis Rheum 1996; 39: 1519-23.

36. Fraser AD, van Kuijk AW, Westhovens R et al. A randomised, double-blind, placebo controlled, multicentre trial of combination therapy with methotrexate plus cyclosporine in patients with active psoriatic arthritis. Ann Rheum Dis 2005, 64: 859-864.

37. Adams AE, Zwicker J, Curiel C et al. Aggressive cutaneous T-cell lymphomas after TNF alpha blockade. J Am Acad Dermatol 2004; 51: 660-662.

38. Mease PJ, Goffe BS, Metz J et al. Etanercept in the treatment of psoriatic arthritis and psoriasis: a randomised trial. Lancet 2000, 356: 385-90.

39. Mease P, Kivitz A, Burch F et al. Etanercept treatment of psoriatic arthritis: safety, efficacy, and effect on disease progression. Arthritis Rheum 2004; 50: 2264-2272.

40. Mease P, Kivitz AJ, Burch FX et al. Continued inhibition of radiographic progression in patients with psoriatic arthritis following two years of treatment with etanercept. J Rheumatol 2006; 33: 712-21.

41. Cassano N, Loconsole F, Amoruso A et al. Infliximab monotherapy for refractory psoriasis: preliminary results. Int J Immunopathol Pharmacol. 2004;17:373-80.

42. Antoni C, Dechant C, Lorenz HM et al. Open-label study of infliximab treatment for psoriatic arthritis. Clinical and magnetic resonance imaging measurements of reduction of inflammation. Arthritis Rheum 2002; 47: 506-12.

43. Goedkoop AY, Kraan MC, Teunissen MBM et al. Early effects of tumor necrosis factor a blockade on skin and synovial tissue in patients with active psoriasis and psoriatic arthritis. Ann Rheum Dis 2004; 63: 769-773.

44. Canete JD, Pablos JL, Sanmarti R et al. Antiangiogenic effects of anti-tumor necrosis factor alpha therapy with infliximab in psoriatic arthritis. Arthritis Rheum. 2004; 50:1636-41.

45. Antoni CE, Kavanaugh A, Kirkham B et al. Sustained benefits of infliximab therapy for dermatologic and articular manifestations of psoriatic arthritis: results from the infliximab multinational psoriatic arthritis controlled trial (IMPACT). Arthritis Rheum 2005; 52: 1227-36.

46. Kavanaugh A, Antoni CE, Gladman D et al. The Infliximab Multinational Psoriatic Arthritis Controlled Trial (IMPACT): Results of radiographic analyses after 1 year. Ann Rheum Dis 2006; 65: 1038-43.

47. Anton CE, Krueger GG, de Vlam K et al. Infliximab improves signs and symptoms of psoriatic arthritis: re-

sults of the IMPACT 2 trial. Ann Rheum Dis 2005; 64: 1150-1157.

48. Kavanaugh A, Krueger GG, Beutler A et al. Infliximab maintains a high degree of clinical response in patients with active psoriatic arthritis through 1 year of treatment: results from the IMPACT 2 trial. Ann Rheum Dis 2007; 66: 498-505.

49. Kavanaugh A, Antoni C, Mease P, Gladman D et al. Effect of infliximab therapy on employment, time lost from work, and productivity in patients with psoriatic arthritis. J Rheumatol 2006; 33: 2254-9.

50. Marzo-Ortega H, McGonagle D, Rhodes L et al. Efficacy of infliximab on MRI determined bone oedema in psoriatic arthritis. Ann Rheum Dis 2007; 66: 778-81.

51. Gratacos J, Casado E, Real J, Torre-Alonso JC. Prediction of major clinical response (ACR50) to infliximab in psoriatic arthritis refractory to methotrexate. Ann Rheum Dis 2007; 66: 493-497.

52. Sakellariou GT, Vounotrypidis P, Berberidis C. Infliximab treatment in two patients with psoriatic arthritis and secondary IgA nephropathy. Clin Rheumatol 2007; 26: 1132-1133.

53. Sellam J, Bouvard B, Masson C, Rousiere M et al. Use of infliximab to treat psoriatic arthritis in HIV-positive patients. Joint Bone Spine 2007; 74: 197-200.

54. Smith N, Gadsby K, Deighton C. Psoriatic arthritis patients doing better on infliximab than etanercept. Rheumatology 2007; 46: 721-722.

55. Ritchlin C, Anandarajaha A, Totterman S et al. Preliminary data from a study of adalimumab in the treatment of psoriatic arthritis. Ann Rheum Dis 2004, 63 (Suppl 1): 403.

56. Mease PJ, Gladman DD, Ritchlin C et al. Adalimumab for the treatment of patients with moderately to severely active psoriatic arthritis: results of a double-blind, randomized, placebo-controlled trial. Arthritis Rheum 2005; 52: 3279-3289.

57. Kavanaugh AF, Ritchlin CT, Malaise MG et al. Adalimumab treatment with and without methotrexate in patients with moderate to severe psoriatic arthritis: Results from ADEPT. Ann Rheum Dis 2005, 64 (Suppl III), 324.

58. Gladman DD, Mease PJ, Ritchlin CT et al. Adalimumab for long-term treatment of psoriatic arthritis: forty-eight week data from the adalimumab effectiveness in psoriatic arthritis trial. Arthritis Rheum 2007; 56: 476-488.

59. Genovese MC, Mease PJ, Thomson GT et al. Safety and efficacy of adalimumab in treatment of patients with psoriatic arthritis who had failed disease modifying antirheumatic drug therapy. J Rheumatol 2007; 34: 1040-1050.

60. Jung N, Hoheisel R, Haase I et al. Anakinra (IL1ra) in the treatment of patients with active psoriatic arthritis refractory to or intolerant of methotrexate. Ann Rheum Dis 2005, 64 (Suppl III), 334.

61. Kraan MC, van Kuijk AW, Dinant HJ et al. Alefacept treatment in psoriatic arthritis: reduction of the effector T cell population in peripheral blood and synovial tissue is associated with improvement of clinical signs of arthritis. Arthritis Rheum 2002; 46: 2776-84.

62. Mease PJ, Gladman DD, Keystone EC et al. Alefacept in combination with methotrexate for the treatment of psoriatic arthritis. Arthritis Rheum 2006; 54: 1638-1645.

63. Callen JP. Complications and adverse reactions in the use of newer biologic agents. Semin Cutan Med Surg 2007; 26: 6-14.

64. Papp KA, Caro I, Leung HM et al. Efalizumab for the treatment of psoriatic arthritis. J Cutan Med Surg 2007; 11: 57-66.

65. Utset TO, Auger JA, Peace D et al. Modified anti-CD3 therapy in psoriatic arthritis: a phase I/II clinical trial. Arthritis Rheum 2001; 44: S92.

66. Nikas SN, Drosos AA, Onercept. Serono. Curr Opin Investig Drugs 2003; 4: 1369-76.

67. Abrams JR, Kelley SL, Hayes E et al. Blockade of T lymphocyte costimulation with cytotoxic T lymphocyte-associated antigen 4-immunoglobulin (CTLA4-Ig) reverses the cellular pathology of psoriatic plaques, including the activation of keratinocytes, dendritic cells, and endothelial cells. J Exp Med 2000; 192: 681-694.

68. Woolacott NF, Khadjesari ZC, Bruce IN, Riemsma RP. Etanercept and infliximab for the treatment of psoriatic arthritis: a systematic review. Clin Exp Rheumatol 2006; 24: 587-93.

69. Delaunay C, Farrenq V, Marini-Portugal A et al. Infliximab to etanercept switch in patients with spondylarthropathies and psoriatic arthritis: preliminary data. J Rheumatol 2005; 32: 2183-5.

70. de Gannes GC, Ghoreishi M, Pope J et al. Psoriasis and pustular dermatitis triggered by TNFa inhibitors in patients with rheumatologic conditions. Arch Dermatol 2007; 143: 223- 231.

71. Furst D, Mease P, Sieper J et al. Updated consensus statement on biological agents for the treatment of rheumatic diseases, 2007. Manuscript in preparation.

72. Pham T, Guillemin F, Claudepierre P et al. TNFa antagonist therapy in ankylosing spondylitis and psoriatic arthritis: recommendations of the French Society for Rheumatology. Joint Bone Spine 2006; 73: 547-553.

73. Manger B, Michels H, Nüßlein HG et al. Therapie mit Tumornekrosefaktorhemmenden Wirkstoffen bei entzündlichen-rheumatischen Erkrankungen. Z Rheumatol 2007; 66: 72-75.

74. Kavanaugh AF, Ritchlin CT and the GRAPPA Treatment Guideline Committee. Systematic review of treatments for psoriatic arthritis: an evidence based approach and basis for treatment guidelines. J Rheumatol 2006; 33: 1417-21.

75. Gladman DD, Shuckett R, Russell ML et al. Psoriatic arthritis (PSA) – an analysis of 220 patients. QJ Med 1987; 62: 127-41.

Kosteneffektivität von Langzeittherapien unter besonderer Berücksichtigung der TNF-α-Hemmer

7. Kosteneffektivität von Langzeittherapien unter besonderer Berücksichtigung der TNF-α-Hemmer

7.1. Einleitung

Die Therapiepalette der entzündlich-rheumatischen Erkrankungen ist durch die Verfügbarkeit der TNF-α-Hemmer, bei parallel konsekutiver Änderung der Medikamentenkosten enorm bereichert worden: Im Gegensatz zu konventionellen Langzeittherapien (DMARDs) mit Jahrestherapiekosten von etwa 500-5.000 Euro liegen die der TNF-α-Hemmer mit ca. 20.000 Euro um ein vielfaches höher. So erstaunt es nicht, dass die Kosteneffektivität dieser biologischen Immunmodulatoren (Biologics) im Mittelpunkt der in der Rheumatologie diskutierten Themen steht. Unter Berücksichtigung derzeit vorhandener valider Berechnungen und dem internationalen Konsens, dass demnach die Kosten für ein *Quality-Adjusted Life-Year* (QALY) nicht über 40.000 Euro liegen sollten, kann man die TNF-α-Hemmer als kosteneffektiv einstufen. Zu berücksichtigen bleibt jedoch bei dieser Wertung, dass die Träger der Ausgabenseite nur zum Teil identisch mit den Nutznießern des Therapieefektes sind und die verbreitete Anwendung der kostenintensiven Biologics ein erhebliches sozioökonomisches Konfliktpotential in sich birgt.

Die Gesundheitsökonomie ist aufgrund der prekären Situation im Gesundheitswesen und den knappen Ressourcen in unserer Zeit wichtiger denn je. Sie konzentriert sich vielfach auf die Analyse von Kosten-Nutzen-Relationen mit oder ohne Betrachtung der Dimensionen der Lebensqualität wie psychisches Befinden, soziale Beziehungen, funktionale Kompetenz und körperliche Verfassung. Die Aussagekraft gesundheitsökonomischer Studien und Bewertung zu Biologics wird durch Charakteristika beeinflusst wie chronisch-progredienter Verlauf einer entzündlich-rheumatischen Erkrankung mit erhöhter Mortalität, erhebliche individuelle und sozioökonomische Krankheitslast (Funktionseinschränkung durch Gelenkdestruktion), klinische Wirksamkeit, Verbesserung der Funktionskapazität und Lebensqualität durch Einsatz von Biologics im Vergleich zu konventionellen DMARDs und medikamentöser Behandlung in Form einer sequentiellen DMARD-

Therapie. Neben der medizinischen Wirksamkeit (Effektivität) von medizinischen Maßnahmen wird zunehmend auch deren Wirtschaftlichkeit (Effizienz) beurteilt. Um valide gesundheitsökonomische Analysen zu erstellen, werden sowohl Daten der Kosten- als auch der Ergebnisseite benötigt. Während die Kostendaten in der Regel keine Probleme bei der Gewinnung bereiten, sind die Parameter auf der Nutzenseite vielfältig: vermiedene Behandlungskosten, vermiedene Arbeitsunfähigkeit, veränderte Morbidität oder Mortalität. Diese intangiblen Effekte einer medizinischen Maßnahme, die eine problemlose Zuordnung in "Geldeinheiten" nicht möglich machen, beeinträchtigen jedoch positiv Dimensionen der Lebensqualität.

Die Modellberechnungen der Ökonomie mittels Utilities und QALYs machen die Effekte von Investitionen auf die Lebensqualität von Patienten messbar. Einige Länder in Europa nutzen QALYs als Methode der Bewertung von Lebensqualität (z.B. das *National Institute for Clinical Excellence*, NICE, in Großbritannien). Der Arzt sollte im Praxisalltag weiterhin auf ethischer Grundlage und individuell für jeden Patienten entscheiden - die Gesundheitsökonomie liefert hierfür die Argumente. Nur so können Medizin und Ökonomie gemeinsam die Politiker und Krankenkassen davon überzeugen, dass es medizinisch sinnvoll und auch wirtschaftlich ist, Patienten mit entzündlich-rheumatischen Erkrankungen nach den Qualitätskriterien der *Evidence Based Medicine* zu therapieren.

7.2. Hintergrund

7.2.1. Therapieziele bei der RA

Per definitionem handelt es sich bei der rheumatoiden Arthritis (RA) um eine Systemerkrankung des mesenchymalen Gewebes, die hauptsächlich die Gelenke befällt. Die Kombination von Entzündung, Pannusbildung, Weichteil-, Knorpel- und Knochendestruktion kann zu bleibenden, z.T. schwerwiegenden Gelenkveränderungen führen, wobei auch innere Organe involviert werden können. Die Therapie der RA ist fast immer eine kombiniert und komplexe, d. h. verschiedene Medikamente und Therapieverfahren kommen neben der Physikalischen Medizin, Ergotherapie, operativen Interventionen, Ernährung/Diät und der Kurorttherapie zum Einsatz. Aufgrund der großen Variabilität der RA ist eine Vorhersage des Verlaufes initial meist nicht möglich und erst im weiteren Behandlungszeitraum möglich. Zudem sind "Therapieresponder" und "Therapieversager" gegenüber einem bestimmten Medikament ebenso wenig wie die zu bestimmten Nebenwirkungen neigenden Patienten vorhersehbar. Nach wie vor ist eine kausale Therapie nicht möglich, und auch eine medikamentöse Langzeittherapie (DMARDs) hilft maximal bei 50-80 % der Patienten. Die Therapie ist schwierig, nebenwirkungsreich und oft ein kalkuliertes Risiko. Ein zentrales und generelles Therapieziel stellt für den Patienten die Verbesserung der Lebensqualität dar. Ein Großteil der derzeit vorhandenen Therapieoptionen zielt vordergründig auf die Gelenksymptomatik mit Verminderung von Schmerz, Entzündung, Knorpel- und Knochendestruktion und den Erhalt der Funktionalität betroffener Gelenkstrukturen (☞ **Abb. 7.1**).

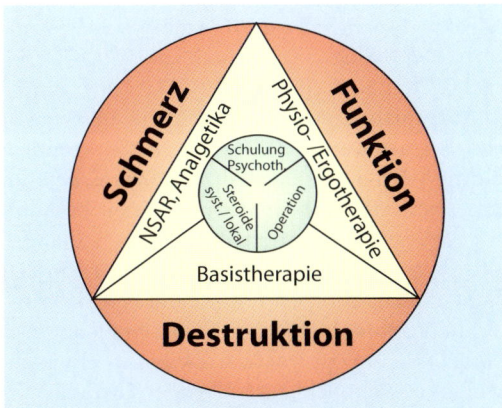

Abb. 7.1: Therapiesynopse der rheumatoiden Arthritis (modif. nach Strunk J, Lange U, Müller-Ladner U. Rheumatoide Arthritis - Konkreter Fall, Diagnostik und Therapie. Dtsch Med Wschr 2005;130:1761-1768.

Die o.g. Therapieziele begleiten den Patienten für den gesamten Verlauf seiner Erkrankung, was wiederum unterstreicht, dass es sich um eine dynamische Therapie handelt, die sich ändernden Verhältnissen adäquat anpassen muss. Von eminenter Bedeutung ist dabei eine sorgfältige Information

des Patienten und der betreuenden Ärzte über die aktuelle Therapie zur Gewährung einer sorgfältigen Überwachung jeglicher Therapieform.

7.2.2. Derzeitige medikamentöse Therapieoptionen

Bei der medikamentösen Therapie entzündlich-rheumatischer Erkrankungen werden prinzipiell zwei Behandlungsansätze verfolgt [1]:

- 1. Symptomatische, rasch wirksame antiphlogistisch-analgetische Medikamente und

- 2. krankheitsmodulierende Langzeittherapeutika ("Basistherapeutika"; DMARDs).

■ Antiphlogistische und analgetische Therapie

Nicht-selektive NSAR greifen nur wenig in den Prozess der Gelenkzerstörung ein, sind jedoch unabdingbar für die Reduktion des Gelenkschmerzes und die Entzündungshemmung. Je nach Risikoprofil (v.a. höheres Lebensalter, Steroidmedikation und gastrointestinale Vorgeschichte) können bis zu 1 % der behandelten Patienten schwere Nebenwirkungen am Gastrointestinaltrakt - mit dominierenden Ulkusblutungen - entwickeln, bedingt durch Hemmung der Cyclooxygenase I und damit reduziertem Schleimhautschutz.

Neu entwickelte selektive Cyclooxygenase II (COX II)-Inhibitoren, hierzu gehören u.a. die derzeit in Deutschland für die RA zugelassenen Substanzen Etoricoxib (Arcoxia®) und Celecoxib (Celebrex®), wirken über eine selektive Hemmung des induzierbaren Enzyms COX II im entzündeten Gewebe, beispielsweise im Gelenk. Umfangreiche Studien haben ergeben, dass die Häufigkeit von Magen- und Duodenalulcera unter diesen beiden Präparaten signifikant seltener auftritt als bei den bisherigen nicht-selektiven NSAR. Diesem Vorteil stehen jedoch wesentlich höhere Therapiekosten entgegen, so dass der Einsatz der selektiven NSAR - nach den Empfehlungen der Fachgesellschaften und Kassenärztlichen Bundesvereinigung - u.a. Ulkusrisikopatienten vorbehalten bleiben sollten [2].

Anmerkung: Mittlerweile ist bewusst geworden, dass angemessene Studiendaten zur kardiovaskulären Sicherheit bei der langfristigen Einnahme von COX II-Hemmern und für die meisten nicht-selektiven NSAR fehlen. Erste hierzu publizierte Daten wurden auf dem europäischen Rheumatologen-Kongress EULAR 2005 veröffentlicht: bei ca. 2,5 Millionen Patientenjahren ist das kardiovaskuläre Risiko bei selektiven und nichtselektiven COX II-Hemmern als vergleichbar einzuschätzen, es steigt aber ebenfalls in beiden Substanzklassen bei supranormalen Dosen deutlich an [3]. Die aktuellen ME-DAL-Studiendaten belegen beim Vergleich des COX II-Hemmers Etoricoxib mit dem traditionellen NSAR Naproxen ebenfalls ein vergleichbares Risiko für kardiovaskuläre Ereignisse [4, 5].

Glukokortikoide stellen mit die potenteste Waffe bei der Entzündungshemmung dar und finden sich daher auch im Therapiealgorithmus der DGRh an vorderster Stelle wieder [6, 7]. Sie überbrücken meist die Zeit bis zum Wirkungseintritt der Langzeittherapeutika und sind auch in akut floriden entzündlichen Manifestationsschüben unentbehrlich. Meist ist jedoch die Einleitung einer Glukokortikoidtherapie sehr häufig mit Dauer- oder lebenslanger Therapie gleichbedeutend. Die Reduktion oder das Beenden der Glukokortikoidmedikation muss stets unter sorgfältiger Überwachung des klinischen Befundes und der humoralen Entzündungsparameter erfolgen, um sowohl einen Remissionserhalt nicht zu gefährden und eine gefürchtete Nebenniereninsuffizienz zu vermeiden. Eines der bedeutendsten Probleme bei der Glukokortikoidnebenwirkung stellt die Entwicklung einer Osteoporose dar [8], weshalb bei deren Einsatz eine Kalzium- und Vitamin D-Supplementation (1-1,5 g Calcium und 800-1000 IE Vitamin D täglich) empfohlen wird. Bei manifester Osteoporose ist das Therapiespektrum dementsprechend auszuweiten. Nach wie vor ist unklar, ab welcher Dauerdosis von Glukokortikoiden ein erhöhtes Osteoporoserisiko besteht.

Interessant sind die Resultate zweier plazebokontrollierter Studien über eine antidestruktive Wirkung unter alleiniger niedrigdosierter Glukokortikoidtherapie von 5-10 mg Prednisolon-Äquivalent täglich über 2 Jahre [9, 10].

■ Krankheitsmodulierende Langzeittherapie ("Basistherapie"; DMARDs)

Konventionelle Langzeittherapeutika ("Basistherapeutika") sind chemisch nicht miteinander verwandte Substanzen, die sich bei der Therapie entzündlich-rheumatischer Erkrankungen bewährt haben und meist einen steroidsparenden Effekt bewirken. Die Langzeittherapeutika wirken nicht primär und sofort antiphlogistisch oder analgetisch, eine Kombination mit NSAR und/oder Glu-

kokortikoiden ist meist initial unvermeidlich. Ihre Wirkung i. S. einer nachhaltigen Beeinflussung der pathogenetisch bedeutsamen Immunreaktionen und die Hemmung der Knochen-, Knorpel- und Weichteildestruktion kann erstaunlich sein und bestenfalls zur Remission führen. Auch bei länger währender Teil- oder Vollremission ist das Absetzen der Langzeittherapeutika immer riskant, ein möglicher Kompromiss stellt die vorsichtige Dosisreduktion dar. Die Wiederaufnahme der Therapie stellt keineswegs eine Garantie für einen erneuten Erfolg mit der gleichen Substanz dar. Heutzutage stehen eine Reihe konventioneller Langzeittherapeutika zur Verfügung, u.a. Methotrexat, Sulfasalazin, Hydroxychloroquin, Leflunomid, Azathioprin, Ciclosporin A, Mycophenolat, Cyclophosphamid und Tacrolimus, welche neben ihrer unterschiedlichen Potenz bezüglich der Hemmung der Entzündungsaktivität und des jeweils individuellen Nebenwirkungsspektrums die Langzeit-Immunsuppression (mit Ausnahme des Sulfasalazins) als Gemeinsamkeit aufweisen [11].

■ Biologics als Langzeittherapeutika

Durch die Einführung der sog. biologischen Immunmodulatoren ("Biologics"), die gegen proinflammatorische Zytokine (wie z.B. TNF-α und Interleukin-1) gerichtet sind, und die inzwischen zugelassenen Biologics wie Rituximab (Anti-CD 20, Anti-B-Zell) und Abatacept (CTLA4-Ig) wurde die Therapiepalette enorm bereichert. Im Gegensatz zu den konventionellen Langzeittherapeutika zeichnen sich die Biologics durch eine rasche und ausgezeichnete Wirksamkeit und soweit bekannt (bei fehlender Langzeiterfahrung über 10 Jahre) gute Verträglichkeit aus. Ihr frühzeitiger Einsatz wird auf internationaler Ebene zunehmend diskutiert und gefordert [10]. Die DGRh empfiehlt den Einsatz von Biologics nach frühestens 6 Monaten erfolgloser oder nicht ausreichender Therapie mit konventionellen Langzeittherapeutika. Es besteht hierbei die Möglichkeit der Mono- oder Kombinationstherapie (meist mit Methotrexat) [12, 13].

▶ Klinische Effektivität und Nebenwirkungen von TNF-α-Hemmern

Wenngleich sich die klinisch messbare Gesamteffektivität aller TNF-α-Hemmer im Vergleich zu Langzeitdaten der Kombinationstherapie mit Methotrexat, Sulfasalazin und Hyroxychloroquin [14] bisher nicht als deutlich überlegen zeigte, konnte als neue Komponente für Infliximab, Adalimumab und Etanercept in Kombination mit MTX in kontrollierten klinischen Studien eine deutliche Hemmung des radiomorphologisch entzündlichen Progresses bis hin zu leichten Defektheilbildungen nachgewiesen werden [15-19].

Anmerkung: In der bereits auf dem EULAR 2005 als Abstract (☞ Kap. 2.4.6. und 3.5.3.) vorgestellten PREMIER-Studie (Kombination von Adalimumab mit MTX bei früher RA) konnten allerdings deutlich höhere ACR50- und ACR70-Ansprechraten erzielt werden, mehr als 20 % der Patienten erreichten sogar eine ACR90.

Trotz der raschen und ausgezeichneten Wirksamkeit der Biologics und i.d.R. guter Verträglichkeit und trotz wachsender Daten zur Langzeitverträglichkeit ist keine unkritische Anwendung zu empfehlen. Diese sollte weiterhin in der Hand des Spezialisten verbleiben. Unterstützt wird diese Aussage durch Resultate von post-marketing Studien, Einzelfallbeobachtungen und Berichten an die amerikanische Zulassungsbehörde FDA, wonach weiterhin schwerwiegende infektiöse Komplikationen (v.a. Tuberkulose) unter v.a. hohen Dosen Infliximab mit atypischen, disseminierten Verläufen und schweren Organmanifestationen auftreten. Die klassischen Infektzeichen sind oft therapiebedingt maskiert, so dass auf indirekte Zeichen (reduzierter AZ, Gewichtsverlust, Tachykardie u.a.) zu achten ist. Bis 2006 wurden bei mehr als 1.000.000 weltweit behandelten Patienten etwas mehr als 700 Tuberkulosefälle sowie Infektionen mit opportunistischen und intrazellulären Erregern dokumentiert, wobei anzunehmen ist, dass die Dunkelziffer weit höher anzusiedeln ist [20]. Bezüglich der in Expertenkreisen diskutierten höheren Rate an Lymphomen ließ sich für die Therapie mit TNF-α-Hemmer - bei bis zu 8-fach erhöhtem Risiko für Lymphome im Verlauf der RA allein - ein zusätzlich erhöhtes Risiko für eine Lymphomentwicklung bisher statistisch allerdings nicht sicher nachweisen [15,21,22].

7.2.3. Kosten und "Kosteneffektivität"

■ **Der Begriff der *"cost-effectiveness"***

Zukünftig werden gesundheitsökonomische Betrachtungen neben den klinischen Resultaten eine zweite Datengrundlage bilden, welche die Entscheidung für oder gegen medizinische Interventionen datenbasiert unterstützen. Die Gesundheitsökonomie ist aufgrund der prekären Situation im Gesundheitswesen und den knappen Ressourcen (durch Umkehr der Bevölkerungspyramide, medizinischer Fortschritte und gesteigertem Gesundheitsanspruch der Bevölkerung) aktuell wichtiger denn je. In einer Zeit, in der sich die Diskussion im Gesundheitssystem vordergründig auf die Frage der Kostensenkung (medikamentös, ärztlich, ambulant/stationär) fokussiert, sollten eigentlich die Fragen nach der Effizienz (angemessene Relation zwischen Mitteleinsatz und Wirkung) vordergründig angegangen werden. Die Gesundheitsökonomie als empirische, interdisziplinäre Wissenschaft analysiert die Wirtschaftlichkeit des Gesundheitswesens unter Verwendung von Konzepten der ökonomischen Theorie, untersucht Angebot und Nachfrage nach Gesundheitsleistungen und bewertet Versorgungsformen und Gesundheitsleistungen hinsichtlich ihrer Effizienz [23]. Für den Arzt sind in erster Linie zur Bewertung von Arzneiwirkungen klinische Parameter, wie z.B. der DAS28, Laborwerte und radiologische Befunde (*efficacy* oder *effectiveness*) von Bedeutung. Hingegen sind für den Gesundheitsökonom primär die Effizienz von Gesundheitsgütern und -leistungen (z.B. von Medikamenten) von Interesse. Es existieren eine Reihe von möglichen Kriterien, um Leistung von Medikamenten zu bewerten und das Verhältnis von Effektivität und Kosten abzuwägen. Insbesondere in den letzten Jahren gewinnen Assessmentergebnisse wie die Lebensqualitätsmessung oder Behinderungsgrade an zunehmender Bedeutung.

Durch die Hilfe gesundheitsökonomischer Berechnungen lassen sich nicht nur Kosteneinsparungen belegen, sondern auch der Gewinn an Lebensqualität quantitativ messen. Bezugnehmend zu den entzündlich-rheumatischen Erkrankungen heißt das, es sollen Arzneimittel eingesetzt werden, mit denen sich nach stringenten Kriterien der evidenzbasierten Medizin progressive entzündliche Manifestationen mit konsekutiven Folgen für die Gelenkfunktionen vermeiden lassen und bei denen die Patienten hinsichtlich Lebensqualität und Mortalität profitieren. Nebenbei erfährt auch das soziale Umfeld der Betroffenen durch eine suffiziente Behandlung und der damit verbundenen verbesserten Lebensqualität und geringeren Pflegebedürftigkeit erhebliche positive Auswirkungen.

Bei der Kosten-Effektivitätsuntersuchung ("*cost-effectiveness*"; im deutschsprachigen Raum "Kosten-Nutzen-Verhältnis") werden die Kosten einer Behandlung (z.B. mit einem bestimmten Medikament, Krankenhaustage) dem Gewinn an Lebensqualität, Arbeitsfähigkeit und Einsparung an medizinischen und sozioökonomischen Folgekosten gegenübergestellt. Da die meisten klinisch rheumatologischen Therapiestudien auf maximal 2-3 Jahre ausgelegt sind, muss nach Beendigung einer Studie für die pharmaökonomische Langzeitevaluation eines Medikamentes z.B. auf die Datenbank des *Arthritis, Rheumatism and Aging Medical Information System* (ARAMIS) zurückgegriffen werden [24-26]. Ein grundsätzliches Problem der Überlegungen zu einer *cost-effectiveness* ist auch, dass die Träger der Ausgabenseite nicht oder nur zum Teil identisch mit den Trägern der Einnahmenseite sind und deshalb nicht unmittelbar ein Konsens über die Notwendigkeit einer Behandlung selbst bei nachgewiesener Kosteneffektivität vorausgesetzt werden kann.

■ Der Begriff des QALYs (*Quality-Adjusted Life-Years*)

Unter dem Kosten-Nutzen-Aspekt wird zusätzlich noch der Gewinn an Lebensqualität (*Quality of Life* = QoL) mit einbezogen. Unter Einbeziehung der Lebensqualität können die Kosten pro qualitätsadjustiertem Lebensjahr (QALY) berechnet werden oder alternativ Kosten pro vermiedenem Krankenhaustag. Darunter versteht man die Umrechnung einer Anzahl von Lebensjahren, die in einem bestimmten Gesundheitszustand verbracht werden, in eine Anzahl von qualitätsbereinigten Lebensjahren, d.h. einem Äquivalent von Lebensjahren bei völliger Gesundheit. Zurückkommend zu den entzündlich-rheumatischen Erkrankungen steht der Terminus "*Quality-Adjusted Life-Year*" für das Verhältnis zwischen den durch eine bestimmte Therapie verursachten Mehrkosten zum Gewinn an Lebensjahren, die bei voller Arbeitsfähigkeit und Teilnahme am sozialen Leben dem Patienten durch diese Therapie ermöglicht werden. Bei gleicher Effektivität zweier Therapien bezüglich dieser Kriterien wird also der Preis für ein QALY für das Medikament A höher als der für das Medikament B liegen, so dass direkte Vergleiche möglich sind. Dieser Berechnung kann man verschiedene statistische Modelle für die rheumatoide Arthritis zugrundelegen, welche über einen längeren Zeitraum den Gesundheitsstatus eines Patienten beschreiben.

Bei der Bewertung der Wirtschaftlichkeit bedient man sich einem klassischen Instrument in der Ökonomie, der Modellbildung. Dabei handelt es sich um einfache Darstellungen der Realität, mit dem Ziel das Wesentliche zu beschreiben und das Unwesentliche wegzulassen und erlauben es, relativ rasch Szenarien durchzurechnen. Einen hierfür entwickelten mathematischen Berechnungsalgorithmus stellt das Markov-Modell (*Health Economic Model*) dar [24, 26, 27], in welches in einer Computersimulation zum Beispiel die Parameter Behandlungskosten im Vergleich der Therapiearme sowie der Grad und die Entwicklung der Behinderung (*disability*) entsprechend des HAQ (*Health Assessment Questionnaire*) über einen Verlaufszeitraum von mehreren Jahren einfließen. Das Modell sollte alle wichtigen Auswirkungen der Behandlung auf Gesundheits- und Kostenebene berücksichtigen. Es können u.a. diverse Berechnungsansätze zu Krankheitslast, Kosten-Wirksamkeit und Kosten-Nutzwert durchgeführt werden.

Unter Berücksichtigung der derzeit publizierten Veröffentlichungen kann bei chronischen (auch nicht-rheumatologischen) Erkrankungen eine Therapieform als "*cost-effective*" bezeichnet werden, wenn der Wert eines QALYs weniger als 40.000 Euro beträgt [25,27, 28], wobei aus Berechnungen deutscher Arbeitsgruppen hervorgeht, dass für eine reelle Kosteneffektivität von TNF-α-Hemmern vs. MTX der Preis für die TNF-α-Hemmer 5.500 Euro (allerdings ohne Berücksichtigung der indirekten Kosten) nicht überschreiten dürfte [28, 29].

In Großbritannien wurde durch das *National Institute for Clinical Excellence* (NICE) entsprechend den dortigen Kriterien für die Therapie mit TNF-α-Hemmern für die *cost-effectiveness* ein arbiträrer, nicht bindender Schwellenwert von maximal 50.000 Euro /QALY festgelegt [31]. Zum Vergleich betragen die Schwellenwerte für die chronische Dialyse 50.000 Euro/QALY [32], 100.000 Euro/QALY für Trastuzumab zur Therapie des Mammakarzinoms [33] und 800.000 Euro/QALY für eine Therapie mit Interferon-β bei der Encephalomyelitis disseminata [34].

Mit der Nutzwert-Analyse lässt sich herausfinden, dass Arzneimittel, die auf den ersten Blick teurer erscheinen, insgesamt tatsächlich günstiger sein können. Erstmals lassen sich nun auch medikamentöse Interventionen sinnvoll bewerten und vergleichen und ob man bereit ist, die eventuell erhaltene Lebensqualität auch zu bezahlen. Eine wichtige Voraussetzung sollte man jedoch bei der Diskussion von Resultaten aufgrund von Simulationen stets bedenken: die Qualität der Ergebnisse wird massgeblich von der Qualität der "Input-Parameter" bestimmt.

■ Kosteneffektivität bei der rheumatoiden Arthritis

Die abschätzbaren sozioökonomischen Folgekosten stellen bei der rheumatoiden Arthritis die Basis für die Berechnung der Kosteneffektivität dar. Derzeit verfügbaren Literaturangaben zufolge kommt es im ersten Erkrankungsjahr zu einer durchschnittlichen Arbeitsunfähigkeit von ca. 30 % der Arbeitstage [35, 36], in den folgenden 3 Krankheitsjahren tritt bei bis zu 40 % der Patienten Erwerbsunfähigkeit auf [36, 37], und nach 8- bis 10jähriger Krankheitsdauer beträgt die Frühberentungsrate vor der Ära der Biologics bis zu 80 % [37]. Die Gesamtkosten der RA für die Volkswirtschaft wurden daher in Großbritannien auf ca 1,8 Milliarden Euro geschätzt, und für Deutschland werden die indirekten Folgekosten in den ersten 3 Krankheitsjahren auf ca. 1.000 Euro monatlich beziffert [29, 38], wobei in die indirekten Krankheitskosten vor allem der Verlust an Arbeitsfähigkeit eingeht (gegenüber den direkten Kosten für Medikamente, Krankenhausaufenthalt, Pflege und Arztkosten sowie den nicht definierbaren Kosten für die emotional-psychologische Einschränkung der Lebensqualität).

Unter Berücksichtigung des Bezugsjahres 2001 liegen nach einer aktuellen Publikation die direkten Kosten unter laufender Therapie inklusive Monitoring und Behandlung von unerwünschten Arzneimittelwirkungen zwischen 680-4.960 Euro pro Patient und Jahr bei den gängigen konventionellen DMARDs und bei den Biologics (Etanercept und Infliximab) zwischen 16.920-20.720 Euro [39, 40]. Durch Komedikationen entstehen weitere direkte Kosten zwischen 296-555 Euro pro Patient und Jahr (160 Euro NSAR, 65 Euro Glukokortikoide, 185 Euro Osteoporosemittel, 140 Euro Behand-lung von NSAR-induzierten Nebenwirkungen) [39, 41]. Die durchschnittlichen (direkten + indirekten) Kosten liegen pro Patient mit einer rheumatoiden Arthritis bei ca. 15.000 Euro/Jahr [42].

Im Vergleich zu den direkten Kosten haben die Produktivitätskosten (indirekte Kosten) einen besonderen Stellenwert, diese können bei Patienten mit ausgeprägten im Vergleich zu Patienten mit geringen Funktionseinschränkungen 6fach höher liegen [43]. Mindestens 50 % der Gesamtkrankheitskosten werden durch Produktionsausfälle verursacht [44]. Während frühere Studien zur Krankheitsanalyse indirekte Kosten zwischen 2.000-18.000 Euro aufzeigten, ergaben aktuelle Studien Schätzungen um die 3.000 Euro [44-46]. Im Rahmen einer kürzlich in Deutschland durchgeführten multizentrischen randomisierten kontrollierten Prospektivstudie zu den Produktivitätskosten der rheumatoiden Arthritis und der Prädiktion der Hauptkostenkomponenten ergab sich, dass die mittleren Kosten durch Produktivitätsausfall etwa 970 Euro pro Patient und Jahr liegen (453 Euro Arbeitsunfähigkeit, 63 Euro EU/BU-Berentung und 545 Euro Produktivitätseinschränkung Nicht-Erwerbstätiger) [44].

Die Höhe der direkten und indirekten Krankheitskosten wird im wesentlichen durch die Funktionsfähigkeit bestimmt: So steigen die jährlichen Kosten von 6.030 Euro (bei Patienten mit über 94 % Funktionskapazität) auf 28.510 Euro (bei Patienten mit einer Funktionskapazität < 20 %). Interessanterweise zeigen sich die höchsten Kosten mit 39.615 Euro pro Patient und Jahr bei einer Funktionskapazität von 37-20 %, mit dominierendem Anteil der Produktivitätskosten [40, 47-49]. Andere, interessante Berechnungen zeigen, dass Patienten mit einem HAQ-Score von mindestens 3 mehr als das 3fache an Kosten verursachen als Patienten mit einem HAQ-Score von 1 (7.500 Euro vs. 2.500 Euro pro Jahr) [50].

Eine aktuelle Analyse bei verschiedenen entzündlich rheumatischen Erkrankungen zu den indirekten und direkten Kosten ergab folgende Resultate: 4.737 Euro bei der rheumatoiden Arthritis, 3.156 Euro bei der Psoriasisarthritis, 3.676 Euro bei der ankylosierenden Spondylitis und 3.191 Euro beim Lupus erythematodes. Dabei wurden die indirekten Kosten unter Zuhilfenahme des "*human capital approach*" = HCA und des "*friction cost appro-*

ach" = FCA ermittelt. Auch zeigte sich ein Anstieg der Kosten mit zunehmender Krankheitsdauer und eine enge Assoziation mit dem funktionellen Status [51].

Sämtliche Therapieformen müssen sich daher an diesen Kosten messen lassen bzw. diese auf ein deutlich vermindertes Maß reduzieren, wenn sie neben ihrer klinischen Effektivität auch ökonomisch auf breiter Basis Anwendung finden sollen.

■ Sind TNF-α-Hemmer kosteneffektiv?

Die Einführung der TNF-α-Hemmer hat das therapeutische Armamentarium der entzündlich-rheumatischen Erkrankungen enorm bereichert, gleichzeitig liegen die Therapiekosten um etwa das 4-fache höher im Vergleich zu den konventionellen Langzeittherapeutika (20.000 Euro vs. 5.000 Euro). Bei immer knapper werdenden finanziellen Ressourcen im Gesundheitswesen wurden inzwischen Studien zur Kosteneffektivität von Biologics am Beispiel von TNF-α-Hemmern detailliert durchgeführt.

So konnte u.a. in einer *cost-effectiveness*-Studie bei Patienten mit rheumatoider Arthritis und Nichtansprechen auf MTX aufgezeigt werden, dass eine Behandlung mit Infliximab unter Berücksichtigung der ATTRACT-Daten nach 102 Wochen durch Verbesserung der Lebensqualität und damit konsekutiven Einsparungen kosteneffektiv sein kann [28]. Die Interpretation der Daten wird jedoch dadurch limitiert, dass in diesem Rechenmodell eine Übertragung der 102 Wochen Daten auf den Langzeitverlauf durchgeführt wurde und damit eine weitgehend anhaltende Wirksamkeit der TNF-α-Hemmer Therapie über den gesamten Krankheitsverlauf vorausgesetzt wird (-3 % jährliche Korrektur).

Auf gesundheitsökonomischer Ebene zeigte sich bei der Übertragung der klinischen Resultate unter der Infliximab-Therapie über einen Zeitraum von einem Jahr auf der Grundlage der ATTRACT-Studie [52], dass bei niedrigster Dosisapplikation (3 mg/kg) eine signifikante Reduktion einer dauerhaften Behinderung (von 23 % auf 11 %) bei anfallenden Monatskosten von ca. 1.200 Euro [25] möglich war. Wird die Analyse im Sinne einer Umrechnung auf die Lebenszeit durchgeführt, entspricht bei RA-Patienten ein QALY ca. 25.000 Euro auf der Kostenseite. Dieser Berechnung zugrunde liegt, dass die studienassoziierte

Infliximab-Therapie 1 Jahr durchgeführt und anschließend mit Methotrexat weiter geführt wird [25]. Diese Modellrechnungen sind allerdings deutlich länder- und kohortenabhängig, beispielsweise ergaben sich Werte von 25.000 bis 32.000 Euro für die USA und Gesamteuropa im Vergleich zu 33.500 Euro für eine rein portugiesische Patientenpopulation [53].

Interessanterweise könnten sich international deutlich verminderte Ausgaben für einen QALY (etwa 7.500 Euro) ergeben, wenn bei diesen Analysen neben den rein medizinisch anfallenden Kosten auch der sozioökonomische Gewinn berücksichtigt wird [25]. So ist nach Berechnungen für Deutschland von etwa 10.000 Euro auszugehen [30]. Deutlich wird dieser Unterschied je nach zugrundeliegender Analyse in Schweden und Großbritannien: Unter Zugrundelegung nur der krankheitsassoziierten Kosten ergibt sich eine Spanne von 23.000 Euro bis 48.000 Euro, unter Integration der Daten "verbesserte Arbeitsfähigkeit" der Patienten ist von einer Spanne zwischen 2.800 Euro bis 40.000 Euro auszugehen [53].

Beim Vergleich der Langzeitkombinationstherapie von Infliximab + MTX zur MTX-Monotherapie in Bezug auf die Verlängerung der Lebenserwartung, zeigt sich unter der Kombinationsmedikation eine Zunahme von 1,7 Monaten und bei der Lebensqualität eine Zunahme von 4 Monaten [25].

Für beide Therapiearme wurde in Bezug auf die Gesamtkosten eines Patienten mit RA für die gesamte Lebenszeit ein vergleichbarer Betrag von ca. 375.000 Euro ermittelt. Anhand dieser Studienanalyse ergab sich für Infliximab ein Wert/QALY von ca. 37.000 Euro, allerdings ohne Berücksichtigung von anfallenden Kosten im Rahmen möglicher Nebenwirkungen, wie z. B. einer gesteigerten Infektionsgefahr.

Eine entsprechende *cost-effectiveness*-Analyse wurde ebenso für den TNF-α-Hemmer Etanercept durchgeführt [54]. Ein Schwerpunkt der Kostenberechnung eines QALY erfolgte u.a. unter Zugrundelegung der Entwicklung des HAQs über 10.000 Patientenjahre und den Richtlinien der *British Society of Rheumatology* für die Therapie der RA. Ausgehend von anfallenden Mehrkosten für die Etanercept-Medikation gegenüber konventionellen Langzeittherapeutika und einem milderen Krankheitsverlauf unter der Etanercept-Therapie errechneten sich Kosten von 24.000 Euro/QALY bei einer Verlängerung der Lebenszeit von fast 3 Jahren (=1,7 QALYs). Die Analyse kommt zu der abschließenden Beurteilung, dass auch Etanercept als "cost-effective" einzustufen ist. Limitiert wird diese Aussage jedoch durch die kurze Laufzeit der Studie und der nur bedingt auf die Realität übertragbare Datenerhebung als Berechnungsgrundlage [54, 55].

Eine schwedische Studie bei Patienten mit rheumatoider Arthritis ergab, dass es unter Anwendung des ACR 50-Response unter der Therapie mit Adalimumab und MTX zum größten Gewinn an QALYs kam. Etanercept und MTX waren allerdings vergleichbar im Resultat. Bei Infliximab lagen die Kosten zwischen 35.000-42.000 Euro, also in einem Bereich, der in europäischen Ländern als kosteneffektiv eingestuft wird [56]. Auch andere internationale Studien belegen für die Biologics Adalimumab, Etanercept und Infliximab Kosteneffektivität (threshold 50.000/quality-adjusted life years) [57-59].

Von Interesse sind auch die berechneten Analysen zur Kosteneffektivität des IL-1-Rezeptor-Antagonisten Anakinra. Hierbei ergaben die Berechnungen nach dem Birmingham Rheumatoid Arthritis Model, dass die Kosten für ein QALY zwischen 150.000 Euro und 900.000 Euro liegen und damit deutlich oberhalb des informellen Grenzwertes für eine reale "cost-effectiveness" liegen [60].

Es bleibt jedoch zukünftig abzuwarten, ob sich derartige Rechenmodelle (für alle Biologics) in der hierfür zwingend notwendigen Langzeitbeobachtung bestätigen und sich diese kostenintensive Medikation in praxi pharmaökonomisch reell auswirkt.

7.2.4. Zusammenfassung und zu klärende Fragen

"Cost-effectiveness" eines Medikamentes im Sinne einer "akzeptablen Kosten-Nutzwert-Analyse" liegt derzeit vor, wenn der Preis für ein QALY nicht über 40.000 bis 50.000 Euro je nach Land liegt.

Eine valide, strukturierte gesundheitsökonomische Analyse chronisch entzündlich-rheumatischer Erkrankungen muss verschiedene Faktoren wie z.B. Kosten der Behandlung, aber auch die Bewertung des Behandlungserfolges aus Sicht der Therapeuten und des Patienten beinhalten. Wenngleich sich bei der Messung der Gesamtkosten rheumatischer Erkrankungen die Höhe der einzelnen Kosten zwischen Patienten mit gleichen klinischen Krankheitsstadien oft deutlich unterscheiden, lassen sich dennoch die Gesamtkosten der Behandlung für verschiedene Krankheitsgrade einigermaßen evident festlegen.

Bezugnehmend auf bis dato vorliegende gesundheitsökonomische Analysen zur Bewertung der Wirtschaftlichkeit der TNF-α-Hemmer, sind diese als kosteneffektiv zu bezeichnen. Allerdings muss durch prospektive pharmaökonomische Studien der endgültige Beweis eines langfristigen klinischen Vorteils gegenüber den deutlich günstigeren konventionellen Langzeittherapeutika in Kombination hinsichtlich einer Verbesserung des Grades der Behinderung noch erbracht werden [39], wobei die zu beobachtende deutlichere Hemmung der radiomorphologischen Gelenkdestruktion nach der derzeitigen Datenlage darauf hinweist. Abschließend ist anzumerken, dass aus rein finanzieller Sicht die Träger der Ausgabenseite nur zum Teil identisch mit den Nutznießern des Therapieeffekts sind und die breite Anwendung dieser hochpreisigen Medikamente ein signifikantes sozioökonomisches Konfliktpotential in sich birgt. Die strukturierte gesundheitsökonomische Analyse versorgungsrelevanter Indikationen sollte somit als eine Kernaufgabe der kommenden Jahre gelten.

7.3. Fazit für die Praxis

Unter Zugrundelegung der Quality-Adjusted Life-years (QALYs) als Berechnungsgrundlage, kann man formal die TNF-α-Hemmer als kosteneffektiv bezeichnen. Durch prospektive pharmaökonomische Langzeitstudien muss jedoch der endgültige Beweis eines langfristigen klinischen Vorteils gegenüber den deutlich günstigeren konventionellen Langzeittherapeutika noch erbracht werden.

7.4. Literatur

1. Lange U. Medikamentöse Therapie entzündlich-rheumatischer Erkrankungen. Aktueller Stand am Beispiel der rheumatoiden Arthritis. Der Mediziner 2002;4: 19-23

2. Anonymus. Bekanntmachungen der Kassenärztlichen Bundesvereinigung. Celecoxib. Dtsch Ärztebl 2003;100: 2530-2531

3. Singh G, Mithal A, Triadafilopoulos G.. Both selective COX-2 inhibitors and non-selective NSAIDs increase the risk of acute myocardial infarction in patients with arthritis: selectivity is with the patient, not the drug class. Ann Rheum Dis 2005;64 (Suppl. III): 85-86

4. Cannon CP, Curtis SP, FitzGerald GA, Krum H, Kaur A, Bolognese JA, Reicin AS, Bombardier C, Weinblatt ME, van der Heijde D, Erdmann E, Laine L; MEDAL Steering Committee. Cardiovascular outcomes with etoricoxib and diclofenac in patients with osteoarthritis and rheumatoid arthritis in the Multinational Etoricoxib and Diclofenac Arthritis Long-term (MEDAL) programme: a randomised comparison. Lancet 2006;368:1771-81.

5. Cannon CP, Curtis SP, Bolognese JA, Laine L; MEDAL Steering Committee. Clinical trial design and patient demographics of the Multinational Etoricoxib and Diclofenac Arthritis Long-term (MEDAL) study program: cardiovascular outcomes with etoricoxib versus diclofenac in patients with osteoarthritis and rheumatoid arthritis. Am Heart J 2006;152:237-45.

6. Kaiser H, Kley HK. Cortisontherapie. Corticoide in Klinik und Praxis. 11. Aufl. Thieme Verlag Stuttgart, 2002

7. Boers M. Glukocorticoids in rheumatoid arthritis: a senescent research agenda on the brink of rejuvenation? Best Pract Res Clin Rheumatol 2004;18:21-29.

8. Ramos-Remus C, Russell AS. Dangers of low-dose corticosteroid therapy in rheumatoid arthritis. Bull Rheum Dis 1997;46:1-4

9. Van Everdingen A, Jacobs JWG, van Reesema DR, Bijlsma JWJ. Low dose glucocorticoids in early RA inhibit radiological joint damage. Arthritis Rheum 1999;42: 1204-5

10. Rau R, Wassenberg S, Zeidler H. Low dose prednisone therapy retards radiographically detectable destruction in early rheumatoid arthritis-preliminary results of a multicenter, randomized, parallel, double blind study. Z Rheumatol 2000;59 (Suppl.2): II/90-6

11. Basistherapie der rheumatoiden Arthritis. Rau R (Hrsg.), UNI-MED Verlag AG, Bremen-London-Boston, 2000

12. Breedveld FC, Kalden JR. Appropiate and effective management of rheumatoid arthritis. Ann Rheum Dis 2004;63:627-633.

13. Bongartz T, Müller-Ladner U. Monoklonale Antikörper in der Therapie rheumatischer Erkrankungen. Arzneimitteltherapie 2002;20:324-338.

14. O'Dell JR, Leff R, Paulsen G, Haire C, Mallek J, Eckhoff PJ, Fernandez A, Blakely K, Wees S, Stoner J, Hadley S, Felt J, Palmer W, Waytz P, Churchill M, Klassen L, Moore G. Treatment of rheumatoid arthritis with methotrexate and hydroxychloroquine, methotrexate and sulfasalazine, or a combination of the three medications: results of a two-year, randomized, double-blind, placebo-controlled trial. Arthritis Rheum 2002;46:1164-1170.

15. Hochberg MC, Tracy JK, Hawkins-Holt M, Flores RH. Comparison of the efficacy of tumour necrosis factor a blocking agents adalimumab, etanercept, and infliximab when added to methotrexate in patients with active rheumatoid arthritis. Ann Rheum Dis 2003;62 (Suppl II):ii13-ii16.

16. Keystone EC, Kavanaugh AF, Sharp JT, Tannenbaum H, Hua Y, Teoh LS, Fischkoff SA, Chartash EK. Radiographic, clinical and functional outcomes of treatment with adalimumab (a human anti-tumor necrosis factor monoclonal antibody) in patients with active rheumatoid arthritis receiving concomitant methotrexate therapy: a randomized, placebo-controlled, 52-week trial. Arthritis Rheum 2004;50:1400-1411.

17. Jones G, Halbert J, Crotty M, Shanahan EM, Batterham M, Ahern M. The effect of treatment on radiological progression in rheumatoid arthritis: a systematic review of randomized placebo-controlled trials. Rheumatology 2002;41:6-13.

18. Van der Hejide D, Sharp JT, Rau R, Strand V. OMERACT workshop: repair of structural damage in rheumatoid arthritis. J Rheumatol 2003;30:1108-1109.

19. Rau R. Adalimumab. Humaner TNF-α-Antikörper bei der rheumatoiden Arthritis. Arzneimitteltherapie 2004;22:194-203.

20. Keystone EC. Advances in targeted therapy: safety of biological agents. Ann Rheum Dis 2003;62 (Suppl II): ii34-ii36.

21. Furst DE, Breedveld FC, Kalden JR, Smolen JS, Burmester GR, Dougados M, Emery P, Gibofsky A, Keystone EC, Klareskog L, Russell AS, van de Putte LB, Weisman MH, Kavanaugh AF. Updated consensus statement on biological agents for the treatment of rheumatoid arthritis and other immune mediated inflammatory diseases. Ann Rheum Dis 2003;62 (Suppl II):ii2-ii9.

22. Wolfe F, Michaud K. Lymphoma in rheumatoid arthritis. The effect of methotrexate and anti-tumor necrosis factor therapy in 18.572 patients. Arthritis Rheum 2004;50:1740-1751.

23. Grundlagen der Pharmako-Epidemiologie und Pharmako-Ökonomie. Dietrich ES (Hrsg.), Govi-Verlag, 2002, Seite 91

24. Wong JB, Ramey DR, Singh G. Long-term morbidity, mortality and economics of rheumatoid arthritis. Arthritis Rheum 2001;44:2746-2749.

25. Wong JB, Singh G, Kavanaugh A. Estimating the cost-effectiveness of 54 weeks of infliximab for rheumatoid arthritis. Am J Med 2002;113:400-408.

26. Sonnenberg FA, Beck JR. Markov models in medical decision making: a practical guide. Med Decis Making 1993;13:322-338.

27. Wong JB, Davis GL, Pauker SG. Cost effectiveness of ribavirin/interferon alfa-2b after interferon relapse in chronic hepatitis C. Am J Med 2000;108:366-373.

28. Wong JB, Breedveld F, Smolen J, Kavanaugh AF, van Riel PL, Hazes JMW, Wong CJ, Feagan BG, van der Hejide DM. Cost-effectiveness of 102-weeks of infliximab for rheumatoid arthritis. Arthritis Rheum 2001;44 (Suppl): S311.

29. Merkesdal S, Ruof J, Bernitt K, Schöffski O, Zeidler H, Mau W. Indirect medical costs of rheumatoid arthritis: development within the first three years after onset. Arthritis Rheum 1998;41(Suppl):S225

30. Merkesdal S, Ruof J. Betrachtungen zur Kosteneffektivität der Therapie mit TNF-alpha blockierenden Substanzen bei Patienten mit chronischer Polyarthritis. Z Rheumatol 2002;61 (Suppl.29):II/29-II/32.

31. National Institute for Clinical Excellence. Guidance on the use of of etanercept and infliximab for the treatment of rheumatoid arthritis, 2002. http://www.nice.org.uk/pdf/RA-PDF.pdf.

32. Weinstein MC. High-priced technology can be good value for money. Ann Int Med 1999;130:857-858.

33. Elkin EB, Weinstein MC, Winer EP, Kuntz KM, Schnitt SJ, Weeks JC. HER-2 testing and trastzumab therapy for metastatic breast cancer: a cost-effectiveness analysis. J Clin Oncol 2004;22:854-863.

34. Forbes RBA, Lees A, Waugh N, Swingler RJ. Population-based cost utility study of interferon beta-1b in secondary progressive multiple sclerosis. Br Med J 1999; 319:1529-1533.

35. Mau W, Bornemann M, Weber H. Arbeitsunfähigkeit im ersten Jahr der chronischen Polyarthritis. Ein Vergleich mit Pflichtmitgliedern der gesetzlichen Krankenversicherung. Z Rheumatol 1997;56: 1-7.

36. Mau W, Zeidler H. Verlauf und Prognose der chronischen Polyarthritis. Versicherungsmedizin 1999;3:115-121.

37. Pincus T. The underestimated long-term medical and economic consequences of rheumatoid arthritis. Drugs 1995;50 (Suppl.1):1-14.

38. Rothfuss J, Mau W, Zeidler H, Brenner MH. Socioeconomic evaluation of rheumatoid arthritis and osteoarthritis: a literature review. Semin Arthritis Rheum 1997; 26:771-9

39. Schädlich PK, Aurbach A, Brecht G. Gesundheitsökonomische Evaluationen der Basistherapie von rheumatoider Arthritis unter besonderer Berücksichtigung der Biologika. Gesundh ökon Qual manag 2006;11: 292-301

40. Schädlich PK, Zeidler H, Zink A et al. Modelling cost effectiveness and cost utility of sequential DMARD therapy including leflunomide in lated costs. Pharmacoeconomics 2005;23: 377-393

41. Ruoff J, Hülsemann JL Mittendorf T et al. Cost of rheumatoid arthritis in Germany: a micro-costing approach based on healthcare payer's data source. Ann Rheum Dis 2003;62: 544-549

42. Edelmann E. Fluch und Segen des Fortschritts. Sind Therapien rheumatischer Erkrankungen überhaupt noch bezahlbar? Akt Rheumatol 2006; 32: 304-306

43. Leardini G, Salaffi F, Montanelli R et al. A multicenter cost-of-illness study on rheumatoid arthritis in Italy. Clin Exp Rheumatol 2002;20: 505-515

44. Merkesdahl S, Hülsemann JL, Mittendorf T, Zeh S, Zeidler H, Ruof J. Produktivitätskosten der rheumatoiden Arthritis in Deutschland. Kostenzusammensetzung und Prädiktion der Hauptkostenkomponenten. Z Rheumatol 2006;65: 527-534

45. Gillemin F, Durieux S, Daures JP et al. Costs of rheumatoid arthritis in France: a multicenter study of 1109 patients managed by hospital-based rheumatologists. J Rheumatol 2004;31: 1297-1304

46. Lajas C, Abasolo L, Bellajdel B et al. Costs and predictors of costs in rheumatoid arthritis: a prevalence based study. Arthritis Rheum 2003; 49: 64-70

47. Kobelt G, Eberhardt K, Jönsson L et al. Economic consequences of the progression of rheumatoid arthritis in Sweden: a three-year study of 7,527 patients. Arthritis Rheum 1999;42: 347-356

48. Yelin E, Wanke LA.. An assessment of the annual and long-term direct costs of rheumatoid arthritis: the impact of poor function and functional decline. Arthritis Rheum 1999; 42: 1209-1218

49. Michaud K, Messer J, Choi HK et al. Direct medical costs and their predictors in patients with rheumatoid arthritis. Arthritis Rheum 2003;48: 2750-2762

50. Fries JF. Safety, cost and effectiveness issues with disease-modifying antirheumatic drugs in rheumatoid arthritis. Ann Rheum Dis 1999;58 (Suppl.1):i86-i89.

51. Huscher D, Merkesdahl S, Thiele K et al. Cost of illness in rheumatoid arthritis, ankylosing spondylitis, psoriatic arthritis and systemic lupus erythematodes in Germany. Ann Rheum Dis 2006;65: 1175-1183

52. Maini RN, St. Clair EW, Breedveld F, Furst D, Kalden JR, Weisman M, Smolen J, Emery P, Harriman G, Feldmann M, Lipsky P. Infliximab (chimeric anti-tumour necrosis factor alpha monoclonal antibody) versus placebo in rheumatoid arthritis patients receiving concomitant methotrexate: a randomised phase III trial. ATTRACT Study Group. Lancet 1999;354:1932-1939.

53. Lyseng-Williamson KA, Foster RH. Infliximab: pharmacoeconomic review of its use in rheumatoid arthritis. Pharmacoeconomics 2004;22:107-132.

54. Brennan A, Bansback N, Reynolds A, Conway P. Modelling the cost-effectiveness of etanercept in adults with rheumatoid arthritis in the UK. Rheumatology 2004;43: 62-72.

55. Wolfe F, Michaud K, Pincus T. Do rheumatology cost-effectiveness analyses make sense ? Rheumatology 2004;43:4-6.

56. Bansback NJ, Brennan A, Ghatnekar O. Cost effectiveness of adalimumab in the treatment of patients with moderate to severe rheumatoid arthritis in Sweden. Ann Rheum Dis 2005;64: 995-1002

57. Fleurence R, Spackmann E. Cost-effectiveness of biologic agents for treatment of autoimmune disorders: structural review of the literature. J Rheumatol 2006;33: 2124-31

58. Spalding JR, Hay J. Cost effectiveness of tumour necrosis factor-alpha inhibitors as first-line agents in rheumatoid arthritis. Pharmacoeconomics 1996;24: 1221-1232

59. Chen YF, Jobanputra P, Barton P et al. A systematic review of the effectiveness of adalimumab, etanercept and infliximab for the treatment of rheumatoid arthritis in adults and an economic evaluation of their cost-effectiveness. Haelth Technol Assess 2006;10: iii-iv, xi-xiii, 1-229

60. Clark W, Jobanputra P, Barton P, Burls A. The clinical and cost-effectiveness of anakinra for the treatment of rheumatoid arthritis in adults: a systematic review and economic analysis. Health Technol Assess 2004;8:1-105.

Anhang

8. Anhang

8.1. Glossar

Abkürzung	Bedeutung
ABC*	Abatacept
ACR	*American College of Rheumatology*
ADM*	Adalimumab
AIMS	*Arthritis Impact Measurement Scales*
ALC*	Alefacept
ANR*	Anakinra
AZA	Azathioprin
BASDAI	*Bath Ankylosing Spondylitis Disease Activity Index*
BASFI	*Bath Ankylosing Spondylitis Functional Index*
CEZ*	Certolizumab
CYA	Ciclosporin A
CYC	Cyclophosphamid
DAS	Disease Activity Score
DEM*	Denosumab
DMARDs	*Disease-Modifying Anti Rheumatic Drugs*
EBM	evidenzbasierte Medizin
EFZ*	Efalizumab
ETC*	Etanercept
EULAR	*European League Against Rheumatism*
GOM*	Golimumab
GRAPPA	*Group for Research and Assessment of Psoriasis and Psoriatic Arthritis*
HAQ	*Health Assessment Questionnaire*
HCQ	Hydroxychloroquin
INX*	Infliximab
LEF	Leflunomid
M-SASS	*Modified-Stokes Ankylosing Spondylitis Spinal Score*
MTX	Methotrexat
NAZ	Natalizumab
OFM	Ofatumumab
OME-RACT	*Outcome Measures of Rheumatoid Arthritis Clinical Trials*
ONC*	Onercept

PASI	*Psoriasis Area and Severity Index*
PLA	Plazebo
PsARC	*Psoriatic Arthritis Response Criteria*
QALYs	*Quality-Adjusted Life-Years*
QoL	Quality of Life
RAMRIS	*Rheumatoid Arthritis Magnetic Resonance Imaging Score*
RIC*	Rilonacept
RIX*	Rituximab
SSZ	Sulfasalazin
TOZ*	Tocilizumab
TSS	*Total Sharp Score*

Tab. 8.1: Übersicht über die im Buch verwendeten Abkürzungen.
* Da die Nomenklatur für die Abkürzungen der Biologics noch uneinheitlich ist, wurden die Abkürzungen für diese Medikamente zur Vereinfachung für den Leser nach folgender Logik gestaltet: Die ersten beiden Buchstaben (z.B. AD bei Adalimumab) bezeichnen das Generikum, der 3. Buchstabe entsprechend der internationalen Einteilung die Substanzklasse; also "M" für einen humanen Antikörper (= mab), "Z" für einen humanisierten monoklonalen Antikörper (= zumab), "X" für einen chimären Antikörper (= ximab), "C" für einen löslichen Rezeptor (= cept) und "R" für einen Rezeptor-Antagonist (= ra). Modifiziert nach Müller-Ladner U, Rheumatology 2005;44: 1323.

8.2. Überblick Schlüsselstudien

In der nachfolgenden Tab. 8.2 findet sich eine Zusammenfassung von Schlüsselstudien zur Effektivität von derzeit zugelassenen Biologics.

Eigenname	Zielerkran-kung	Therapieansatz	Wichtigstes Resultat	Publikationsjahr
ERA	(Frühe) RA	ETC vs. MTX	Überlegenheit von Etanercept bezüglich Gelenkdestruktion	2000/2002 [25,26]; Kap. 2.
ASPIRE/ATTRACT-3	(Frühe) RA	INX + MTX vs. MTX	Überlegenheit der Kombination bezüglich Gelenkdestruktion	2004-2006 [27-29]; Kap. 2.
PREMIER	(Frühe) RA	ADM + MTX vs. Mono	Nach 2 Jahren ACR50/70/90 höher als bei O'Dell-Schema	2004-2006 [32,33,47]; Kap. 2.
-	RA	INX	Erster Wirksamkeitsnachweis von TNF-Hemmern bei RA	1994 [60]; Kap. 3.
-	RA	ANR vs. Plazebo	Überlegenheit von Anakinra bezüglich Gelenkdestruktion	1998 [67]; Kap. 3.
ATTRACT-1	RA	INX + MTX vs. MTX	Wirksamkeitsnachweis der Kombi INX + MTX bei RA	1999 [98]; Kap. 3.
-	RA	ETC + MTX vs. MTX	Kombination ist den Einzelsubstanzen überlegen	1999 [92]; Kap. 3.
ATTRACT-2	RA	INX + MTX vs. MTX	Wirksamkeitsnachweis von Infliximab bezüglich Hemmung der Gelenkdestruktion	2000 [100]; Kap. 3.
ARMADA	RA	ADM + MTX vs. MTX	Überlegenheit der Kombinationstherapie	2003 [105]; Kap. 3.
TEMPO	RA	ETC + MTX vs. Mono	Kombination ist den Einzelsubstanzen überlegen, einschließlich Gelenkdestruktion	2004/2006 [93,94]; Kap. 3.
20000223 Study Group	RA	ETC + ANR vs. ETC	Keine Vorteile für die Kombinationstherapie	2004 [122]; Kap. 3.
-	RA	RIX + MTX vs. MTX	Erster Wirksamkeitsnachweis von RIX, incl. ACR70 vs. MTX	2004 [72]; Kap. 3.
Japanese	RA	TOZ + MTX vs. MTX	Wirksamkeitsnachweis von TOZ	2004 [74]; Kap. 3.
DANCER	RA	RIX + MTX vs. MTX	Wirksamkeitsnachweis von RIX bei MTX-Versagern	2006 [123]; Kap. 3.
REFLEX	RA	RIX + MTX vs. MTX	Wirksamkeitsnachweis von RIX bei TNF-Hemmerversagern, Nachweis der Hemmung der Gelenkdestruktion	2006 [124]; Kap. 3.
AIM	RA	ABC + MTX vs. MTX	Wirksamkeitsnachweis von ABC bezüglich ACR 20/50/70 und Hemmung der Gelenkdestruktion in Kombination mit MTX	2006 [127]; Kap. 3.
CHARISMA	RA	TOZ + MTX vc. MTX	Wirksamkeitsnachweis von TOZ bezüglich ACR 20/50/70 als Monotherapie und in Kombination mit MTX	2006 [75]; Kap. 3.
	RA	DEM	Nachweis der Reduktion der Knochendestruktion dueh DEM	2006 [124]; Kap. 3.

Studie	Indikation	Therapie	Beschreibung	Jahr / Ref.
	RA	GOM	Wirksamkeitsnachweis von Golimumab bezüglich ACR20/50/70	2006 [119]; Kap. 3.
SAMURAI	RA	TOZ + MTX vs. MTX	Nachweis der Hemmung der Gelenkdestruktion in Kombination mit MTX	2007 [76]; Kap. 3.
RAPID-1/-2	RA	CEZ	Wirksamkeitsnachweis von Certolizumab bezüglich ACR20/50/70	2007 [117,118]; Kap. 3.
-	JIA	ETC + MTX	Wirksamkeitsnachweis von ETC	2000 [82]; Kap. 4.
-	JIA	ETC + MTX	Langzeit-Wirksamkeit von ETC	2003-2006 [80-86]; Kap. 4.
	JIA/Still	ANR + MTX	Wirksamkeitsnachweis von ANR bei systemischer JIA/Still-Syndrom	2004-2005 [102-104]; Kap. 4.
-	JIA	INX + MTX	Pilotstudie zur Wirksamkeit von INX	2005 [99]; Kap. 4.
	JIA	TOZ	Wirksamkeitsnachweis von TOZ	2005/2007 [105-107]; Kap. 4.
-	SpA	INX	Wirksamkeitsnachweis von INX	2002 [40]; Kap. 5.
-	SpA	ETC	Wirksamkeitsnachweis von ETC	2002/2003 [40-42]; Kap. 5.
-	SpA	ADM	Wirksamkeit von ADM	2004/2006 [48-50]; Kap. 5.
ASSERT	SpA	INX	Langzeit-Wirksamkeit von INX	2005 [47]; Kap. 5.
ATLAS	SpA	ADM	Wirksamkeitsnachweis von ADM	2006 [49]; Kap. 5.
-	PsA	ETC	Wirksamkeitsnachweis von ETC	2000/2004 [38,39]; Kap. 6.
-	PsA	INX	Erster Wirksamkeitsnachweis von INX	2002 [42]; Kap. 6.
IMPACT-1/-2	PsA	INX	Langzeit-Wirksamkeitsnachweis von INX	2004-2006 [45-48]; Kap. 6.
ADEPT	PsA	ADM (vs. MTX)	Wirksamkeitsnachweis von ADM, z.T. MTX-unabhängig	2005 [55-57]; Kap. 6.
	PsA	ALC	Wirksamkeitsnachweis von ALC	2006 [62] Kap. 6.

Tab. 8.2: Schlüsselstudien zur Effektivität von derzeit zugelassenen Biologics. Modifiziert nach Müller-Ladner U. Internist 2004;45,1402-1406.

Index

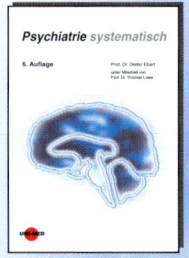 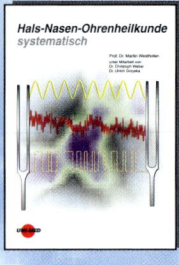 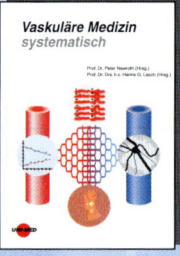 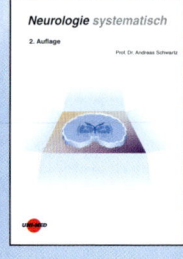 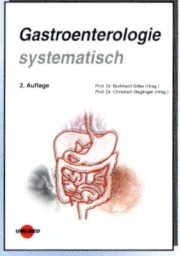
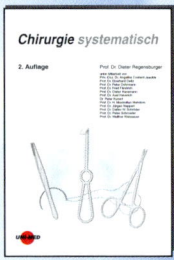 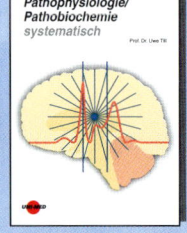 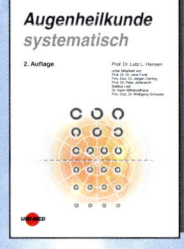 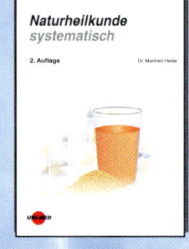 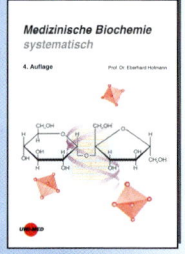
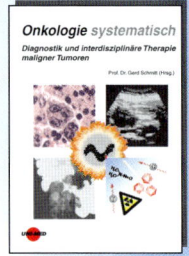 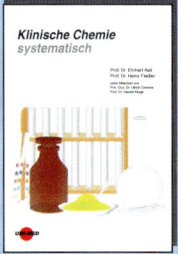 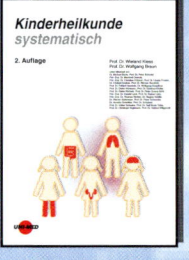 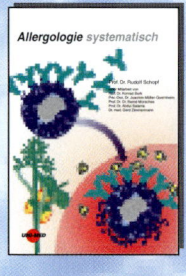 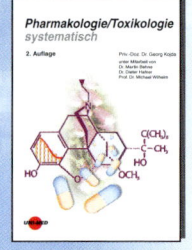
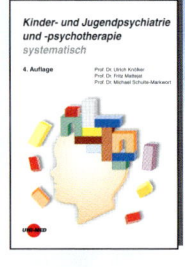 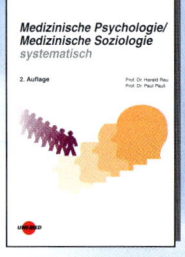 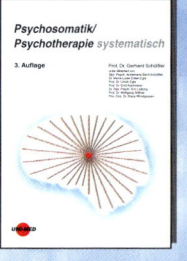 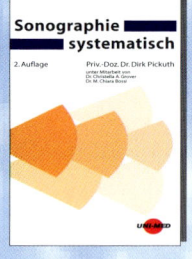 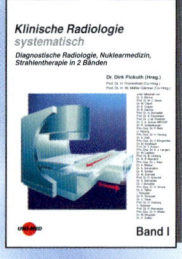
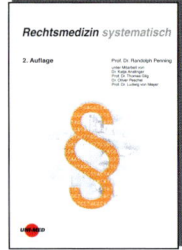 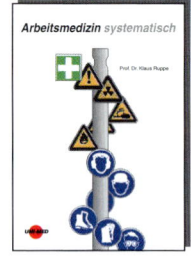 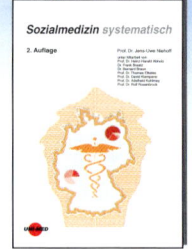 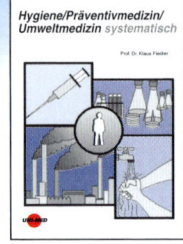 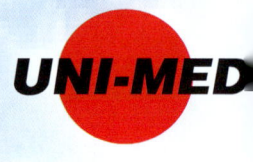

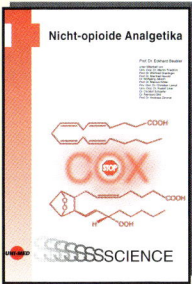
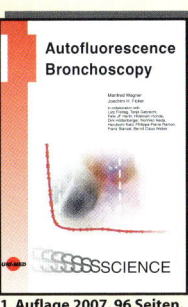
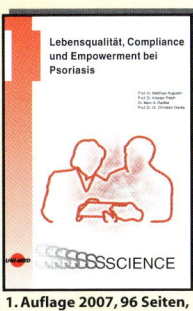
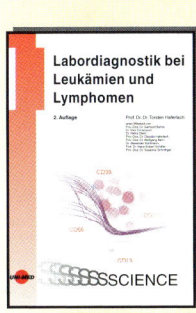
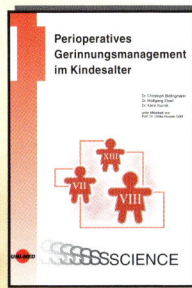
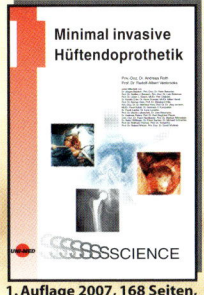
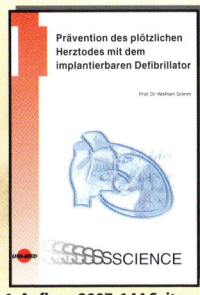
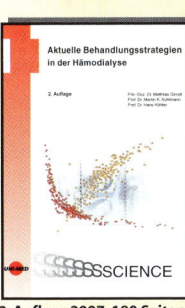
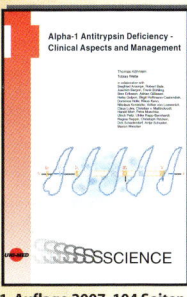
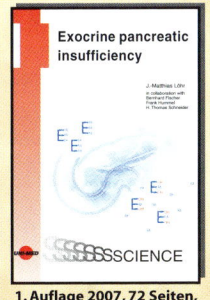
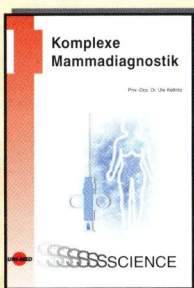
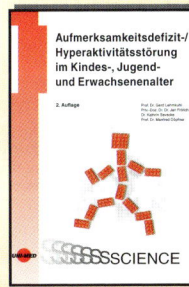
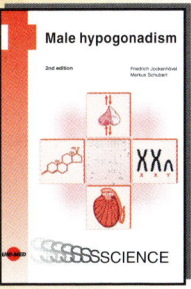
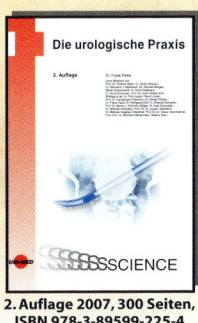
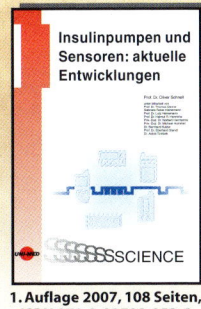
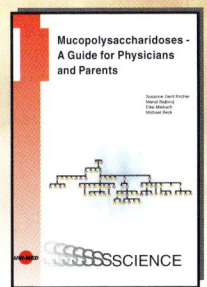

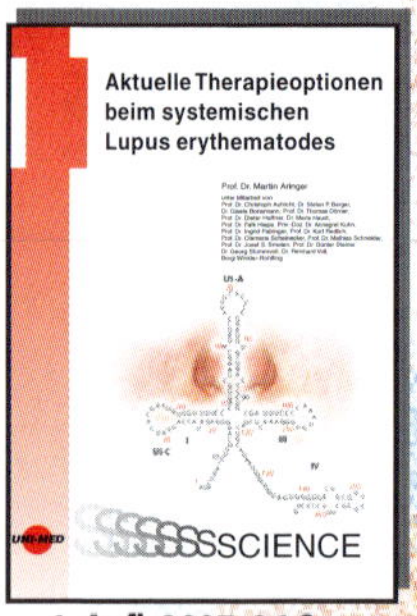

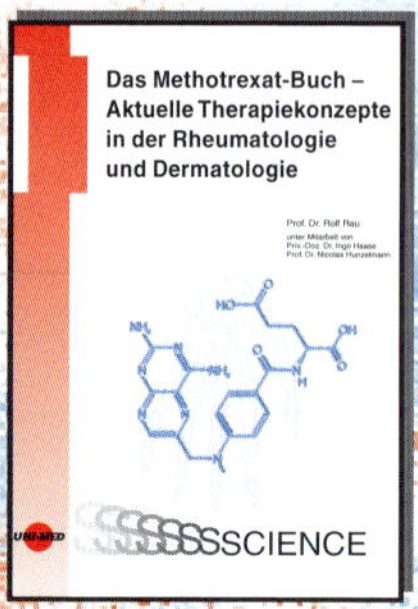

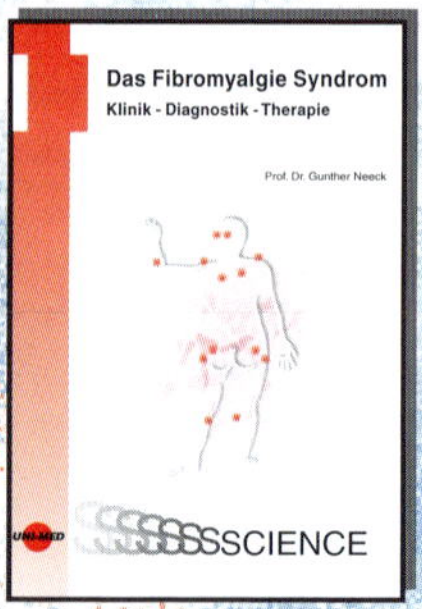

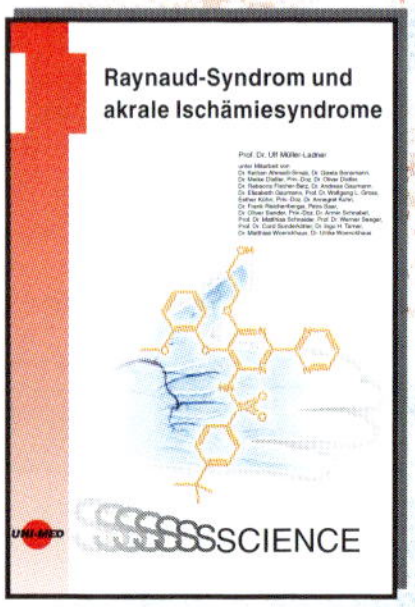

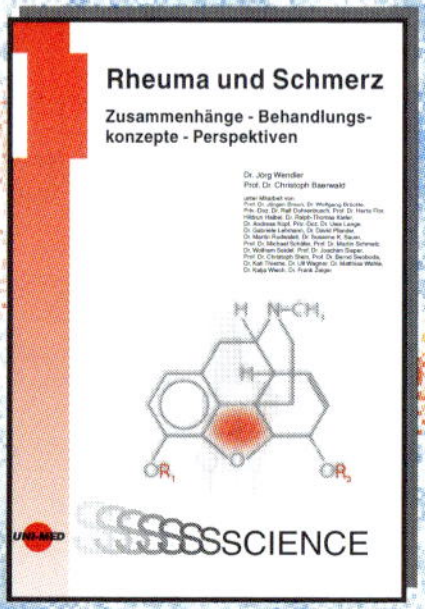

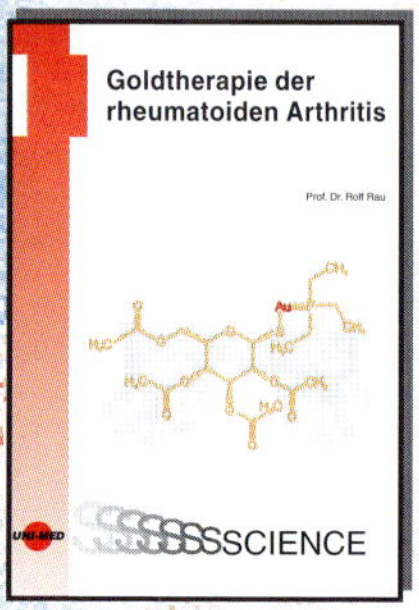

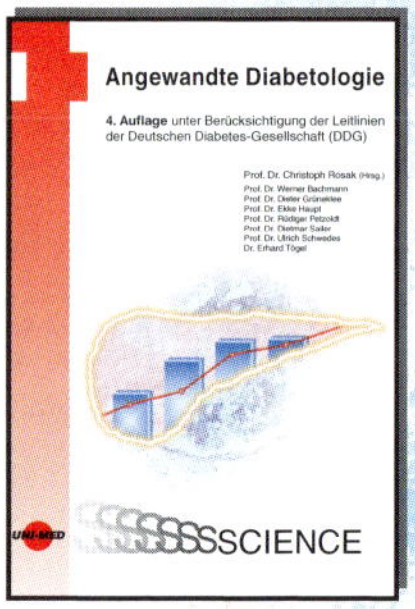

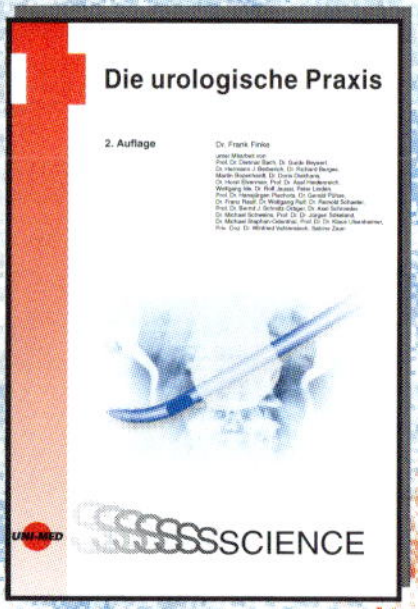

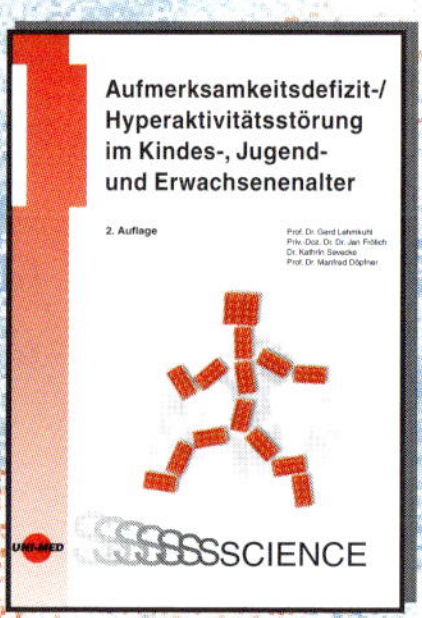

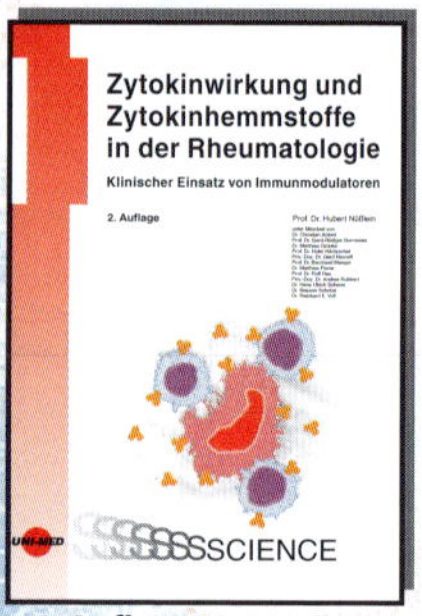

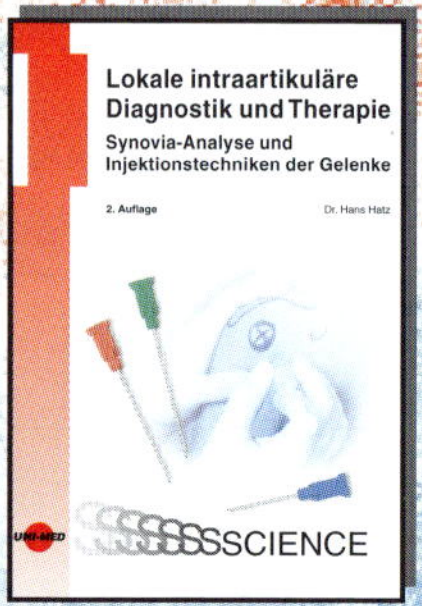

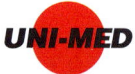